Pharmacologie

- Diplôme d'État d'infirmière
- Professionnels

Pharmacologie

• Diplôme d'État d'infirmière
• Professionnels

Yvan TOUITOU

Professeur à la faculté de médecine

Praticien hospitalier

Chef de service au groupe hospitalier
Pitié – Salpêtrière

10e édition

MASSON

ISBN : 2-294-00517-1

MASSON S.A.S. - 21, rue Camille Desmoulins, 92789 Issy-les-Moulineaux cedex 9

Avant-propos

Ce livre de Pharmacologie, destiné aux étudiant(e)s en IFSI, en est à sa 10e édition. C'est dire que de nombreuses générations d'étudiant(e)s des écoles infirmières désormais appelées IFSI lui ont fait confiance, année après année. La satisfaction est grande pour un auteur de suivre son ouvrage, le modifier, l'amender, donner des précisions ou au contraire retirer des éléments désuets, pour tenter de le rendre toujours attractif aux nouvelles générations d'étudiant(e)s.

Les ingrédients qui, je crois, ont fait le succès de ce livre sont toujours présents dans cette nouvelle édition : expliquer de façon simple et didactique le programme de Pharmacologie du Diplôme d'État d'infirmier(e).

***La première partie** présente en 9 chapitres toutes les notions de pharmacologie générale avec l'histoire du médicament depuis sa conception jusqu'à sa mise sur le marché, les voies d'administration des médicaments, leur métabolisme, leur conservation, leurs interactions possibles lors de l'administration simultanée de deux médicaments (ou plus) et enfin la législation du médicament et les règles très strictes de délivrance au public.*

***La deuxième partie** insiste sur les risques toxiques des médicaments, qui vont du simple effet secondaire jusqu'au fléau que représentent les toxicomanies. La future infirmière doit intégrer l'idée qu'aucun médicament ne peut être considéré comme inoffensif. Cette notion particulièrement importante est bien objectivée dans un chapitre sur le risque thérapeutique chez la femme enceinte ou celle qui allaite.*

***Toutes les autres parties** du livre étudient les caractéristiques des médicaments par classes pharmacologiques et en fonction des pathologies sur lesquelles ils agissent : médicaments anti-infectieux, des maladies du système nerveux central, du système cardiovasculaire, du rein, de l'appareil digestif, du sida, etc. Tous ces chapitres traitent d'abord des caractéristiques communes à chaque classe de médicaments (propriétés, effets secondaires, surveillance) puis présentent l'étude monographique des principaux d'entre eux.*

Dans chaque chapitre, de très nombreux tableaux récapitulent de façon pratique les points essentiels. De plus, pour sensibiliser l'étudiant(e) sur les objectifs à atteindre, tous les chapitres se terminent par des **questions d'auto-évaluation** *formulées dans l'esprit de l'examen du Diplôme d'État.*

L'ouvrage se termine par une annexe consacrée aux **examens biologiques**, *présentés par ordre alphabétique avec leurs caractéristiques de prélèvement et leurs valeurs usuelles. Bien que sortant du strict cadre de la pharmacologie, cette partie rendra service, je l'espère, aux étudiant(e)s lors de leurs stages hospitaliers et ultérieurement dans leur vie professionnelle.*

À la fin de l'ouvrage, un **glossaire** *présente de nombreuses définitions de termes médicaux, et un* **index alphabétique** *très fourni facilite l'utilisation du livre.*

J'espère que cette édition aura le même accueil que les précédentes auprès des étudiant(e)s en IFSI car mon objectif n'a pas dévié depuis la première édition de cet ouvrage : rendre accessible une discipline complexe, faciliter le travail de l'étudiant(e) en dégageant les notions pratiques essentielles du maniement des médicaments et insister sur un des rôles fondamentaux de l'infirmière, la surveillance thérapeutique. D'édition en édition, mon but est resté inchangé et je me suis attaché à faire en sorte que ce livre continue d'être un instrument pédagogique pour l'étudiant(e) en IFSI et un outil de travail pour l'infirmière diplômée.

Yvan TOUITOU

TABLE DES MATIÈRES

Avant-propos V

1 PHARMACOLOGIE GÉNÉRALE

1. INTRODUCTION AUX MÉDICAMENTS DÉFINITIONS ET BUTS DE LA PHARMACOLOGIE 3
   - Définition de la pharmacologie 3
   - Origine des médicaments 4
   - Les différents types de médicaments 5
   - Le conditionnement et la conservation des médicaments . . 6
   - Les grandes utilisations des médicaments 7
   - L'automédication 7
   - Quelques données économiques sur le médicament 8
2. CRÉATION D'UN MÉDICAMENT – ESSAIS PRÉCLINIQUES CHEZ L'ANIMAL ET CLINIQUES CHEZ L'HOMME 10
   - Préparation d'une nouvelle molécule 10
   - Essais précliniques chez l'animal 10
   - Essais cliniques chez l'homme 12
3. PRESCRIPTION ET DÉLIVRANCE DES MÉDICAMENTS 16
   - Définition des substances vénéneuses 16
   - Caractéristiques générales d'une ordonnance 16
   - Droit de substitution : les génériques 17
   - Classification des substances vénéneuses 17
   - Listes I et II des médicaments 17
   - Liste des médicaments stupéfiants 22
   - Liste des médicaments hypnotiques et anxiolytiques de la liste I à durée de prescription réduite 24
   - Réglementation en milieu hospitalier 24
4. VOIES D'ADMINISTRATION DES MÉDICAMENTS 29
   - La voie orale ou voie buccale 29
   - La voie parentérale ou voie injectable 31
   - Les voies transmuqueuses 33

La voie pulmonaire 35
La voie cutanée 35

5. FORMES PHARMACEUTIQUES D'ADMINISTRATION DES MÉDICAMENTS 36

Médicaments sous forme solide destinés à la voie orale . . . 37
Médicaments sous forme liquide destinés à la voie orale . . 38
Médicaments administrés par voie parentérale 41
Médicaments destinés à être appliqués sur les muqueuses 43
Médicaments destinés à l'usage externe 44
Objets de pansements et accessoires chirurgicaux 45

6. DISTRIBUTION DES MÉDICAMENTS DANS L'ORGANISME . 47

Distribution dans la phase aqueuse 47
Distribution dans la phase lipidique 47
Compartiments 47
Passage des capillaires vers le liquide interstitiel 48
Volume apparent de distribution 48
Liaison des médicaments aux protéines plasmatiques 48
Fixation des médicaments dans les tissus 49
Pénétration des médicaments dans le système nerveux central et le liquide céphalorachidien 50
Durée du séjour des médicaments dans l'organisme 50

7. DEVENIR DES MÉDICAMENTS DANS L'ORGANISME 53

Transformations 53
Importance en thérapeutique des transformations des médicaments 54
Élimination des médicaments 54

8. VARIATIONS DES EFFETS DES MÉDICAMENTS 56

Variations liées au patient 56
Variations liées au médicament 58
Récepteurs des médicaments 59

9. INTERACTIONS MÉDICAMENTEUSES 60

Définition 60
Différents types d'interaction 60
Mécanismes des interactions 61

2 RISQUES TOXIQUES DES MÉDICAMENTS

10. DANGERS DES MÉDICAMENTS
DE L'EFFET INDÉSIRABLE AUX TOXICOMANIES 67

Effets indésirables des médicaments 67
Pharmacovigilance 68
Intoxications médicamenteuses 69
Les étiologies des intoxications médicamenteuses 69
Le traitement des intoxications médicamenteuses 69
Toxicomanie ou pharmacodépendance 72
Quelques données générales 72
Le sevrage des toxicomanes 73

11. RISQUES THÉRAPEUTIQUES PENDANT LA GROSSESSE
ET LA LACTATION 75

La perméabilité placentaire 76
Les médicaments interdits pendant le premier trimestre
de la grossesse 76
Les médicaments interdits pendant les derniers mois
de la grossesse 78
Les médicaments contre-indiqués pendant l'allaitement ... 78

3 MÉDICAMENTS DU SYSTÈME NERVEUX CENTRAL

12. ANESTHÉSIQUES 81

Anesthésiques généraux 81
La prémédication ou médication pré-anesthésique 81
Les accidents de l'anesthésie générale 82
L'anesthésie par voie intraveineuse 83
L'anesthésie par inhalation 84
Curares et curarisants 85
Anesthésiques locaux 87
La cocaïne 88
Les anesthésiques locaux de synthèse 88

13. ANALGÉSIQUES OU ANTALGIQUES 90

La douleur 90
Analgésiques morphiniques 91
Analgésiques non morphiniques 95

14. ANTI-ÉPILEPTIQUES 99

Les règles de prescription 100
Les anti-épileptiques polyvalents 100

Les médicaments du grand mal 101
Les médicaments de l'épilepsie absence 104
La conduite du traitement anti-épileptique 104
La surveillance du traitement 105

15. ANTIPARKINSONIENS 106
La L-Dopa (*Modopar, Sinemet*) 106
Les agonistes dopaminergiques 108
Les anticholinergiques (*Artane, Lepticur akineton*) 109
Les inhibiteurs de la monoamine oxydase (IMAO) 109
La conduite pratique du traitement 109

16. PSYCHOTROPES 111
Les neuroleptiques ou antipsychotiques 113
Les anxiolytiques ou tranquillisants 116
Les hypnotiques 120
Les antidépresseurs 122
Les psychotoniques 127
Les thymorégulateurs 128
Les psychodysrégulateurs 130

4 MÉDICAMENTS DU SYSTÈME NERVEUX VÉGÉTATIF

17. MÉDICAMENTS DU SYSTÈME SYMPATHIQUE 133
Rappel anatomique et physiologique sur le système nerveux autonome 133
Rappel anatomique 133
Rappel physiologique 134
Sympathomimétiques 135
Les sympathomimétiques α et β adrénergiques 136
Les sympathomimétiques α adrénergiques 139
Les sympathomimétiques β adrénergiques 139
Sympatholytiques 140

18. MÉDICAMENTS DU SYSTÈME PARASYMPATHIQUE 142
Parasympathomimétiques 142
Parasympatholytiques 143

5 MÉDICAMENTS ANTI-INFECTIEUX

19. ANTIBIOTIQUES 149
Données générales 149
Définition 149

La sensibilité des germes aux antibiotiques 149
La résistance des germes aux antibiotiques 150
Le mode d'action des antibiotiques 150
L'association d'antibiotiques 151
La toxicité des antibiotiques 151
Les contre-indications des antibiotiques 152
La surveillance du traitement antibiotique 153
Pénicillines 154
La pénicilline G et ses dérivés (*Pénicilline G*) 155
Les pénicillines non détruites par la pénicillinase 156
Les pénicillines à spectre large 156
Les céphalosporines (*Kéflin, Céporexine, Alfatil, Kéforal, Rocéphine*) 157
Les incidents et accidents dus aux pénicillines et aux céphalosporines 157
Aminosides : streptomycine et antibiotiques voisins 160
La streptomycine 160
Les aminosides voisins 161
Chloramphénicol 161
Tétracyclines 162
Antibiotiques antifongiques 163
Autres antibiotiques 164

20. SULFAMIDES ET ANTISEPTIQUES 170

Sulfamides 170
Antiseptiques 173
Antiseptiques à usage externe 173
Antiseptiques des infections urinaires 174

21. ANTITUBERCULEUX 176

Antituberculeux majeurs 176
La conduite du traitement antituberculeux 176
Les principaux antituberculeux 177
La surveillance du traitement antituberculeux 179
Antilépreux 179

22. ANTIPARASITAIRES 181

Anthelminthiques 181
Le traitement du téniasis et des parasitoses à vers plats (Plathelminthes) 181
Le traitement des parasitoses à vers ronds (Némathelminthes) 182
Anti-amibiens 182

Antipaludiques 183
Chimiorésistance 185
Traitement curatif 185
Indications 186
Traitement prophylactique 187
Vaccins 188
Classification des vaccins 188
Indications et contre-indications 188
Vaccinations pour risques particuliers 188

23. MÉDICAMENTS DU SIDA 192
Les inhibiteurs de la transcriptase inverse ou antirétroviraux 193
Les inhibiteurs de protéases ou antiprotéases 194
Le traitement des infections opportunistes 194

6 MÉDICAMENTS ANTICANCÉREUX

24. CHIMIOTHÉRAPIE DU CANCER 199
Principes généraux du traitement 199
Étiologie des cancers 199
Les modalités d'administration des médicaments antinéoplasiques 201
Les facteurs de croissance 201
La résistance aux médicaments anticancéreux 202
Les indications cliniques des antinéoplasiques 202
Les effets indésirables des antinéoplasiques 203
Les médicaments antinéoplasiques 203
La surveillance du traitement 209
Immunosuppresseurs 210
Principes de la radiothérapie 223

7 MÉDICAMENTS DE L'INFLAMMATION ET DES RÉACTIONS TISSULAIRES

25. ANTI-INFLAMMATOIRES 229
Anti-inflammatoires non stéroïdiens (AINS) 229
Anti-inflammatoires stéroïdiens : les glucocorticoïdes 234
Actions des glucocorticoïdes 234
Indications des corticoïdes 235
Principes d'utilisation des corticoïdes 236
Incidents et accidents de la corticothérapie 237

Surveillance du traitement 238
Corticoïdes naturels 239
Corticoïdes synthétiques 240

26. MÉDICAMENTS DE LA GOUTTE 242
Traitement de la crise aiguë 242
Traitement de fond 243

27. ANTIHISTAMINIQUES 246
Actions physiologiques de l'histamine 246
Contre-indications et surveillance du traitement 247

8 MÉDICAMENTS DE L'APPAREIL CARDIO-VASCULAIRE ET RÉNAL

28. MÉDICAMENTS DU CŒUR 251
Cardiotoniques 251
Anti-arythmiques 253
Vasodilatateurs coronariens et anti-angoreux 254

29. ANTIHYPERTENSEURS 256

30. DIURÉTIQUES 261
Rappel physiologique 261
Les principaux diurétiques 262
Les indications des diurétiques 264
Les accidents et la surveillance du traitement 264

31. NORMOLIPÉMIANTS 266
Les lipides sanguins et leur classification 267
Les hyperlipoprotéinémies 268

32. LE PLASMA ET SES FRACTIONS UTILISÉS EN THÉRAPEUTIQUE 271

9 MÉDICAMENTS DES TROUBLES DE L'HÉMOSTASE

33. MÉDICAMENTS DE L'HÉMOSTASE 281
Anticoagulants 281
La coagulation 281
Les anticoagulants utilisés en thérapeutique 283

Les indications et contre-indications ... 286
Les accidents du traitement anticoagulant ... 287
La surveillance du traitement ... 288
Anti-agrégants plaquettaires ... 291
Modificateurs de la Fibrinolyse ... 292
Thrombolytiques ou fibrinolytiques ... 292
Antifibrinolytiques ... 293
Hémostatiques ... *294*

10 MÉDICAMENTS DE L'APPAREIL RESPIRATOIRE

34. MÉDICAMENTS DE L'APPAREIL RESPIRATOIRE ... 297
Les médicaments de l'asphyxie ... 297
L'oxygène ... 297
Le carbogène ... 298
Les antitussifs ... *298*
Les expectorants ... 299
Les antiseptiques des voies respiratoires ... 299
Les analeptiques respiratoires ... 299
Les médicaments de l'asthme ... 300

11 MÉDICAMENTS HORMONAUX ET VITAMINES

35. MÉDICAMENTS DU DIABÈTE ... 305
La notion d'hormone ... 305
L'Insuline ... 305
Les propriétés de l'insuline ... 306
Le diabète sucré ... 306
Le traitement du diabétique et sa surveillance ... 308
Le coma diabétique acidocétosique ... 312
Les sulfamides hypoglycémiants ... 314
Les biguanides (Glucophage, Glucinan, Stagid) ... 315
Les Inhibiteurs de l'α-glucosidase (Glucor, Diastabol) ... 315

36. HORMONES PEPTIDIQUES ET HORMONES STÉROÏDES ... 317
Hormones peptidiques ... 317
Hormones peptidiques hypothalamiques ... 317
Hormones peptidiques hypophysaires ... 319
Hormones thyroïdiennes ... 320
Hormones stéroïdes ... 321
Hormones corticosurrénaliennes ... 322

Androgènes 323
Estrogènes et progestatifs 323

37. CONTRACEPTIFS 326
Les différents procédés contraceptifs 326
Les indications médicales des estroprogestatifs 328
Les effets secondaires des contraceptifs oraux 329
Les contre-indications 331

38. VITAMINES 332
Les carences vitaminiques 332
Les vitamines liposolubles 333
Les vitamines hydrosolubles 337

12 MÉDICAMENTS DE L'APPAREIL DIGESTIF

39. MÉDICAMENTS EN HÉPATO-GASTROENTÉROLOGIE 345
Médicaments de l'estomac 345
Les digestifs 345
Les enzymes 345
Les médicaments anti-ulcéreux et les pansements gastriques 346
Médicaments de l'intestin 347
Les purgatifs et les laxatifs 347
Les antidiarrhéiques 348
Les médicaments de la flore intestinale 349
Médicaments du foie et des voies biliaires 349
Les cholérétiques et cholagogues 349
L'acide chénodésoxycholique (*Chénodex*) 350
Les hépato-protecteurs 350
Les médicaments hypoammoniémiants 350
Antiémétisants 351
Produits de contraste utilisés en radiologie digestive 352

ANNEXE
EXAMENS DE LABORATOIRE

Prélèvements des examens biologiques 357
Valeurs usuelles des constituants biologiques sanguins et urinaires 360

Glossaire 370
Index 380

1re partie

PHARMACOLOGIE GÉNÉRALE

1

INTRODUCTION AUX MÉDICAMENTS DÉFINITIONS ET BUTS DE LA PHARMACOLOGIE

DÉFINITION DE LA PHARMACOLOGIE

La *pharmacologie* est la science des médicaments c'est-à-dire des substances qui ont pour but de guérir ou de prévenir les maladies. Le médicament est défini par le Code de la Santé publique de la manière suivante : *« On entend par médicament toute substance ou composition présentée comme possédant des propriétés curatives ou préventives à l'égard des maladies humaines ou animales, ainsi que tout produit pouvant être administré à l'homme ou à l'animal en vue d'établir un diagnostic médical ou de restaurer, corriger ou modifier leurs fonctions organiques. »*

La pharmacologie comprend :

- **la pharmacodynamie** qui étudie les effets des médicaments sur l'organisme, qu'ils soient bénéfiques ou indésirables ;
- **la pharmacocinétique** qui étudie le sort des médicaments dans l'organisme, c'est-à-dire leur absorption, distribution, transformations et élimination.

L'administration simultanée ou successive de plusieurs médicaments peut conduire à des effets inattendus, par exemple augmentation ou diminution des effets thérapeutiques. On signalera, tout au long de ce livre, ces interactions médicamenteuses, de même que les effets indésirables des médicaments, même si ces derniers sont administrés à doses usuelles. *La surveillance des effets de l'administration des médicaments est fondamentale pour une infirmière.*

ORIGINE DES MÉDICAMENTS

Les trois règnes de la nature (végétal, minéral et animal) fournissent des principes actifs susceptibles d'être transformés en médicaments.

Médicaments d'origine végétale

Sur environ 800 000 espèces végétales, 250 000 seulement sont répertoriées et environ 2 500 ont fait l'objet d'études sérieuses. Les médicaments d'origine végétale comprennent la plante entière ou certaines de ses parties ainsi que les principes actifs extraits des plantes comme les essences, les résines, etc.
La thérapeutique par les plantes ou *phytothérapie* est à l'heure actuelle appréciée d'un nombreux public qui y voit une manière naturelle et écologique de se traiter.

▶ *Principes actifs de végétaux utilisés en thérapeutique* — Un grand nombre de principes actifs peuvent être retirés des végétaux. Ils ont un intérêt primordial en thérapeutique et peuvent être synthétisés. On distingue ainsi :

• **Les alcaloïdes**, substances végétales ou reproduites par synthèse, ont une activité pharmacologique remarquable à faibles doses. La cocaïne, la morphine et la quinine sont des exemples d'alcaloïdes.
• **Les hétérosides** (ou glucosides) sont des molécules complexes contenant des glucides dans leur structure chimique d'où leur nom, et qui possèdent, comme les alcaloïdes, une action pharmacologique remarquable à faible dose. La digitaline, l'ouabaïne sont des exemples d'hétérosides.
• D'autres substances se retrouvent dans les végétaux : l'*amidon* ; les *gommes* et les *mucilages* ; les *résines* ; les *latex* (le caoutchouc est un latex) ; les *essences*.

Médicaments d'origine animale

Le règne animal fournit aussi de nombreux médicaments :

– des organes animaux : la thérapeutique par les organes animaux s'appelle *opothérapie*. Les médicaments à base de produits d'origine bovine sont désormais interdits pour éviter le risque de transmission de l'encéphalopathie spongiforme bovine, communément appelée *« maladie de la vache folle »* ;

– des produits obtenus par expression de certains tissus animaux (huile de foie de morue, lanoline extraite de la graisse de laine de mouton) ;

– des préparations dérivées du sang d'animaux immunisés contre certaines maladies infectieuses : ce sont les sérums thérapeutiques.

Médicaments d'origine synthétique

La plupart des médicaments, actuellement commercialisés sont obtenus par synthèse organique, réalisée par l'industrie pharmaceutique.

Médicaments d'origine biogénétique

Par génie génétique on fait fabriquer par des cellules vivantes des molécules qui ont toutes les caractéristiques de leur modèle humain. (insuline, hormone de croissance, cytokines…).

LES DIFFÉRENTS TYPES DE MÉDICAMENTS

L'étude de la préparation des médicaments est une discipline qui s'appelle **pharmacie galénique** (un mot tiré de Galien, médecin grec du IIe siècle). On distingue :

– **Les spécialités pharmaceutiques.** Ce sont les médicaments préparés par l'industrie pharmaceutique qui doivent obtenir une autorisation de mise sur le marché (AMM). Il en existe environ 9 000 en France.

– **Les médicaments magistraux**, formes de prescription très rares, sont préparés par le pharmacien à partir d'une formule rédigée par un médecin pour un seul malade et **les médicaments officinaux** sont préparés par le pharmacien à partir d'une formule inscrite à la *Pharmacopée française*, formulaire officiel.

– **Les médicaments essentiels.** L'Organisation mondiale de la santé (OMS) a défini une liste de médicaments, révisée régulièrement, indispensables au traitement des maladies les plus répandues et appelés pour cette raison « médicaments essentiels ». Elle comporte environ 220 principes actifs.

– **Le gène médicament**. La thérapie génique ou transfert de gène est le traitement d'une maladie génétique par l'introduction dans l'organisme de la version normale d'un gène défectueux responsable de la maladie. Elle fait partie exclusivement du domaine de la recherche dans le traitement des maladies génétiques mais aussi de maladies acquises comme certains cancers.

– **L'ALLOPATHIE** représente la thérapeutique traditionnelle, avec les médicaments que nous venons de décrire. L'**HOMÉOPATHIE** emploie des préparations médicamenteuses utilisées à doses infinitésimales, selon deux règles fondamentales :

• *La loi des contraires* : le médicament employé s'attaque à la cause de la maladie et en neutralise les effets.

• *La loi des semblables* : la maladie est guérie par des substances qui produisent dans l'organisme sain les mêmes réactions que la maladie. Par exemple contre la fièvre, on emploiera un médicament qui provoque la fièvre.

LE CONDITIONNEMENT ET LA CONSERVATION DES MÉDICAMENTS

Conditionnement des médicaments

Le conditionnement donne au médicament son aspect définitif que l'on trouve dans les pharmacies. Il a pour but :

– de protéger le médicament des chocs et de tous les facteurs possibles d'altération : lumière, vapeur d'eau, environnement, souillures diverses… ;
– de rendre facile l'utilisation du médicament par le malade ;
– de porter un étiquetage conforme à la législation pour la sécurité du malade ;
– d'être inerte vis-à-vis du médicament.

Le conditionnement est en verre (ampoules, flacons), en matières plastiques, en aluminium (conditionnement des pommades), ou en complexe aluminium-polyéthylène (conditionnement unitaire des comprimés et des suppositoires).

Conservation des médicaments

La conservation, c'est-à-dire la stabilité du médicament, doit se prolonger pendant tout le temps prévu pour son utilisation. Les causes d'altération des médicaments sont essentiellement dus à :

• **des agents physiques**, surtout la chaleur et la lumière qui provoquent des transformations des molécules. Pour y faire face, le médicament est conditionné dans un système opaque (verre coloré pour les liquides, gélules ou comprimés enrobés pour les poudres) ;

• **des agents chimiques**, essentiellement l'air qui oxyde le médicament, la vapeur d'eau qui favorise les phénomènes de déliquescence, etc. Pour empêcher ces effets, les solutions sont protégées de l'air grâce à des flacons entièrement remplis ou remplis sous gaz inerte ;

les comprimés effervescents sont conservés dans des tubes aluminium renfermant un gel de silice qui absorbe l'humidité ;
• **des germes**, champignons, algues qui peuvent se développer dans certains médicaments.

Tous les médicaments ont une « **date de péremption** », c'est-à-dire une date limite d'utilisation au-delà de laquelle le produit doit être jeté. Cette date est portée en clair sur l'emballage.

LES GRANDES UTILISATIONS DES MÉDICAMENTS

Les médicaments peuvent être classés en quatre grands groupes selon leurs effets.

1. **Les médicaments symptomatiques** sont les plus nombreux. Ils guérissent le symptôme (d'où leur nom) et non la maladie. Les médicaments anti-infectieux sont un exemple de médicaments curatifs.
2. **Les médicaments curatifs**, malheureusement peu nombreux, guérissent le malade en s'attaquant à la cause (on dit encore étiologie) de la maladie. Les antibiotiques et les sulfamides font partie de ce groupe.
3. **Les médicaments substitutifs** remplacent un constituant physiologique de l'organisme qui fait défaut (vitamines, insuline, estrogènes...).
4. **Les médicaments préventifs** protègent le sujet sain d'une maladie (vaccins) ou modifient temporairement un processus physiologique (contraceptifs oraux).

L'AUTOMÉDICATION

L'automédication correspond à la prise de médicaments sans prescription médicale. C'est un phénomène très fréquent, en particulier chez les personnes âgées, pouvant être à la source d'effets indésirables parfois sévères, d'interactions médicamenteuses, de phénomènes d'accoutumance, toutes notions qui imposent au médecin et au pharmacien d'informer le malade de ces risques.
20 % environ des ventes de médicaments correspondent à des médicaments sans ordonnance. Il s'agit surtout des antalgiques, l'aspirine restant de loin le principal médicament d'automédication, des médicaments des voies respiratoires et digestives, des médicaments à visée digestive (laxatifs, pansements gastriques), des vitamines et suppléments minéraux et des psychotropes, en particulier les tranquillisants et les somnifères.

L'automédication est pratiquée par 5 à 10 % des adolescents, dépasse 50 % chez les personnes âgées ou dans certaines pathologies (maladies rhumatismales par exemple). Par ailleurs, 20 à 50 % des enfants reçoivent des médicaments à l'initiative de leur mère, surtout si le niveau socio-économique de cette dernière est élevé.
Il est fondamental pour la santé publique d'éviter au maximum les risques de l'automédication et de le faire comprendre au public. À cet égard, tous les acteurs de la santé, en particulier les infirmières, doivent se sentir concernés.

QUELQUES DONNÉES ÉCONOMIQUES SUR LE MÉDICAMENT

Les spécialités pharmaceutiques

Elles représentent près de 98 % des ventes dans les pharmacies. Il existe en France environ 9 000 spécialités pharmaceutiques dont moins de la moitié représentent 80 % du chiffre des ventes générales. Dans les hôpitaux de Paris, 20 médicaments représentent à eux seuls 33 % des dépenses totales de médicaments.
L'achat de médicaments représente environ 2,8 % de la consommation totale des Français. La part des dépenses de pharmacie dans les dépenses totales des caisses d'assurance maladie s'élève à environ 14 %, alors que celle des frais d'hospitalisation est de 58 %. Les médicaments remboursés concernent 70 % des ventes.
Toutes les spécialités ne sont pas remboursées mais seulement celles qui figurent sur des listes arrêtées par le ministère de la Santé publique. On appelle « ticket modérateur » un pourcentage (0 à 60 %) du prix du médicament non remboursé par la Sécurité sociale et pris directement en charge par les mutuelles. Le patient peut ne payer au pharmacien que la différence.
La Sécurité sociale classe les médicaments en trois groupes selon leur taux de remboursement, à condition qu'il y ait prescription médicale :

- **Remboursement à 100 %** pour les spécialités pharmaceutiques coûteuses et de première nécessité (liste limitative) ainsi qu'en cas de « *maladie longue et coûteuse* » et d'accidents du travail.
- **Remboursement à 35 %** pour les spécialités pharmaceutiques destinées au traitement de maladies sans caractère habituel de gravité.
- **Remboursement à 65 %** pour tous les autres médicaments.

• Les patients bénéficiant de l'**aide médicale gratuite** (AMG) et les anciens combattants (article 115) ne paient pas les médicaments.

Les références médicales opposables ou RMO

Les références médicales opposables ou RMO ont un double but : contrôler le contenu des ordonnances médicales et définir les soins et prescriptions médicalement inutiles (guide de prescription). Dans cet esprit de maîtrise des dépenses de soins, le carnet de santé, créé en 1996, doit être présenté lors de toute consultation : le médecin doit y porter à chaque fois toutes les informations utiles (diagnostic, examens biologiques, médicaments, etc.). Il est distribué à partir de 16 ans.

AUTO-ÉVALUATION

1. Donner la définition du médicament.
2. Qu'est-ce qu'un médicament symptomatique ?
3. Définir la notion de RMO.
4. Qu'est-ce que l'automédication ?

2

CRÉATION D'UN MÉDICAMENT ESSAIS PRÉCLINIQUES CHEZ L'ANIMAL ET CLINIQUES CHEZ L'HOMME

La création d'un nouveau médicament nécessite 8 à 10 ans de travail dans les laboratoires de recherche pharmaceutiques et concerne des chercheurs de formation très variée. Son coût se chiffre en dizaines de millions de francs, et sur 1 000 molécules créées, seule 1 molécule est retenue après avoir satisfait à tous les essais. Tout nouveau médicament va donc suivre un long chemin depuis sa conception jusqu'à l'autorisation de mise sur le marché (AMM) dont les principales étapes sont décrites ci-dessous.

PRÉPARATION D'UNE NOUVELLE MOLÉCULE

Elle se fait par synthèse organique, par hémisynthèse, par extraction à partir de produits végétaux ou d'animaux ou encore par biotechnologie. Cette molécule est alors soumise à différentes analyses pour contrôler son identité, sa pureté, sa stabilité... On étudie sur l'animal son activité pharmacologique : c'est le *test de triage* (ou *screening*) sur l'animal.

ESSAIS PRÉCLINIQUES CHEZ L'ANIMAL

La recherche préclinique dure 5 à 7 ans et absorbe environ 1/3 des dépenses consacrées à la mise sur pied d'un nouveau médicament.

Essais de toxicité

• L'étude de la **toxicité aiguë** fait appel à la notion de dose létale 50 (ou DL 50) qui sert à déterminer la dose qui tue, en administration unique, 50 % des animaux. Son intérêt paraît limité actuellement.

• L'étude de la **toxicité chronique** est la recherche des effets nocifs observés chez l'animal après administration répétée du médicament, à différentes doses, pendant 3 mois minimum jusqu'à plusieurs années. Cette étude doit se faire au moins sur deux espèces animales (rongeurs et non rongeurs). La surveillance est clinique, biologique et, à terme, anatomique (étude systématique de tous les organes après sacrifice des animaux). On recherche aussi les effets tératogènes, c'est-à-dire les anomalies du fœtus dues au médicament, les effets mutagènes, les effets cancérogènes.

Étude du métabolisme et de la pharmacocinétique

L'étude **pharmacologique** est réalisée d'abord sur l'animal sain ou sur des souches d'animaux spontanément atteints de certaines maladies (diabète, hypertension artérielle) ou d'animaux chez lesquels a été créé un état pathologique le plus proche possible de la maladie humaine (infarctus du myocarde, infections bactériennes ou parasitaires...). On étudiera ainsi la **pharmacocinétique** du médicament (concentration sanguine, voies d'élimination, métabolites...). Des essais *in vitro* sont également possibles, par exemple cœur isolé, foie isolé, etc. ou encore cultures cellulaires des organes correspondants, mais ces études ne peuvent remplacer les études faites sur l'animal entier qui rendent mieux compte des effets d'un médicament sur l'organisme.

Choix de la forme pharmaceutique

La décision doit être prise de savoir si le nouveau médicament sera proposé sous forme injectable, orale ou rectale par exemple. Dans chaque cas, on devra choisir l'excipient qui entre dans la composition de la spécialité. L'*excipient* est une substance inactive par elle-même qui a pour but de faciliter l'administration et la conservation du principe actif du médicament. Tous ces choix seront déterminés, entre autres, en fonction des caractéristiques physico-chimiques du médicament et de ses indications thérapeutiques. La stabilité du principe actif est à nouveau contrôlée à ce stade.

ESSAIS CLINIQUES CHEZ L'HOMME

Le passage à l'homme est décidé si le développement du médicament paraît intéressant au terme des études précédentes toxicologiques et pharmacologiques sur l'animal. Les conditions d'études des médicaments chez l'homme sont précisées par la loi du 20 décembre 1988, dite loi Huriet du nom de son rapporteur à l'Assemblée nationale. Cette loi définit les modalités d'information, de recueil du consentement des sujets et l'obligation de soumission des protocoles d'essai à un Comité consultatif de protection des personnes qui se prêtent à la recherche biomédicale (CCPPRB).

Les quatre phases des essais cliniques et thérapeutiques

Ces essais se déroulent, selon un protocole extrêmement rigoureux, et vont permettre de *juger l'efficacité et la tolérance du nouveau médicament* (posologie, indications, contre-indications et effets secondaires). Cette évaluation se fait en quatre phases successives dont trois sont nécessaires à l'obtention de l'Autorisation de mise sur le marché ou AMM.

• **Les essais de phase I** ou **étude de la tolérance et de l'innocuité** apprécient sur l'homme sain la *tolérance* du médicament en fonction de la dose. Ces essais portent sur un très petit nombre de volontaires sains hospitalisés.

• **Les essais de phase II** ou **étude de l'efficacité pharmacologique** apprécient, chez le volontaire sain et le malade, les caractéristiques *pharmacocinétiques* (concentrations sanguines, voies d'éliminations, etc.) du médicament, de préciser les *posologies* et les *indications thérapeutiques*.

• **Les essais de phase III** ou **essai comparatif** ont pour but de démontrer l'*efficacité thérapeutique* du médicament sur les maladies dans un *essai contrôlé* comparant les effets du nouveau médicament à ceux d'un placebo ou d'un traitement de référence déjà connu de la maladie. Le but de l'étude est la recherche d'une différence statistiquement significative entre l'évolution des deux groupes traités. Les études portent souvent sur plusieurs centaines ou milliers de patients. Le nombre de patients inclus dans l'étude est établi par le statisticien qui prend en compte un très grand nombre de paramètre. Cette phase III peut durer 5 à 10 ans.

Les résultats obtenus au cours de ces trois premières phases chez l'homme ainsi que ceux obtenus précédemment chez l'animal font l'objet d'un dossier (qui peut dépasser plusieurs dizaines de kilos et plusieurs mètres de hauteur !) présenté par l'industrie pharmaceutique au ministère des Affaires sociales et de la Santé pour obtenir l'Autorisation de mise sur le marché (ou AMM) du nouveau médicament. Si le rapport est favorable, la mise sur le marché est accordée pour une période de trois ans au bout de laquelle elle est confirmée ou retirée. Le taux de remboursement par la Sécurité sociale est fixé par une commission dite de *transparence* qui apprécie les qualités du nouveau médicament par rapport à ceux existant déjà.

• **Les essais de phase IV** ou **surveillance après mise sur le marché** sont réalisés après la commercialisation du nouveau médicament et correspondent à toutes les observations nouvelles sur le médicament : indications nouvelles, effets sur l'enfant, sur le vieillard, interactions, effets indésirables. C'est la définition même de la *pharmacovigilance*. Si, après ces différents essais, l'AMM est confirmée, le médicament est soumis à réexamen tous les cinq ans.

Les principes fondamentaux des essais cliniques

Les essais cliniques (phase III et phase IV) ont donc pour but d'établir la valeur thérapeutique d'un nouveau médicament, ce qui nécessite une méthodologie parfaite. L'essai thérapeutique se présente, sous forme d'un protocole très détaillé comprenant en particulier le but de l'essai, les critères permettant de sélectionner les participants à l'essai (critères d'inclusion et d'exclusion), les méthodes statistiques utilisées pour valider les résultats obtenus. Les dispositions légales réglementaires imposent un *essai contrôlé* ou *essai comparatif* qui a pour but de comparer les effets du nouveau médicament à ceux d'un placebo ou d'un traitement de référence de la maladie.

Cette comparaison de deux thérapeutiques n'est valable que sous certaines conditions (régies par la loi) qui doivent être respectées lors de l'essai contrôlé :

• Deux groupes de malades sont constitués qui doivent avoir rigoureusement les mêmes caractéristiques et dont la seule différence ne doit être que le traitement qu'ils reçoivent : un groupe reçoit le nouveau médicament, l'autre groupe reçoit soit un placebo, soit le médicament de référence de la maladie étudiée. Le *placebo* est une substance inactive qui sera prescrite dans le but de faire croire au malade qu'il prend un médicament. Si l'emploi d'un placebo, fait courir le moindre risque au malade en le privant d'une thérapeutique

nécessaire, cette méthode ne doit pas être utilisée. On recherche alors un traitement déjà connu, dit de référence.
• Chaque malade entrant dans l'essai contrôlé est affecté à un groupe ou à l'autre par *tirage au sort* (ou randomisation, ce qui signifie que c'est le hasard qui l'affecte à un groupe ou à l'autre).
• Le médicament nouveau et le médicament de référence doivent avoir une présentation rigoureusement identique pour éviter toute influence psychologique vis-à-vis du patient.
• *L'essai* est toujours fait *en aveugle.*
– On dit qu'il est en *simple aveugle* (ou simple insu) lorsque le malade ne sait pas s'il reçoit le médicament nouveau ou son élément de comparaison alors que le médecin, lui, le sait.
– On dit qu'il est en *double aveugle* (ou double insu) lorsque ni le médecin ni le malade ne connaissent l'alternative choisie.
• Si l'essai en aveugle comporte un risque pour le malade, l'anonymat sur le traitement suivi est levé : l'essai est alors appelé *essai ouvert.*
• *L'essai en cross-over* (ou *chassé-croisé*) : chaque malade reçoit tour à tour chacun des deux traitements avec une période sans traitement (encore appelée wash-out).

La protection des personnes qui se prêtent à des recherches biomédicales : la loi Huriet

Les essais ou expérimentations pratiqués sur l'être humain, appelés « recherche biomédicale », sont autorisés dans les conditions prévues par la loi du 20 décembre 1988 ou loi Huriet qui a pour but la protection des personnes se prêtant aux recherches biomédicales. Les comités consultatifs de protection des personnes se prêtant aux recherches biomédicales (CCPPRB) donnent leur avis sur les protocoles de recherche qui leur sont soumis.
Le **promoteur** est la personne physique ou morale qui prend l'initiative d'une recherche biomédicale sur l'être humain. Le promoteur assume l'indemnisation intégrale des conséquences dommageables de la recherche pour la personne qui s'y prête. Il doit souscrire une assurance garantissant sa responsabilité civile.
L'**investigateur** est un ou des médecins qui dirigent et surveillent la réalisation de la recherche.
Si la recherche biomédicale présente un bénéfice thérapeutique direct pour la personne qui s'y prête, elle est dite à *finalité thérapeutique directe.* Toutes les autres recherches, qu'elles portent sur

des personnes malades ou non, sont *sans finalité thérapeutique directe*.

AUTO-ÉVALUATION

1. Définir les essais de phase I, phase II et phase III.
2. Quels sont les principes de l'essai clinique ?
3. À quoi correspondent les essais de phase IV ?
4. Qu'est-ce qu'un placebo ?

3

PRESCRIPTION ET DÉLIVRANCE DES MÉDICAMENTS

DÉFINITION DES SUBSTANCES VÉNÉNEUSES

Aucun médicament n'est inoffensif. Tous sont susceptibles d'engendrer des effets toxiques s'ils ne sont pas utilisés judicieusement. C'est la raison pour laquelle le législateur a pris un certain nombre de mesures permettant de contrôler la délivrance des médicaments. Le Code de santé publique et de la population contient la réglementation des substances vénéneuses, c'est-à-dire des substances dont l'administration peut entraîner des effets toxiques et en particulier des médicaments. Le tableau récapitulatif pages 18-20 montre les points fondamentaux de cette réglementation et de l'étiquetage des préparations.

CARACTÉRISTIQUES GÉNÉRALES D'UNE ORDONNANCE

Aucun médicament ne peut être délivré sans ordonnance d'un médecin, d'un vétérinaire et, pour certains médicaments répertoriés dans une liste établie par le ministère de la Santé, d'un chirurgien-dentiste ou d'une sage-femme.

L'ordonnance doit mentionner le nom, l'adresse et le numéro de téléphone du prescripteur, le numéro du lot d'ordonnances et, en partie basse pour les médicaments toxiques et dangereux, un carré où est inscrit en chiffres le nombre total de médicaments prescrit. Elle doit toujours être datée, signée et préciser la posologie, le mode d'administration du médicament, la quantité prescrite ou la durée du traitement ainsi que le nom, prénom, sexe et âge du malade.

Toute ordonnance prescrivant des substances vénéneuses ou des préparations qui en contiennent doit être transcrite par le pharmacien sur un livre-registre appelé *registre* ou *ordonnancier* où seront indiqués le nom et l'adresse du médecin et du malade, la date de délivrance, le nom du médicament et les quantités délivrées. Le pharmacien rend au malade l'ordonnance revêtue du timbre de l'officine et portant le numéro d'inscription à l'ordonnancier.

DROIT DE SUBSTITUTION : LES GÉNÉRIQUES

Depuis fin 1999, le droit de substitution permet au pharmacien de remplacer un médicament prescrit à un patient par un *générique*, copie conforme du médicament original mais vendu moins cher car le brevet d'exploitation est tombé dans le domaine public. Le médecin peut s'opposer à cette substitution en précisant sur l'ordonnance « médicament non substituable ». Cette politique de substitution a pour objectif de diminuer les dépenses de santé.

CLASSIFICATION DES SUBSTANCES VÉNÉNEUSES

Les médicaments, inclus dans le groupe des substances vénéneuses, sont classés en quatre listes :

– les médicaments de **la liste I** présentent les risques les plus élevés et correspondent aux médicaments toxiques antérieurement inscrits au tableau A ;

– les médicaments de la **liste II** correspondent aux médicaments dangereux antérieurement inscrits au tableau C ;

– les médicaments **stupéfiants** (ancien tableau B) ;

– certains médicaments **psychotropes**, dont la liste est établie, ont une durée de prescription réduite (de 2 à 12 semaines).

LISTES I ET II DES MÉDICAMENTS

Règles de prescription

Les médicaments inscrits sur les listes I et II sont prescrits sur une ordonnance comprenant, outre les caractéristiques générales (p. 16) :

• le nom du médicament, sa posologie écrite en chiffres, son mode d'emploi, la quantité prescrite ou la durée du traitement, et éventuellement le nombre de renouvellement ;

Tableau 3.1. Les points essentiels de la réglementation et de l'étiquetage des substances vénéneuses

	Médecin		
	Rédaction de l'ordonnance	**Durée de prescription**	**Approvisionnement pour trousse d'urgence**
Liste des stupéfiants (ancien tableau B)	– Sur ordonnance sécurisée. – Quantité en toutes lettres. – Nom, sexe, âge du patient, voie d'administration, posologie.	– Limitée à 28 jours (de 7 à 14 jours pour certaines spécialités). – Pas de chevauchement d'ordonnances entre deux prescriptions sauf mention expresse.	– Limité à 10 unités de prise. – Chez l'un des pharmaciens de la commune (ou s'il n'y en a pas celui de la commune la plus proche).
Liste I (ancien tableau A)	– Simple ordonnance. – Indiquer nom, prénom, âge et sexe du malade, posologie, mode d'emploi et quantités (ou durée de traitement).	– Limitée à 12 mois sauf cas spéciaux (psychotropes) – Pas de renouvellement possible sauf mention expresse du médecin.	– Libre sur présentation d'une ordonnance.
Liste II (ancien tableau C)	– Simple ordonnance. – Indiquer nom, prénom, âge et sexe du malade, posologie, mode d'emploi et quantités (ou durée de traitement).	– Limitée à 12 mois. – Renouvellement possible par le pharmacien sauf mention expresse du médecin.	– Libre sur présentation d'une ordonnance.

Tableau 3.1. Les points essentiels de la réglementation et de l'étiquetage des substances vénéneuses (suite)

	Pharmacien			
	Délivrance	**Renouvellement**	**Approvisionnement**	**Étiquetage des préparations**
Liste des stupéfiants (ancien tableau B)	– Pour 28 jours maximum (7 à 14 j. pour certaines spécialités). – Seulement pour la durée restant à courir au moment de la présentation de l'ordonnance. – Le pharmacien conserve une copie de l'ordonnance pendant 3 ans, avec timbre de la pharmacie, n° d'enregistrement, date d'exécution, quantités délivrées. Le patient garde l'original de l'ordonnance (avec les mêmes mentions) qu'il devra présenter lors de chaque délivrance.	Jamais renouvelable.	– Commandes sur carnets à 3 volets (à conserver 3 ans). – Tenue à jour du registre des stupéfiants. – Stockage dans un local ou une armoire fermée à clef et munie d'un système de sécurité.	Dispositions communes aux trois listes. • Si le médicament est destiné aux voies orale, nasale, per ou sub-linguale, rectale, vaginale, urétrale ou injectable : – étiquette blanche avec nom et adresse du pharmacien, n° d'ordonnancier, posologie et mode d'emploi, – contre-étiquette « Respecter les doses prescrites » en noir sur fond rouge.

Tableau 3.1. Les points essentiels de la réglementation et de l'étiquetage des substances vénéneuses (suite)

	Pharmacien			
	Délivrance	**Renouvellement**	**Approvisionnement**	**Étiquetage des préparations**
Liste I (ancien tableau A)	– Sur présentation d'une ordonnance datant de moins de 3 mois. – Par fraction de 30 jours maximum, sauf pour les contraceptifs qui peuvent être délivrés pour 3 mois.	Pas de renouvellement, sauf si le prescripteur l'a expressément mentionné sur l'ordonnance (même pour les médicaments destinés à être appliqués sur la peau).	– Commande classique. – Stockage des produits en vrac dans une armoire ou un local fermant à clef et ne contenant rien d'autre. – Stockage libre des spécialités pharmaceutiques.	• Si le médicament est destiné à une autre voie d'administration : – étiquette rouge avec nom et adresse du pharmacien, n° d'ordonnancier, posologie et mode d'emploi + la mention « Ne pas avaler », – contre-étiquette « Respecter les doses prescrites » en noir sur fond rouge.
Liste II (ancien tableau C)	– Sur présentation d'une ordonnance datant de moins de 3 mois. – Par fraction de 30 jours maximum à la fois.	Renouvellement possible, sauf si le prescripteur l'a expressément exclu sur l'ordonnance.	– Commande classique. – Stockage des produits en vrac séparément des autres médicaments. – Stockage libre des spécialités pharmaceutiques.	

• si le médecin veut dépasser pour un médicament la posologie maximale fixée en une fois et en 24 heures dans une ordonnance, il doit alors indiquer qu'il le fait sciemment en portant de la mention *« je dis telle dose »*.

L'ordonnance doit dater de moins de 3 mois.

Renouvellement de l'ordonnance

Pour les listes I et II, la prescription de médicaments ne peut être supérieure à 12 mois de traitement. La quantité délivrée en une fois par le pharmacien sur présentation de l'ordonnance est au maximum de 1 mois, sauf les médicaments contraceptifs qui peuvent être délivrés pour une durée de 3 mois. De plus, l'ordonnance doit dater de moins de 3 mois.

Le renouvellement d'un médicament de la liste I n'est possible que sur indication écrite du médecin précisant le nombre de renouvellements ou la durée du traitement.

Le renouvellement d'un médicament de la liste II est possible sauf si le médecin interdit expressément ce renouvellement sur son ordonnance.

Détention des médicaments inscrits sur les listes I et II

Les médicaments de la liste I sont détenus dans des armoires et locaux fermés à clefs et ne contenant rien d'autre.

Les médicaments de la liste II sont détenus séparément de tout autre médicament mais doivent être disposés de façon à ne pas être directement accessibles au public.

Ces dispositions ne sont pas applicables aux spécialités pharmaceutiques qui se trouvent en rayonnages.

Étiquetage de l'emballage des spécialités

Liste I : rectangle blanc encadré d'un *filet rouge* dans lequel le pharmacien inscrit ses nom, adresse, le numéro à l'ordonnancier, le mode d'emploi du médicament.

Liste II : rectangle blanc encadré d'*un filet vert* où sont portées les indications précédemment décrites.

Le conditionnement des médicaments des listes I et II doit porter la mention *« uniquement sur ordonnance »*. Cette mention n'est pas obligatoire pour les conditionnements ne contenant qu'une dose d'utilisation.

LISTE DES MÉDICAMENTS STUPÉFIANTS

Les stupéfiants (*narcotics* des Anglo-Saxons) sont soumis à une législation très stricte en raison de l'usage inconsidéré de ces médicaments par certains individus les conduisant à la toxicomanie ou pharmacodépendance (voir *Risques toxiques des médicaments,* p. 66). Ces pharmacodépendances sont de véritables fléaux sociaux car les sujets qui s'y adonnent aboutissent à une déchéance physique et intellectuelle. Dans certains cas, la descendance même des toxicomanes est atteinte : cocaïnomanes et alcooliques par exemple ont une descendance tarée (se reporter au chapitre consacré aux toxicomanies).

Prescription des stupéfiants : l'ordonnance sécurisée

Les *ordonnances sécurisées* sont seules autorisées pour la prescription des stupéfiants. De plus, à partir du 1er octobre 2003, les ordonnances sécurisées remplacent les ordonnances ordinaires pour toutes les prescriptions.
Ces ordonnances sécurisées sont réalisées sur du papier filigrané blanc ; le filigrane représente un caducée visible pour le pharmacien. L'objectif de ces ordonnances est d'accroître la sécurité de dispensation et de faciliter la prescription des antalgiques majeurs pour combattre la douleur. L'ordonnance porte le nom du médecin, le numéro du lot d'ordonnance et un carré, en partie basse, où figure le nombre de produits prescrits.

Durée de prescription des stupéfiants : règle des 28 jours

Il est interdit de prescrire un stupéfiant pour une durée supérieure à 28 jours, la durée pouvant être réduite à 7 ou 14 jours. Peuvent être prescrits 28 jours : *Skenan, Moscontin, Ritaline, Subutex,* Chlorhydrate de morphine.

Stupéfiants ne pouvant être prescrits que 7 à 14 jours maximum

Certains stupéfiants ont une durée de prescription plus courte :
– **durée maximale de 14 jours :** le chlorhydrate de morphine utilisé par voie orale, la méthadone ;
– **durée maximale de 7 jours :** *Fortal, Eubine.*

Cas particuliers de médicaments de la liste I délivrés sur ordonnance sécurisée

Pour des motifs de santé publique, la réglementation des stupéfiants s'applique à certains médicaments inscrits sur la liste I mais qui nécessitent un contrôle particulier (ordonnance sécurisée) car ils donnent lieu à un usage abusif ou détourné (toxicomanies). Ils obéissent aux règles générales de prescription de la liste I. Ces dispositions concernent :

– la buprénorphine *(Temgésic)*. Cette disposition légale facilite la mise à disposition de ce médicament antalgique pour les malades soignés en ville, en particulier les cancéreux, et permet d'éviter les déviations d'utilisation de ce produit par les toxicomanes ;
– le modafinil *(Modiodal)* destiné au traitement de l'hypersomnie et de la narcolepsie avec ou sans catalepsie ;
– la mifépristone *(Mifégyne)* est un médicament réservé aux établissements de santé publics ou privés autorisés à pratiquer des interruptions de grossesse.

Renouvellement des stupéfiants

Il est impossible. Une nouvelle ordonnance sécurisée est obligatoire.

Détention des stupéfiants

Les stupéfiants et préparations classées comme stupéfiants doivent être rangés dans des armoires ou des locaux fermés à clé et ne contenant rien d'autre. Le plus souvent, il s'agit d'une petite armoire placée elle-même dans l'armoire renfermant les produits de la liste I. Ces armoires doivent présenter une efficacité satisfaisante contre le vol (armoires métalliques, serrures de sûreté, etc.). Les médecins peuvent avoir une petite provision de stupéfiants pour l'éventualité de soins urgents.

Comptabilité des stupéfiants

Le pharmacien doit enregistrer tout mouvement d'entrée ou de sortie des stupéfiants sur un registre spécial coté et paraphé par le maire ou le commissaire de police, avec mention de la date, du nom et de l'adresse du fournisseur, désignation du produit et quantité. Le registre qui doit être tenu sans blanc ni ratures est conservé pendant dix ans.

Chaque année, le pharmacien doit faire un inventaire général des stupéfiants dans son officine. Toutes ces dispositions sont applicables également en milieu hospitalier.

LISTE DES MÉDICAMENTS HYPNOTIQUES ET ANXIOLYTIQUES DE LA LISTE I À DURÉE DE PRESCRIPTION RÉDUITE

Règles de prescription

Un certain nombre de mesures ont été introduites pour essayer de diminuer la consommation d'hypnotiques et d'anxiolytiques en France et favoriser un usage plus rationnel de ces médicaments. Dans ce but, la durée de prescription des hypnotiques et anxiolytiques a été définie :

- **Prescription limitée à 14 jours :** le triazolam (*Halcion*), benzodiazépine utilisée comme hypnotique, a une durée de prescription maximale de 14 jours pour des raisons de pharmacovigilance, car ce produit a donné lieu à des toxicomanies ;
- **Prescription limitée à 28 jours :** les hypnotiques comme certains barbituriques, certaines benzodiazépines et produits apparentés tels *Noctran, Mogadon, Imovane, Stilnox, Noctamide, Atrium.*
- **Prescription limitée à 12 semaines :** les anxiolytiques comprenant certains barbituriques, certaines benzodiazépines et médicaments apparentés tels *Ananxyl, Xanax, Lexomil, Veratran, Librium, Valium, Victan, Urbanil, Tranxène, Témesta, Séresta, Lysanxia, Atarax, Équanil, Buspar…*

Étiquetage des spécialités

Le conditionnement extérieur des spécialités hypnotiques et anxiolytiques à durée de prescription réduite devra porter la mention : *« ce médicament ne peut être prescrit pour une durée supérieure à 4 semaines »* (ou 12 semaines selon le cas), en plus du rectangle blanc encadré d'un filet rouge.

RÉGLEMENTATION EN MILIEU HOSPITALIER

Prescription

En milieu hospitalier, les internes et résidents en médecine reçoivent, pour avoir le droit de prescrire, une délégation des médecins dont ils dépendent. Le directeur de l'hôpital communique au pharmacien la liste des personnes habilitées à prescrire avec l'intitulé précis de leurs fonctions. Les prescriptions de médicaments sont

individuelles, et doivent être datées et signées du prescripteur. L'original de la prescription est conservé dans le dossier médical, une copie est remise à la pharmacie. Pour éviter le vol et/ou la falsification des ordonnances, celles-ci, ainsi que le tampon d'identification du médecin, doivent être rangées sous clé.
Les médicaments sont délivrés au service qui en fait la demande par le pharmacien de l'hôpital ou l'interne en pharmacie (ou l'étudiant de la 5e année hospitalo-universitaire) qui auront reçu délégation du pharmacien dont ils dépendent. Le pharmacien conserve la justification des prescriptions pendant trois ans.
L'infirmière doit vérifier l'identité du malade et le nom des médicaments avant administration au malade. Pour chaque médicament, les doses administrées et l'heure d'administration sont enregistrées sur un document conservé dans le dossier médical.

Détention des médicaments des listes I et II dans les unités de soins

Les substances vénéneuses sont détenues dans des locaux et armoires fermées à clé. Le surveillant du service ou une infirmière désignée par le médecin responsable du service fixe par écrit les dispositions propres à éviter toute perte, vol ou emprunt des clés de rangement.
Le pharmacien et le médecin déterminent une liste qualitative et quantitative des médicaments destinés à être conservés par le service pour faire face aux besoins urgents. Cette liste est établie en deux exemplaires datés et signés : un exemplaire est affiché sur l'armoire de rangement, l'autre est conservé à la pharmacie. Un médecin est spécialement responsable de l'utilisation des médicaments de cette dotation qui est révisée au moins une fois par an.

Renouvellement de la dotation de médicaments pour besoins urgents

Le renouvellement pour besoins urgents ne peut être effectué que sur présentation des relevés d'administration accompagnés d'un état récapitulatif.
Tout transport de médicaments entre la pharmacie et les services de soins doit se faire dans des chariots ou conteneurs fermés à clé.
La composition de la dotation des médicaments pour besoins urgents doit être contrôlée régulièrement par le pharmacien, en particulier la conformité avec la liste, le mode de détention et les quantités. La visite du pharmacien donne lieu à un procès-verbal daté et cosigné par le pharmacien et le chef de service.

Étiquetage des spécialités

Chaque médicament doit être détenu de préférence dans son conditionnement d'origine. Si ce n'est pas le cas, par exemple pour des raisons d'utilisation importante dans le service nécessitant de très nombreuses boîtes d'un médicament, le médicament est transféré dans des **récipients** qui doivent obéir aux règles suivantes d'étiquetage :

– stupéfiants : étiquette blanche avec large filet rouge ;
– liste I : étiquette blanche avec large filet rouge ;
– liste II : étiquette blanche avec large filet vert.

Ces étiquettes devront comporter :

• **Dans la partie supérieure**, inscrites en lettres noires :
– la dénomination de la spécialité ;
– et/ou la dénomination commune internationale ou française du ou des principes actifs ;
– le dosage exprimé en quantité ou en concentration ;
– la forme pharmaceutique ;
– la voie d'administration.

• **Dans la partie inférieure**, séparée du contexte par une ligne noire et inscrite en lettres noires, la mention bien visible *« Respecter les doses prescrites »*.

L'étiquette du conditionnement doit mentionner le numéro de lot et la date de péremption du médicament qu'il contient. La notice d'information du médicament doit être jointe ou à défaut l'unité de soins doit disposer de la documentation nécessaire.

Dispositions particulières concernant les stupéfiants

► *Prescription* — Les médicaments classés comme stupéfiants ne peuvent être délivrés que sur prescription du médecin, chirurgien-dentiste ou sage-femme. L'ordonnance doit comporter les mentions suivantes :

a) l'identification de l'établissement et de l'unité de soins ;
b) l'identification du prescripteur avec l'intitulé précis de sa fonction ;
c) l'identification précise du malade avec ses nom, prénom, sexe, âge, et, le cas échéant, taille et poids ;
d) l'identification du ou des médicament(s) : la dénomination et, s'il s'agit d'une préparation magistrale, la formule détaillée ; la forme pharmaceutique, le dosage, la posologie et la durée du traitement, la voie d'administration ;

e) le prescripteur doit indiquer en toutes lettres la quantité prescrite : nombre d'unités thérapeutiques, s'il s'agit de spécialités, doses ou concentrations de substances et nombre d'unités ou volume, s'il s'agit de préparations magistrales ;
f) toute autre information nécessaire à la dispensation du ou des médicament(s) concerné(s).

Les médicaments contenant des stupéfiants ne doivent être remis par le pharmacien qu'au surveillant ou à la surveillante de l'unité de soins, ou à un infirmier ou une infirmière conjointement désigné(e) par le médecin responsable de l'unité de soins et le pharmacien ou, le cas échéant, au prescripteur lui-même.

▶ *Relevés d'administration* — Un relevé nominatif doit être effectué au fur et à mesure de l'administration de tout médicament contenant des stupéfiants sur un document spécial comportant :

– le nom de l'établissement ;
– la désignation de l'unité de soins ;
– la date et l'heure d'administration ;
– les nom et prénom du malade ;
– la dénomination du médicament ;
– la dose administrée ;
– l'identification du prescripteur ;
– l'identification de la personne ayant procédé à l'administration et sa signature.

Ces relevés nominatifs sont datés et signés par le médecin responsable de l'unité de soins et adressés à la pharmacie qui les conserve pendant trois ans.

Renouvellement des stupéfiants pour besoins urgents

Le renouvellement de quantités prélevées à partir de la dotation pour besoins urgents ne peut être réalisé que sur présentation d'un état récapitulatif figurant sur un imprimé de couleur rose, établi selon le modèle mentionné plus haut.

Cet état récapitulatif est accompagné des ordonnances concernant les médicaments qui ont été prélevés dans la dotation pour besoins urgents et des relevés nominatifs.

En outre, le pharmacien peut exiger que lui soient remis les conditionnements primaires correspondant aux quantités consommées.

Dans les locaux, armoires ou autres dispositifs de rangement fermés à clé, les stupéfiants sont détenus séparément dans une armoire ou un compartiment spécial banalisé, réservé à cet usage et lui-même fermé à clé. Des mesures particulières de sécurité contre toute effraction sont prévues.

AUTO-ÉVALUATION

1. Quelles sont les règles de prescription des stupéfiants ?
2. Quelle est la durée de prescription des stupéfiants ?
3. Quels sont les médicaments de la liste I délivrés sur ordonnance sécurisée ? Pourquoi ?
4. Quelle est la durée de prescription des anxiolytiques et des hypnotiques ?

4

VOIES D'ADMINISTRATION DES MÉDICAMENTS

Il existe plusieurs voies d'administration qui ont toutes des avantages et des inconvénients. Lorsqu'on recherche un effet général, le médicament est administré par voie buccale ou parentérale. Si l'on veut obtenir un effet local, on utilise des préparations spéciales comme les collyres, les pommades... **L'absorption** est le processus par lequel toute substance amenée de l'extérieur pénètre dans le sang ou la lymphe :

– *Elle est directe* quand le médicament pénètre directement dans l'organisme. C'est le cas des voies intraveineuse, intra-musculaire, sous-cutané, etc.

– *Elle est indirecte* quand le médicament doit traverser une barrière avant de passer dans la circulation générale (administration par voie orale, application sur la peau).

LA VOIE ORALE OU VOIE BUCCALE

C'est la voie la plus utilisée (70 à 80 % des médicaments). Après administration orale, le médicament traverse la barrière intestinale puis le foie avant d'atteindre la circulation générale et de là les organes pour son action thérapeutique.

▶ *Avantages*

– administration aisée de médicaments ;
– des doses élevées peuvent être prises en une seule fois.

▶ *Inconvénients*

– les médicaments empruntent la veine porte et passent par le foie où ils peuvent être dégradés par diverses enzymes ou être excrétés par

voie biliaire. Si le passage par le foie est important, l'activité du médicament peut être considérablement diminuée (aspirine, propranolol, trinitrine, par exemple) ;
– il existe des risques de destruction par les sucs digestifs (pénicilline par exemple) ;
– il y a irritation du tube digestif par certains médicaments (anti-inflammatoires, corticostéroïdes...) ;
– l'action n'apparaît qu'après un temps de latence correspondant au temps d'absorption (l'absorption est plus rapide à jeun) ;
– parfois l'absorption est incomplète, voire même nulle (certains sulfamides, les sels métalliques) ;
– l'odeur et le goût des médicaments sont parfois désagréables (d'où l'emploi d'aromatisants).

► *Absorption par l'estomac* — En raison de l'acide chlorhydrique sécrété par l'estomac, le pH du liquide gastrique est acide : l'absorption y est limitée aux médicaments acides. L'absorption est toujours meilleure si l'estomac est vide plutôt que plein car alors l'accès à la paroi muqueuse est entravé par les aliments. Certains médicaments, acides ou non, sont irritants pour la muqueuse gastrique : leur administration par voie orale devra être évitée chez les patients porteurs d'ulcère gastro-duodénal, de gastrite, etc.

► *Absorption par l'intestin grêle* — La majorité des médicaments et des aliments y seront absorbés, du fait de sa vascularisation et de sa grande surface (environ 300 m^2). Certains médicaments ne franchissant pas la barrière intestinale vont avoir une action locale comme les sulfamides à action intestinale et certains antibiotiques (*Néomycine*).

► *Absorption par le gros intestin* — Elle est peu importante.
Au total les médicaments peuvent être divisés en 3 catégories selon l'importance de leur absorption digestive (voir tableau 4.1).

Tableau 4.1. Caractéristiques de l'absorption digestive des médicaments

Absorption	Exemples de médicaments
Très bonne	Aspirine, Benzodiazépines, Sulfamides
Partielle	Glucosides digitaliques, Pénicillines
Très faible	Streptomycine, Néomycine, Kanamycine, Néostigmine

LA VOIE PARENTÉRALE OU VOIE INJECTABLE

C'est la voie la plus directe car elle met directement en contact le médicament avec le sang ou les liquides interstitiels et évite le tractus digestif. Les médicaments administrés par voie parentérale sont les préparations injectables liquides (solutions, émulsions, suspensions) ou solides (les implants).

▶ *Avantages*

– effet rapide, surtout après administration intra-veineuse ;
– passage immédiat dans l'organisme ;
– pas de destruction par les enzymes du tube digestif qu'elle permet d'éviter ;
– injection au lieu désiré (par exemple : intracardiaque),

▶ *Inconvénients*

– l'injection est parfois douloureuse et peut entraîner un risque d'infection ;
– il y a des difficultés en cas d'injections répétées, car le nombre de points d'injection est limité ;
– seuls les médicaments liquides peuvent être injectés ; les suspensions injectables ne peuvent être administrées que par voie intramusculaire ;
– il ne faut pas injecter des produits irritants qui pourraient léser la veine ;
– la durée d'action médicamenteuse est généralement courte par voie parentérale, surtout après administration intraveineuse.

En thérapeutique, on utilise la voie parentérale pour apporter le médicament en différents lieux de l'organisme.

La voie intraveineuse

L'injection se fait à la seringue ou par perfusion, lorsque les volumes sont importants. C'est la voie d'urgence car il y a pénétration directe du médicament dans le sang (aiguille à biseau court), ce qui permet l'obtention *d'effets presque immédiats* (environ 15 secondes). La posologie est précise et contrôlable car l'injection peut être arrêtée à tout instant si le malade réagit mal. On ne peut administrer par cette voie que des solutions aqueuses ou des émulsions.

L'injection intraveineuse est indiquée lorsqu'un médicament n'est pas toléré par voie sous-cutanée ou intramusculaire, lorsqu'il n'est pas absorbé par voie digestive, et enfin dans les traitements d'urgence lorsqu'il faut agir vite. Le lieu d'injection le plus habituel est la veine du pli du coude, du dos de la main ou du poignet ; chez le nourrisson, on peut utiliser la veine jugulaire externe ou la veine sous-clavière.

Pour éviter l'effet irritant du médicament pour l'endoveine, il faut placer strictement l'aiguille dans la lumière de la veine.
L'injection intraveineuse doit toujours être faite lentement (jamais en moins d'une minute, temps nécessaire pour un cycle complet de circulation sanguine) pour éviter les risques de chocs dus à la nature du médicament ou à la présence de pyrogènes dans le soluté injectable, c'est-à-dire de substances provoquant la fièvre. Le choc se traduit une demi-heure après l'injection par des frissons, un malaise général, une fièvre à 40 °C, cyanose et tachycardie. La toxicité des médicaments injectés par voie intraveineuse est d'autant plus grande que la vitesse d'injection est plus rapide.
On n'injecte jamais par cette voie :
- les liquides irritants pour l'endoveine en raison des risques de thromboses et de phlébites ;
- les suspensions et solutions huileuses car elles peuvent provoquer des embolies pulmonaires ;
- les substances dont le mélange conduit à un précipité dans la seringue.

Tableau 4.2. Les différents modes de pénétration par voie parentérale

Voies d'administration	Abréviations	Lieu d'injection
Intraveineuse	IV	Veine au pli du coude, main, poignet
Intramusculaire	IM	Muscles fessiers
Intra-artérielle	IA	Artère fémorale
Intracardiaque	IC	Muscle cardiaque
Sous-cutanée	SC	Sous la peau, dans le tissu conjonctif (ventre, épaule, cuisse)
Intradermique	ID	Sous la peau, à la limite de l'épiderme et du derme

La voie intramusculaire

L'injection intramusculaire (dans le quadrant supéro-externe de la fesse pour éviter de toucher le nerf sciatique), permet d'injecter des préparations douloureuses par voie sous-cutanée, en particulier les solutions et les suspensions huileuses. On utilise une aiguille à biseau long.
La vitesse de résorption des médicaments administrés en intramusculaire et en sous-cutané est très voisine. Cette voie présente parfois quelques inconvénients : risque infectieux (abcès) ; risque de piqûre vasculaire (il faut toujours aspirer avant d'injecter pour vérifier que

l'on n'est pas dans un vaisseau) ; risque de piqûre nerveuse. La voie IM est contre-indiquée si le patient est sous traitement anticoagulant.

La voie sous-cutanée

• Par cette voie, on administre surtout des **médicaments en solution aqueuse isotonique** en administration sous la peau, dans le tissu conjonctif (ventre, épaule, cuisse), avec une aiguille à biseau court. L'injection sous-cutanée est assez douloureuse en raison de l'innervation sensible abondante de la peau.
• On peut également introduire par voie sous-cutanée des comprimés d'implantation encore appelés **implants** ou **pellets**, conditionnés individuellement dans des récipients stériles et qui sont insérés sous la peau après une petite incision. Les médicaments administrés par cette voie sont surtout des hormones, acétate de désoxycorticostérone (ou DOCA) par exemple.
L'implant se résorbe en plusieurs semaines. Ainsi un implant de 100 mg de DOCA agit pendant 8 à 10 mois.

Les voies intrarachidienne et épidurale

La **voie intrarachidienne** est utilisée chaque fois qu'il est nécessaire d'obtenir une action locale (méningites).
Cette voie est utilisée aussi lors d'anesthésie rachidienne. Les solutions d'anesthésiques locaux sont préparées de façon à être plus denses (hyperbares) ou moins denses (hypobares) que le liquide céphalorachidien en fonction du résultat désiré : anesthésie limitée aux membres inférieurs et au petit bassin (anesthésie basse) ou étendue à des territoires supérieurs.
La **voie épidurale** (administration dans la dure-mère) permet de réaliser l'anesthésie de la région du petit bassin et des membres inférieurs.

LES VOIES TRANSMUQUEUSES

La voie perlinguale

Elle correspond à la muqueuse linguale et aux muqueuses du plancher, de la bouche, et de la face interne des joues. On administre par cette voie des petits comprimés que l'on place sous la langue (glossettes), des solutions aqueuses ou alcooliques, des granules (homéopathie).

La voie perlinguale est une voie d'administration rapide permettant une pénétration directe du médicament dans la circulation générale sans passer par le foie ; ainsi, certains médicaments inactifs par la voie digestive, car détruits par le foie, agiront par voie perlinguale. Seuls les médicaments ayant des effets pharmacologiques puissants peuvent être utilisés par cette voie (adrénaline, œstrogènes, androgènes, trinitine...).

La voie rectale

Les médicaments administrés par cette voie sont les suppositoires, les lavements et les pommades rectales. Les suppositoires sont utilisés pour obtenir un effet local (hémorroïdes, rectites, constipation) ou une action générale. Les lavements sont maintenant relativement peu utilisés.

► *Avantages*

– le médicament ne subit ni l'action des enzymes digestives ni celle de l'acide chlorhydrique gastrique. Cependant les bactéries du côlon peuvent détruire certains produits comme la pénicilline par exemple ;
– cette voie est commode chez l'enfant et le nourrisson.

► *Inconvénients*

– on ne peut pas administrer par cette voie des produits irritants pouvant ulcérer la muqueuse rectale ;
– l'administration par voie rectale ne permet pas d'éviter la barrière hépatique car la résorption s'effectue par les veines hémorroïdales supérieures qui aboutissent à la veine porte et donc le médicament n'évite pas la barrière hépatique. De plus, les veines hémorroïdales inférieures et moyennes (qui se jettent dans la veine cave) situées dans la partie basse du rectum interviennent peu dans l'absorption.

La voie vaginale

On utilise par cette voie les ovules, les comprimés vaginaux ou ovules secs, les mousses et les capsules vaginales. Ces médicaments sont destinés à une action locale car la muqueuse vaginale présente une relative faible perméabilité.

La voie nasale

On l'utilise pour traiter localement les affections de la sphère nasale (poudres, pommades, solutions).

La voie oculaire

La fragilité et la sensibilité de la muqueuse oculaire exigent l'utilisation de médicament parfaitement contrôlés et stériles (collyres, pommades ophtalmiques, inserts ophtalmiques).

LA VOIE PULMONAIRE

L'arbre pulmonaire, qui a une surface de 100 m^2 chez l'homme adulte et une vascularisation importante, permet une absorption rapide des médicaments. Cette voie est utilisée pour faire absorber les gaz (oxygène, chloroforme, éther, etc.) ; certaines huiles sont données par voie intratrachéale (lipiodol, huile goménolée).
On peut administrer un grand nombre de médicaments (sulfamides, antibiotiques, antiasthmatiques, etc.) grâce aux aérosols, brouillard de fines particules médicamenteuses. Pour être efficace une séance d'aérosol doit durer au moins 15 minutes.

LA VOIE CUTANÉE

L'action sera locale si les composants ne peuvent pas pénétrer à travers la peau. Elle sera générale si les composants peuvent traverser la barrière cutanée.
La peau n'est une barrière efficace entre les milieux intérieur et extérieur que si elle est saine. Dans le cas contraire (lésions, brûlures, eczéma), tout médicament appliqué sur la peau sera résorbé de façon importante.
La pénétration d'un médicament qui se fait à travers l'épiderme, au niveau de l'appareil pilo-sébacé, dépend de nombreux facteurs, la pénétration percutanée étant favorisée par les massages et les frictions.
Les formes d'administration par voie percutanée sont les pommades, les lotions, les timbres, les patchs. Des systèmes de délivrancc à travers la peau ont été développés et permettent une durée d'action régulière et prolongée (*Nitriderm*, *Cordipatch*).

AUTO-ÉVALUATION

1. Comparer les voies d'administration intraveineuse et intramusculaire d'un médicament.
2. Définir les différentes formes de la voie parentérale.
3. Définir la voie perlinguale. Quel est son intérêt ?
4. Donner les inconvénients de la voie rectale.

5

FORMES PHARMACEUTIQUES D'ADMINISTRATION DES MÉDICAMENTS

Les médicaments sont préparés par l'industrie pharmaceutique à partir de matières premières d'origine végétale, animale ou de produits réalisés par synthèse chimique : tous ces médicaments prennent alors le nom de *spécialités pharmaceutiques.*

La mise au point d'un médicament nouveau pose une quantité de problèmes dont la solution dépend à la fois du type du médicament et de la maladie à soigner. L'objectif est de trouver pour chaque principe actif la présentation médicamenteuse la mieux adaptée au traitement d'une maladie déterminée. Le choix de la forme pharmaceutique (on dit encore forme galénique) c'est-à-dire la manière dont sera présenté le médicament est donc fondamental. À chaque voie d'administration correspondent diverses formes pharmaceutiques répertoriées dans le tableau. Toutes ces formes pharmaceutiques classiques constituent **l'allopathie** qui représente la conception la plus usuelle de la thérapeutique.

Tableau 5.1. Formes pharmaceutiques d'administration des médicaments

Voies d'administration	Formes pharmaceutiques
Voie orale	Solides : comprimés, capsules, cachets, pilules, poudres. Liquides : sirops, potions, suspensions et solutions buvables, huiles.
Voie parentérale	Solutions et suspensions injectables, implants.
Voie rectale	Suppositoires, capsules rectales, pommades rectales, lavements.

Tableau 5.1. Formes pharmaceutiques d'administration des médicaments (suite)

Voies d'administration	Formes pharmaceutiques
Voie vaginale	Ovules, capsules vaginales, comprimés vaginaux, solutés, crèmes, mousses, gelées.
Voie ophtalmique	Collyres, pommades ophtalmiques, bains oculaires.
Voie aérienne	Gouttes nasales, collutoires, gargarismes, aérosols, inhalations, bains de bouche.
Voie auriculaire	Gouttes, otocones, pommades.
Voie percutanée	Pommades, crèmes, gels, pâtes, mousses, liniments, lotions, sinapismes.

MÉDICAMENTS SOUS FORME SOLIDE DESTINÉS À LA VOIE ORALE

► *Les comprimés* — Ce sont des médicaments de consistance solide obtenus par compression (d'où leur nom) d'une ou plusieurs substances médicamenteuses. Dans la plupart des cas, les comprimés sont destinés à être pris par voie buccale. Ils présentent de nombreux avantages : emploi facile, conservation meilleure, prix de revient peu élevé, dosage précis par unité, grande quantité de principes actifs sous un faible volume. Il existe plusieurs types de comprimés.

– *Les comprimés à libération accélérée* ont un principe actif qui se libère plus vite. Ce sont les comprimés effervescents et les « lyocs » administrés par voie perlinguale ou après dissolution dans l'eau.

– *Les comprimés à libération ralentie* (comprimés à double noyau par exemple) ont ainsi une action prolongée.

– *Les comprimés sublinguaux*, mis sous la langue, permettent une absorption perlinguale du médicament et évitent l'action des sucs digestifs.

– *Les comprimés enrobés* sont recouverts de couches protectrices qui permettent l'action du médicament à un niveau bien déterminé du tube digestif. Les *dragées* sont des comprimés enrobés de sucre.

– *Les comprimés gastro-résistant* ne se déliteront pas dans l'estomac mais dans l'intestin. Cette forme est réservée aux produits détruits sous l'action du suc gastrique.

– *Les comprimés effervescents* sont dissous dans l'eau avant l'absorption. Leur délitement est assuré par un dégagement de dioxyde de carbone (CO_2). Ils présentent l'intérêt d'une administration plus agréable pour le malade.
– *Les doubles comprimés* sont faits d'un comprimé-noyau autour duquel est comprimée une deuxième poudre (couverture). Ils sont intéressants lors de l'administration de deux principes actifs incompatibles entre eux par leurs propriétés physicochimiques (un principe actif est alors mis dans le noyau et l'autre dans la couverture). Ils permettent aussi, en fonction des excipients qui les composent, une libération rapide du principe actif présent dans la couverture et une libération lente du principe actif présent dans le noyau.
– *Les comprimés vaginaux* peuvent atteindre 3 g.
– Les *implants ou pellets* sont des comprimés stériles que l'on place sous la peau.

► *Les capsules et les gélules* — Ce sont des enveloppes sphériques ou ovales, en gélatine ou en gluten, destinées à la voie orale et contenant des substances à odeur et saveur désagréables. Il existe aussi des capsules vaginales et rectales.

► *Les pilules* — Ce sont des médicaments de forme sphérique et de consistance ferme destinées à être avalées sans séjourner dans la bouche. Leur poids, varie entre 0,10 et 0,50 g. Elles sont maintenant très peu utilisées bien que dans l'esprit du public le terme « pilule » est associé à l'idée de médicament (on parle à tort de « pilule » pour désigner les contraceptifs oraux, par exemple).

► *Les granules* — Ce sont de petites pilules pesant 5 à 6 cg et qui renferment des substances très actives (granules de digitaline, granules d'aconitine...). Ils renferment chacun 0,1 mg ou 1 mg de substance active (ils sont alors colorés en rose). On les utilise surtout en homéopathie.

► *Les cachets* — D'utilisation rare, ils sont constitués par deux cupules de pain azyme (c'est-à-dire de pain sans levain) qui s'emboîtent et à l'intérieur desquelles se trouve le médicament. Rappelons que l'on appelle souvent cachet ce qui est un comprimé. Le cachet d'aspirine n'existe pas ! Il s'agit d'un comprimé.

MÉDICAMENTS SOUS FORME LIQUIDE DESTINÉS À LA VOIE ORALE

► *Les eaux distillées* — La distillation consiste à chauffer un liquide pour le transformer en vapeurs, puis à ramener ces vapeurs à l'état liquide par refroidissement. Les médicaments obtenus par distillation sont les *eaux distillées* et les *essences*. Les eaux distillées sont préparées à partir de l'*eau potable* (aucun parasite, aucun toxique) :

• **L'eau distillée simple.** Obtenue par vaporisation de l'eau potable suivie d'une condensation de la phase vapeur, c'est un liquide limpide, incolore, inodore et insipide, d'emploi très courant en pharmacie.

• **L'eau bidistillée.** Certains médicaments exigent l'emploi d'une eau deux fois distillée pour être mis en solution.

• **Les eaux distillées aromatiques ou hydrolats.** Ce sont des eaux renfermant la plupart des principes volatils (essences et acides volatils) des plantes qui servent à les préparer (eaux distillées de fleurs d'oranger, de laurier-cerise).

▶ *Les essences ou huiles volatiles* — Ce sont des liquides renfermant les principes volatils contenus dans les fleurs, les sommités fleuries et les fruits. La plupart des essences sont extraites par distillation (essences d'anis, de bergamote, de cannelle, de citron, de girofle, de lavande, etc.)

▶ *Les solutions* — La dissolution consiste à obtenir un liquide homogène en mélangeant un corps solide avec un liquide appelé solvant. Le produit obtenu est appelé solution.

– *La solution d'adrénaline au millième* est utilisé comme hémostatique à la dose de 2 à 5 g par jour, par doses fractionnées. On l'utilise également en applications locales contre les épistaxis, les hémorragies dentaires, etc. 20 gouttes de ce soluté correspondent à 1 mg d'adrénaline. Liste I.

– *La solution de digitaline au millième* est un médicament utilisé comme tonicardiaque. 50 gouttes de ce soluté renferment 1 mg de digitaline cristallisée. Liste I.

– *La solution alcoolique d'iode officinal ou teinture d'iode* est un liquide rouge foncé très couramment utilisé en usage externe comme antiseptique, et en usage interne dans les cas d'hypothyroïdie.

– *La solution d'hypochlorite de sodium ou eau de Javel* est un soluté concentré d'hypochlorite de sodium. C'est un antiseptique efficace. Le liquide de Dakin, antiseptique très employé, est un soluté dilué d'hypochlorite de sodium.

▶ *Les sirops* — Ces préparations aqueuses de saveur sucrée et de consistance visqueuse doivent être conservés dans un endroit frais, dans des bouteilles bien bouchées. Les sirops sont administrés tels quels (surtout en pédiatrie) ou bien en potions. On les administre en général par cuillerées :

– la cuillerée à soupe contient 20 g de sirop ;
– la cuillerée à dessert en contient 12 g ;
– la cuillerée à café en contient 6 g.

• **Le sirop simple** est une solution de sucre dans l'eau employée comme édulcorant et servant à la préparation d'autres sirops médicamenteux.

• **Le sirop de codéine** *(Dinacode, Néocodion)* et **le sirop de codéthyline** *(Pectosan, Théralène)* sont des antitussifs. Liste I.

• **Le sirop de morphine** est utilisé pour ses propriétés sédatives. 20 g de ce sirop renferment 1 cg de chlorhydrate de morphine. Liste I.

► *Les potions* — Ce sont des préparations aqueuses sucrées, de conservation limitée, renfermant une ou plusieurs substances médicamenteuses, et que l'on administre par cuillerées.

► *Les teintures alcooliques* — Ces préparations liquides qui résultent de l'action dissolvante de l'alcool (de 30° à 90°) sur des substances médicamenteuses végétales ou animales.

• **La teinture d'opium** est un stupéfiant préparé par dissolution de l'extrait d'opium dans l'alcool à 70°. On l'utilise comme sédatif dans les affections douloureuses.

• **L'élixir parégorique (teinture d'opium benzoïque)** est une teinture obtenue par macération dans de l'alcool à 60° de poudre d'opium, d'acide benzoïque, de camphre et d'essence d'anis. 100 g de cette teinture renferment 5 cg de morphine. On l'utilise dans les douleurs gastriques et comme antidiarrhéique. Liste I.

• **Le laudanum de Sydenham (teinture d'opium safranée)** est obtenu par macération dans l'alcool à 30° de poudre d'opium, de safran, d'essence de cannelle et d'essence de girofle. On l'utilise en usage externe comme sédatif local (en liniments et cataplasmes) et en usage interne comme analgésique et antispasmodique aux doses maxima de 2 g pour une dose et 6 g par 24 heures. Il est inscrit sur la liste des stupéfiants et renferme 1 g p. cent de morphine.

► *Les huiles* — Ce sont des liquides obtenus par expression de tissus végétaux ou animaux.

• **Les huiles d'origine végétale.** Leur préparation s'effectue en soumettant les graines, préalablement broyées, à une pression énergique exercée à froid. Les huiles peuvent être administrées directement en raison de leurs propriétés curatives (huile de ricin, huile de foie de morue) ou comme excipients de principes actifs uniquement solubles dans l'huile (huiles d'arachide ou d'olive), ou pour leurs propriétés (huile de ricin ou d'olive utilisées comme laxatif).

– *L'huile d'olive raffinée pour préparations injectables* sert à la préparation de solutés huileux injectables (soluté huileux injectable de camphre) et de collyres huileux (collyre huileux à l'ésérine).
– *L'huile camphrée* est une huile employée comme sédatif en frictions dans les rhumatismes, les contusions, etc.
– *L'huile à l'essence de niaouli* (huile goménolée) est utilisée comme antiseptique nasal ou pulmonaire.
• **L'huile de foie de morue** est retirée du foie frais de la morue, par chauffage modéré à la vapeur. C'est une huile jaune pâle, à odeur et saveur désagréables, employée dans les nutritions déficientes et les troubles de croissance, en raison de sa richesse en vitamines A et D.
• **Les huiles de vaseline** sont obtenues par un traitement approprié des fractions de pétrole brut. Elles sont utilisées comme laxatif mécanique à la dose de 5 à 20 g ; elles servent également d'excipient pour la préparation de pommades.

MÉDICAMENTS ADMINISTRÉS PAR VOIE PARENTÉRALE

Exigences des préparations pour usage parentéral

Les préparations injectables sont des solutions, des suspensions ou des émulsions, stériles, présentées dans des récipients clos et transparents et destinées à être introduites dans l'organisme par voie parentérale.
On utilise pour les préparer l'eau fraîchement distillée ou l'huile d'olive, raffinée pour préparations injectables, selon que la substance médicamenteuse est hydrosoluble ou liposoluble.
Les solutions injectables se présentent sous forme d'ampoules, de flacons, de seringues auto-injectables, ou de carpules (tubes de verre obturés à leurs deux extrémités par un bouchon de caoutchouc). La carpule est introduite comme un chargeur dans une seringue spéciale ; on évite ainsi l'ouverture de l'ampoule et le remplissage de la seringue. Les carpules sont utilisées surtout en stomatologie.
La préparation des solutions injectables exige des précautions spéciales et doit répondre impérieusement aux critères suivants :
– Elles doivent être **neutres**, c'est-à-dire que leur pH doit être égal à 7 ou s'en rapprocher le plus possible car les solutions à réaction acide ou alcaline sont douloureuses à l'injection.
– Elles doivent être **limpides.**

– Elles doivent être **isotoniques au sang** et aux liquides de l'organisme ; dans une solution de chlorure de sodium à 9 g par litre (on appelle cette solution physiologique ou isotonique), les hématies se conservent et restent inaltérées ; placées dans une solution plus concentrée (solution hypertonique), elles se ratatinent alors que dans une solution moins concentrée (solution hypotonique) ou dans l'eau pure, les hématies éclatent et l'hémoglobine est mise en liberté : c'est l'hémolyse.

L'hématie n'est donc viable, ni en solution hypertonique, ni en solution hypotonique ; en revanche, dans une solution de même pression osmotique que le sang et les liquides de l'organisme (une telle solution est appelée solution isotonique), les hématies ne subissent aucune altération.

– Elles doivent être **stériles**, c'est-à-dire sans germes. Le procédé le plus courant est la stérilisation par la chaleur humide à l'autoclave (on stérilise généralement pendant 20 minutes à une température de 120 °C).

– Elles doivent être **apyrogènes**, c'est-à-dire sans substances pyrogènes qui provoquent lors de l'injection des réactions fébriles. Pour cela, la solution doit être préparée avec une eau fraîchement distillée et être convenablement stérilisée.

Formes pharmaceutiques

On distingue six formes pharmaceutiques :

• **les préparations injectables**. Ce sont des solutions, des suspensions ou des émulsions ;

• **les préparations injectables pour perfusion.** Ce sont des solutions aqueuses ou des émulsions administrées en grand volume ;

• **les préparations pour usage parentéral à diluer.** Ce sont des solutions concentrées destinées à être injectées ou administrées par perfusion après dilution dans un liquide approprié ;

• **les poudres pour usage parentéral.** Ce sont des substances solides et stériles réparties dans leurs récipients définitifs. Après addition d'un volume approprié de liquide stérile, elles donnent une solution ou une suspension ;

• **les implants**. Ce sont des comprimés spéciaux, stériles, destinés à être introduits sous la peau et qui assurent la libération du médicament sur une large période. Ils sont conditionnés individuellement dans des récipients stériles ;

• **les pompes**. Ce sont des systèmes réservoirs permettant la libération, à vitesse choisie, d'une solution de principes actifs. Elles peuvent être externes ou implantées (traitement de certains cancers, du diabète).

Préparations injectables inscrites à la Pharmacopée

• **Le soluté injectable isotonique de chlorure de sodium ou sérum physiologique** (9 g/L) est utilisé dans les hémorragies pour restituer à l'organisme une partie du liquide qu'il a perdu, par voie sous-cutanée, intramusculaire ou intraveineuse.

• **Le soluté injectable hypertonique de chlorure de sodium** (100 g/L) est délivré en récipients munis d'une contre-étiquette portant en lettres noires sur fond bleu la mention « Attention : soluté hypertonique à employer avec précaution ». On l'administre par voie intraveineuse seulement, dans l'occlusion intestinale et la maladie d'Addison (maximum injecté : 20 mL).

• **Le soluté injectable isotonique de glucose** (50 g/L) est utilisé dans les hémorragies et les néphrites, par voie sous-cutanée, intramusculaire ou intraveineuse.

• **Le soluté injectable hypertonique de glucose** (300 g/L) est délivré en récipients munis de la contre-étiquette « Attention soluté hypertonique à employer avec précautions ». On l'administre uniquement par voie intraveineuse (maximum injecté : 50 mL).

• **Le soluté injectable de bicarbonate de sodium** (14 g/L) est utilisé dans le traitement des acidoses uniquement par voie intraveineuse.

• **Les solutés huileux injectables** sont préparés avec l'huile d'olive raffinée pour préparations injectables. Citons à titre d'exemple : les solutés huileux injectables, de vitamine D2, de progestérone, de camphre.

• **Les suspensions injectables**. Lorsque la substance devant être injectée est insoluble dans l'eau et l'huile, elle est préparée sous forme de suspension (suspension injectable d'IPZ ou Insuline-Protamine-Zinc, par exemple).

MÉDICAMENTS DESTINÉS À ÊTRE APPLIQUÉS SUR LES MUQUEUSES

Ils sont évidemment différents selon les muqueuses :

► *Les collyres* — Médicaments généralement liquides (ou parfois sous forme de pommades), ils sont destinés au traitement des affections des yeux. Ils sont rapidement éliminés avec les larmes et leur application doit être répétée.

On distingue les collyres aqueux (pour les substances solubles dans l'eau) et les collyres huileux (pour les substances solubles dans l'huile). Ils sont conditionnés dans des récipients spéciaux : flacons compte-gouttes, ampoule-collyre, etc.

Ils doivent être : stériles ; isotoniques aux larmes (même pression osmotique que les larmes) ce qui est réalisé avec des solutions renfermant 8 à 14 g de chlorure de sodium par litre ; neutres (pH compris entre 5,4 et 7,8) ; limpides ; non irritants, non douloureux ; jetés 15 jours après la 1re ouverture du flacon.
Les collyres mous sont les pommades ophtalmologiques comme les pommades à l'oxyde jaune de mercure. Les collyres secs sont constitués de poudres très fines que l'on insuffle dans l'œil.

▶ *Les collutoires* — Ce sont des médicaments liquides destinés à être appliqués sur les muqueuses de la cavité buccale et de l'arrière-gorge.

▶ *Les gargarismes* — Préparations aqueuses destinées au lavage de la bouche et de la gorge, ils ne doivent pas être avalés.

▶ *Les aérosols* — Ce sont des suspensions dans l'air de très fines gouttelettes liquides utilisées à l'aide d'appareils « générateurs d'aérosols médicamenteux ».

▶ *Les suppositoires* — Médicaments de consistance solide, de forme conique ou ovoïde, ils sont destinés à être introduits dans le rectum. Ils pèsent 3 g pour l'adulte, 2 g pour l'enfant et 1 g pour le nourrisson. On prépare les suppositoires soit avec le beurre de cacao, soit avec la gélatine glycérinée, soit avec des substances synthétiques.
Les suppositoires peuvent être absorbés et passent dans la circulation générale par les veines hémorroïdales ou par le système lymphatique. Ils peuvent également avoir un effet mécanique (effet laxatif recherché), une action locale (action antihémorroïdale, action antioxyures).
Les avantages de la voie rectale sont triples : action rapide (supérieure à la voie buccale), administration des médicaments détruits par les sucs digestifs, facilité d'administration notamment chez les enfants et nourrissons.

▶ *Les ovules* — Ces médicaments de consistance molle possèdent une forme facilitant leur introduction dans le vagin. On les prépare le plus souvent avec un mélange de glycérine, de gélatine et d'eau. Un ovule pèse environ 15 g.

▶ *Les comprimés vaginaux* — Ils ont un poids variant de 0,5 à plus de 3 g.

MÉDICAMENTS DESTINÉS À L'USAGE EXTERNE

▶ *Les pommades* — Ces médicaments de consistance molle sont destinés à être appliqués sur la peau pour une action locale, ou si le médicament traverse la barrière cutanée, pour une action générale. Elles sont constituées d'un excipient (axonge, lanoline, vaseline ou polyoxy-éthylène glycols) dans lequel se trouve dispersé un ou plusieurs principes actifs.

▶ *Les liniments* — Ces médicaments, de consistance molle ou liquide, contenant un lubrifiant (huile ou savon), sont destinés à être appliqués sur la peau.

▶ *Les lotions* — Ce sont des médicaments aqueux, destinées à être appliquées sur la peau ou les muqueuses.

OBJETS DE PANSEMENTS ET ACCESSOIRES CHIRURGICAUX

▶ *Les ligatures chirurgicales* — Elles servent à ligaturer les vaisseaux, à rapprocher les bords d'une plaie ou à suturer des éléments anatomiques dissociés au cours d'une opération.

• **Les fils non résorbables** : fils métalliques (en fer, en acier, en argent ou en bronze) ; fils de lin ; fils de soie (soies tissées, crins de Florence, crins synthétiques). Tous ces fils sont stérilisés avant l'emploi.

• **Les fils résorbables : les catguts stériles** sont des fils de collagène provenant de l'intestin grêle du mouton. Ils doivent être stériles, solides et souples et servent à effectuer des sutures internes. Ils sont résorbables, c'est-à-dire digérés par les tissus où ils sont placés. Ils sont conservés dans des tubes de verre renfermant de l'alcool à 90° et scellés.

▶ *Les cotons* — Le coton est le duvet que l'on trouve sur les graines du cotonnier.

• **Le coton cardé**, coton brut et non dégraissé qui ne peut donc pas absorber l'eau. Il sert à l'enveloppement externe des pansements et au rembourrage des appareils de fracture.

• **Le coton hydrophile** est préparé à partir du coton cardé qui est traité de manière à éliminer les graisses et résines qu'il contient. Il est ensuite blanchi. Il existe aussi un coton hydrophile stérile.

▶ *Les gazes* — Ce sont des tissus constitués de fils de coton, à mailles peu serrées, blanchis et rendus hydrophiles.

• **La gaze hydrophile** sert à faire des compresses et des bandes pour pansements. Les compresses sont souvent stériles.

• **La gaze apprêtée** (ou tarlatane) est constituée par de la gaze hydrophile chargée d'un apprêt à base d'amidon.

▶ *Les objets de pansements stériles* — On désigne sous le nom d'objets de pansements stériles, le coton hydrophile et tous les tissus utilisés en pratique médico-chirurgicale qui ont été débarrassés par stérilisation des germes qu'ils renfermaient.

AUTO-ÉVALUATION

1. Quelles sont les exigences pour la préparation des solutions injectables ? Pourquoi ces exigences ?
2. Qu'est-ce qu'un implant ?
3. Quelles sont les exigences pour la préparation des collyres ? Pourquoi ?

6

DISTRIBUTION DES MÉDICAMENTS DANS L'ORGANISME

Une fois absorbés, les médicaments sont distribués dans tout l'organisme par le sang selon un mécanisme très complexe, réglé par de nombreux facteurs tels que les propriétés physico-chimiques du médicament (médicaments hydrosolubles ou liposolubles), la fixation des médicaments sur les tissus et la perméabilité des membranes cellulaires.

DISTRIBUTION DANS LA PHASE AQUEUSE

L'eau représente environ 60 % du poids du corps chez un adulte normal, et atteint 77 % chez le nourrisson. On distingue l'eau des cellules (41 %), l'eau des liquides interstitiels (13 %) et l'eau du plasma (4 %). Tous les médicaments capables de traverser les membranes vont donc se répartir de manière homogène dans cette phase aqueuse.

DISTRIBUTION DANS LA PHASE LIPIDIQUE

Les médicaments liposolubles se distribuent préférentiellement dans les lipides de l'organisme (graisse de réserve, lipoprotéines des cellules cérébrales), qui constituent en moyenne 20 % du poids du corps avec des variations individuelles importantes.

COMPARTIMENTS

Lorsqu'un médicament pénètre dans la circulation sanguine, il est dilué dans le volume total du sang. Sa vitesse de pénétration dans les différents organes et tissus dépend de l'importance relative de la circulation sanguine à travers les capillaires respectifs.

Il existe dans l'organisme un système de distribution à trois compartiments :

- un premier compartiment représenté par le plasma ;
- un deuxième compartiment comprenant les organes richement vascularisés comme le cœur, les reins, le foie, le cerveau, etc. L'équilibre de concentration de ce compartiment avec le plasma se fait rapidement ;
- un troisième compartiment qui comprend tous les organes peu vascularisés (cellules adipeuses, cartilages, tendons, etc.). L'équilibre entre le plasma et ce compartiment s'effectue très lentement.

PASSAGE DES CAPILLAIRES VERS LE LIQUIDE INTERSTITIEL

Ce passage dépend de la perméabilité de la paroi des capillaires pour le médicament. Les *médicaments liposolubles* quittent le sang très rapidement, ce qui montre que la totalité de la surface des capillaires est utilisable pour leur diffusion. Les *médicaments hydrosolubles* sortent d'autant plus vite des capillaires qu'ils sont plus petits. Les grosses molécules pénètrent très lentement dans la lymphe.

VOLUME APPARENT DE DISTRIBUTION

C'est le volume dans lequel se distribue le médicament. Il s'exprime en litres.

LIAISON DES MÉDICAMENTS AUX PROTÉINES PLASMATIQUES

Les protéines plasmatiques ont un rôle très important dans la distribution des médicaments car ceux-ci se fixent sur les protéines plasmatiques (par des liaisons réversibles) et sont transportés par celles-ci.

Parmi les nombreuses protéines du plasma, l'albumine est la plus importante sur le *plan quantitatif* car elle fixe un très grand nombre de médicaments de façon non spécifique. Les globulines transportent de façon spécifique certains médicaments : le fer est transporté par la transferrine, le cuivre par la céruléoplasmine, l'hydrocortisone et la cortisone par la transcortine. Le tableau suivant donne quelques exemples de liaison de médicaments aux protéines plasmatiques.

Tableau 6.1. Exemples de liaison des médicaments aux protéines plasmatiques. La liaison est exprimée en pourcentage

Médicaments acides		**Médicaments basiques**	
Phénylbutazone	98-100	*Valium*	98-100
Phénytoïne	95-98	Digitoxine	95
Aspirine	70-85	Chlorpromazine	85-95
Benzylpénicilline	50-70	Morphine	30-50
Méthotrexate	25	Théophylline	15
Éthosuximide	0	Isoniazide	0

La fixation des médicaments aux protéines plasmatiques a de nombreuses conséquences :

• Elle augmente la solubilité du médicament, donc son transport dans le sang.

• La partie *liée* aux protéines n'a pas d'action pharmacologique et sert de réserve car le médicament se défixe des protéines en fonction des besoins. La fraction *non liée* aux protéines (ou fraction libre) est responsable de l'activité thérapeutique.

• Ceci explique la nécessité d'administrer des *doses de charge* lorsqu'on débute certains traitements pour saturer les protéines en médicament et permettre donc l'apparition de la fraction libre seule active.

• Lors de l'administration de deux ou plusieurs médicaments, il peut y avoir saturation des protéines et donc augmentation des fractions libres actives de chaque médicament entraînant des *effets indésirables*.

FIXATION DES MÉDICAMENTS DANS LES TISSUS

Le médicament est distribué par le sang dans les différents tissus au niveau desquels son effet se fera sentir : les iodures se fixent sur la thyroïde (d'où le traitement des hyperthyroïdes), la phénylbutazone et l'indométhacine se fixent préférentiellement dans les tissus enflammés (effet anti-inflammatoire), certains anticancéreux se concentrent au niveau du noyau cellulaire et agissent sur les acides nucléiques.

Cependant, certaines localisations tissulaires de médicaments ne seront pas recherchées : ainsi le tissu adipeux (20 % du poids du corps) va fixer tous les médicaments liposolubles ce qui risque d'entraîner à long terme des phénomènes toxiques ; les tétracyclines se fixent sur les dents entraînant leur coloration en jaune, etc. Au niveau des tissus, le médicament se fixera sur des récepteurs ou sur des enzymes.

PÉNÉTRATION DES MÉDICAMENTS DANS LE SYSTÈME NERVEUX CENTRAL ET LE LIQUIDE CÉPHALORACHIDIEN

La pénétration des médicaments dépendra essentiellement de trois barrières :

– *la barrière hémato-encéphalique* située entre plasma et cerveau. Elle est constituée par les capillaires du cerveau ;

– *la barrière hémato-méningée* (plexus choroïdes) située entre plasma et LCR ;

– *la barrière méningo-encéphalique* séparant la substance nerveuse du LCR.

Ces barrières empêchent la pénétration des médicaments liés aux protéines, des médicaments hydrosolubles et des ions. En revanche, les médicaments liposolubles sont absorbés. Ces notions ont des conséquences thérapeutiques importantes : le traitement des méningites infectieuses nécessite de recourir à des antibiotiques qui traversent la barrière hémato-encéphalique (chloramphénicol, colimycine, sulfamides-antibiotiques).

DURÉE DU SÉJOUR DES MÉDICAMENTS DANS L'ORGANISME

Effet de premier passage hépatique

Il correspond à la quantité de médicament dégradée lors de son premier contact avec le foie et correspond aux transformations enzymatiques. L'effet de premier passage hépatique est donc prépondérant mais il existe aussi à d'autres niveaux (intestinal, pulmonaire, rénal).

Clairance totale

La clairance sanguine totale est définie par le volume sanguin totalement débarrassé d'un médicament par unité de temps. Elle permet donc de quantifier l'aptitude de l'organisme à éliminer une substance. Le plus souvent un médicament est éliminé de l'organisme par différents émonctoires (reins, poumons, foie, intestins, etc.).

Demi-vie

La demi-vie plasmatique d'un médicament est le temps au bout duquel la concentration plasmatique de ce médicament a diminué de moitié par rapport à sa concentration initiale. Elle est importante à connaître pour déterminer la fréquence d'administration d'un médicament.

Pic sanguin

C'est la concentration maximale obtenue dans le sang après administration d'un médicament ; elle apparaît immédiatement en cas d'injection intraveineuse et demande parfois quelques heures en cas d'administration orale. Il n'est pas utile de mesurer les concentrations sanguines pour tous les médicaments car l'activité pharmacologique n'est pas forcément liée à la concentration dans le sang. Elle est cependant utile dans trois cas :

- les anti-épileptiques et les antibiotiques pour lesquels existe une relation entre concentration sanguine et efficacité thérapeutique ;
- le lithium, la théophylline, les digitaliques dont la marge entre la concentration sanguine efficace et la concentration toxique est faible ;
- les antidépresseurs tricycliques et l'isoniazide en raison des grandes variations interindividuelles entre posologie et effet thérapeutique.

La règle est d'attendre la durée de cinq demi-vies (voir définition plus haut), après la première administration, avant d'effectuer le premier dosage.

Thésaurismose

Il s'agit de la fixation, qui dure quelques mois à des dizaines d'années, de certains médicaments dans des organes, ce qui peut entraîner des lésions graves comme des tumeurs malignes. Ces fixations ont des localisations très diverses :

- système nerveux central : phénytoïne ;
- foie : méthotrexate ;
- reins : sels de calcium (syndrome de Burnett) ;

• système réticulo-endothélial (cellules de Kupfer du foie, rate) : sels d'or, sels de fer, PVP ;
• thyroïde : iodures et dérivés iodés ;
• tissu osseux en formation : tétracyclines ;
• graisses : l'insecticide DDT et ses dérivés.

AUTO-ÉVALUATION

1. Qu'est-ce que la forme libre et liée d'un médicament ?
2. Donner des exemples de médicaments qu'il est utile de doser dans le sang.
3. Définir l'effet de premier passage hépatique.

7

DEVENIR DES MÉDICAMENTS DANS L'ORGANISME

Seuls de très rares médicaments traversent l'organisme pratiquement sans modification (barbital, éther, fluothane). La plupart d'entre eux subissent des transformations grâce à l'action de nombreuses enzymes ce qui correspond au *métabolisme* du médicament dans l'organisme.

TRANSFORMATIONS

Elles ont lieu surtout dans le foie et parfois dans différents autres tissus (poumons, reins, sang...). Les transformations dépendent de la formule chimique du médicament et sont des réactions très variées : oxydation, réduction, hydrolyse, ou conjugaison c'est-à-dire liaison du médicament à des molécules qui le rendent hydrosoluble, facilitant ainsi son élimination urinaire ou biliaire sous forme inactive.
Cette transformation des médicaments peut conduire à des dérivés aux effets pharmacologiques et toxiques diminués (il y a inactivation du médicament) ou augmentés (il y a activation du médicament).
Certains médicaments sont des **précurseurs inactifs** dont les effets apparaissent après *leur transformation dans l'organisme* en molécule porteuse de l'activité pharmacologique : l'antidépresseur imipramine est actif après transformation en déméthylimipramine, l'antiparkinsonien dopa est actif après transformation en dopamine, l'anti-inflammatoire phénylbutazone est actif après transformation en oxyphénylbutazone, la vitamine D est active après transformation en dérivé dihydroxylé, etc.
De même, les médicaments appelés **prodrogues** sont des dérivés inactifs obtenus par combinaison d'un médicament avec une molécule qui l'inactive : dans l'organisme le médicament est libéré. Les

prodrogues permettent d'améliorer les conditions d'utilisation de certains médicaments ; on peut citer l'azathioprine et la cyclophosphamide (anti-cancéreux), l'acétylsalicylate de lysine (analgésique antipyrétique), la pivampicilline (antibiotique).
Le plus souvent un médicament subit dans l'organisme non pas une mais plusieurs réactions de transformation donnant naissance à de très nombreux dérivés. Plus de 30 dérivés ont par exemple été recensés après administration de chlorpromazine !

IMPORTANCE EN THÉRAPEUTIQUE DES TRANSFORMATIONS DES MÉDICAMENTS

Les transformations (métabolisme) du médicament sont importantes car elles déterminent :

• **La voie d'administration** : tout médicament dégradé par les sucs digestifs ne devra pas être administré par voie buccale.
• **Le rythme d'administration** : un médicament rapidement dégradé doit être administré plus fréquemment dans la journée. Au contraire si l'inactivation est insuffisante (sujets âgés par exemple) il faut diminuer la posologie pour éviter des risques toxiques par surdosage.
• **Certains médicaments induisent la synthèse d'enzymes**, par le foie, qui accélèrent leur dégradation ou la dégradation de médicaments administrés en parallèle. Les principaux *inducteurs enzymatiques* sont les barbituriques, les anti-dépresseurs tricycliques, la phénylbutazone, le tabac, etc. Ces phénomènes d'induction jouent un rôle considérable dans les phénomènes d'interaction médicamenteuse.

ÉLIMINATION DES MÉDICAMENTS

Les médicaments sont éliminés tels quels ou après transformation — comme nous venons de le voir — par divers émonctoires (reins, poumons, tube digestif, peau...).
Le temps qui s'écoule entre l'administration d'un médicament et son élimination varie en fonction du médicament, des conditions de son absorption, de sa fixation, des transformations qu'il a subies et de l'intégrité des reins en particulier.

▶ *Élimination rénale* — Toute molécule chimique dont le poids moléculaire est inférieur à celui de l'albumine (environ 70 000) subira une *filtration glomérulaire*. C'est le cas de pratiquement tous les médicaments qui seront donc retrouvés dans le filtrat glomérulaire. Au niveau du *tubule*, il y a une *réabsorption* des substances liposolubles mais pas des molécules hydrosolubles. Enfin les cellules du tube proximal sont capables d'excréter des substances du plasma dans l'urine *(excrétion tubulaire)*. Au total, un très grand nombre de médicaments seront éliminés par les reins. L'urine est du reste un matériel de choix pour doser certains médicaments dans un but de suivi thérapeutique ou en cas d'intoxications.

▶ *Élimination dans les fèces* — Les médicaments incapables de traverser la barrière intestinale sont éliminés dans les matières fécales (médicaments hydrosolubles, souvent ionisés).

▶ *Élimination pulmonaire* — Les poumons permettent d'éliminer dans l'air expiré des composés volatils comme les anesthésiques gazeux (éther, chloroforme) ou les essences (eucalyptol, gaïacol). Le camphre, produit volatil, est éliminé dans les urines car il est transformé dans l'organisme en dérivés non volatils. Le 5-fluorouracile (anticancéreux) est éliminé pour 60 % de la dose par voie pulmonaire dès la première heure.

▶ *Autres voies d'élimination*

– Le **lait** peut renfermer des médicaments si les femmes, en période de lactation (ou les vaches laitières), subissent un traitement. La caféine, le lithium, la digoxine, le *Valium* sont des exemples de médicaments qui peuvent se retrouver en quantités abondantes dans le lait. Pendant la période de lactation, l'abstention de prises médicamenteuses est donc conseillée.
– La **salive** peut contenir des produits tels que morphine, strychnine, iodures…
– La **peau** et les **phanères** peuvent éliminer de métaux lourds (arsenic, mercure).
– Les **larmes** peuvent éliminer de petites quantités d'atropine, bromures, iodures…

AUTO-ÉVALUATION

1. Qu'est-ce qu'un prodrogue ?
2. Qu'est-ce qu'un inducteur enzymatique ? Exemples.
3. Quels sont les médicaments éliminés par voie pulmonaire ?

8

VARIATIONS DES EFFETS DES MÉDICAMENTS

L'action d'un médicament administré à la même dose peut être différente d'un individu à un autre. Ces différences de sensibilité sont contrôlées par des facteurs génétiques et de nombreux autres facteurs qui seront développés ci-dessous. Ainsi l'activité rhumatismale des salicylés est obtenue selon les sujets avec des doses comprises entre 3 et 31 g/j. De même, des doses comprises entre 5 et 20 mg/kg d'amobarbital (moyenne : 10 mg/kg) seront nécessaires, selon les femmes, pour obtenir la même anesthésie lors d'un accouchement.
Les variations des effets d'un médicament dépendent de l'état du sujet, de l'état du médicament et des associations médicamenteuses.

VARIATIONS LIÉES AU PATIENT

► *L'observance* — C'est le fait que le malade suit très scrupuleusement la prescription (posologie, régularité des prises etc.)

► *L'âge* — Les nouveau-nés, les enfants et les sujets âgés sont très sensibles aux médicaments agissant sur le système nerveux central (morphine, préparations à base d'opium, théophylline, etc.).

► *Le poids et la surface corporelle* — Les posologies moyennes sont habituellement prévues pour un adulte de 60 kg ou qui a 1,73 m^2 de surface corporelle (celle-ci est calculée à l'aide de tables à partir du poids et de la taille).
Pour certains médicaments, on adapte la posologie en fonction de la concentration de la fraction libre (c'est-à-dire non liée aux protéines) du médicament que l'on peut doser dans le plasma.

► *La grossesse* — Les médicaments qui excitent l'utérus (ergot de seigle...), qui congestionnent les organes du petit bassin (purgatifs drastiques), qui pourraient agir sur le fœtus, sont rigoureusement proscrits. Pendant la lactation, on ne doit pas oublier que certains médicaments se retrouvent dans le lait. Un chapitre spécial est consacré dans ce livre à la grossesse.

▶ *L'état nutritionnel* — L'absorption digestive est plus rapide dans un estomac vide. La flore intestinale transforme certains médicaments et sa suppression par un antibiotique (néomycine) peut perturber la transformation des médicaments et donc leur activité.

▶ *L'état pathologique* — L'altération des organes essentiels augmente la toxicité des médicaments:

- toute affection hépatique entraîne une diminution de la dégradation des médicaments et donc une augmentation de leur concentration plasmatique ;
- dans l'insuffisance rénale chronique ou aiguë avec ou sans anurie le risque de toxicité est accru ;
- toute lésion de l'épiderme, la présence de plaies favoriseront l'action des toxiques sur la peau ;
- plus la fièvre est élevée, plus les sulfamides sont actifs.

▶ *Les susceptibilités individuelles* — Certains sujets sont d'une susceptibilité particulière à l'égard de certains médicaments même pour des médicaments aussi classiques que l'aspirine par exemple.
On dit qu'ils présentent pour ces médicaments une *intolérance congénitale* encore appelée *idiosyncrasie*.
L'*allergie* est une modification de la sensibilité au médicament. Pour produire une réaction allergique, un médicament doit d'abord subir un premier contact avec l'organisme qui est bien supporté : c'est la phase de sensibilisation au cours de laquelle il se forme des anticorps. Une deuxième administration du même médicament entraîne la réaction allergique. Parmi les médicaments susceptibles de produire des réactions allergiques on peut citer la pénicilline, les salicylés, les barbituriques, les opacifiants iodés, les phénothiazines, les sérums et vaccins.

▶ *Le phénomène de tolérance* — La prise répétée de médicaments peut entraîner la diminution progressive de leurs effets : c'est le phénomène de tolérance. Lorsque cette diminution est très rapide, la tolérance est dite aiguë et s'appelle *tachyphylaxie*. La tolérance à un médicament ou à un toxique est grave car elle nécessite d'augmenter les doses pour obtenir le même effet : elle peut ainsi aboutir à la *dépendance* du sujet vis-à-vis du médicament à l'origine des *toxicomanies*.

Une toxicomanie (ou pharmacodépendance) est caractérisée par le fait qu'un individu a de l'appétence pour consommer une drogue, le plus souvent des stupéfiants, pour obtenir des modifications de son état mental. On distingue une *dépendance psychique*, c'est-à-dire le

désir invincible de prendre une drogue et une *dépendance physique,* c'est-à-dire l'apparition de troubles lorsque l'administration de la drogue est interrompue. Ces troubles constituent *l'état de manque.*
La consommation répétée d'alcool, de barbituriques et de stupéfiants (cocaïne, morphine...) entraînent un état de dépendance. Un chapitre spécial est consacré dans ce livre à l'étude des toxicomanies.

▶ *L'accoutumance* — C'est un état obtenu après la prise répétée et à des doses progressives de certains produits. On connaît l'histoire du roi Mithridate qui, craignant d'être empoisonné à l'arsenic, essayait de se préserver en s'accoutumant à des doses croissantes d'arsenic, d'où le nom de *mithridatisme* que l'on donne aussi à l'accoutumance.
L'accoutumance est donc l'état d'un sujet qui supporte des doses toxiques d'un produit, alors que ces mêmes doses provoqueraient des troubles chez un sujet normal. Cette accoutumance fait que le malade augmente les doses progressivement.

▶ *Les rythmes biologiques* — Les diverses fonctions de notre organisme varient de façon prévisible et régulière avec des maximum et minimum à une heure précise au cours des 24 heures (rythmes circadiens), à un jour précis du mois (rythmes mensuels), à un mois précis de l'année (rythmes annuels). L'administration d'un médicament doit donc tenir compte de l'existence de ces rythmes biologiques car les effets thérapeutiques et toxiques d'une molécule peuvent varier du simple au double en fonction de son heure d'administration. L'étude des rythmes biologiques est l'objet d'une discipline, la *chronobiologie.*

VARIATIONS LIÉES AU MÉDICAMENT

▶ *Biodisponibilité* — C'est la proportion du médicament qui atteint la circulation générale et la vitesse avec laquelle elle l'atteint. La biodisponibilité exprime donc à la fois *la vitesse* et *l'intensité* du passage d'un principe actif dans la circulation générale.
De très nombreux facteurs interviennent dans la biodisponibilité d'un médicament : dose et forme d'administration, excipient utilisé, résorption plus ou moins bonne du principe actif au niveau intestinal, métabolisme hépatique. L'*effet de premier passage hépatique* : certains médicaments très captés par le foie vont y être dégradés ce qui diminue donc leur effet thérapeutique et oblige à administrer une dose importante dite de charge pour saturer les enzymes de dégradation hépatique. La biodisponibilité peut être modifiée lors de certaines maladies (hépatiques, rénales...).

▶ *Vitesse d'administration* — L'injection d'un médicament dans l'organisme doit être pratiquée lentement. Cette donnée est importante car elle explique la production de chocs lors de l'administration trop rapide de médicaments par voie parentérale.

▶ *Voies d'administration* — La rapidité d'action d'un médicament dépend de sa voie d'introduction. Les voies les plus rapides sont les voies intracardiaques et intraveineuses.

▶ *Concentration* — Plus la concentration d'une solution en une substance est importante, plus grande est l'absorption de cette substance et donc le risque d'intoxication.

▶ *Inversion d'action d'un médicament* — Certains médicaments présentent un effet paradoxal : leur effet *s'inverse* en fonction de la dose administrée. Ainsi certains barbituriques, l'éthanol, les anesthésiques volatils entraînent une phase d'excitation à faible dose et au contraire, à doses plus élevées, une action dépressive classique sur le système nerveux central.

▶ *État chimique* — Parfois, on essaie d'insolubiliser un médicament de manière à prolonger son action (Insuline-Protamine-Zinc). Les médicaments volatils sont introduits par voie pulmonaire (éther, chloroforme).
Les excipients ont un rôle important car ils interviennent dans la *biodisponibilité* des médicaments.

RÉCEPTEURS DES MÉDICAMENTS

Différents mécanismes peuvent expliquer l'action d'un médicament. L'interaction du médicament avec les récepteurs en est un. Le médicament se lie à un récepteur, l'active, puis déclenche une série de phénomènes qui aboutissent à l'effet pharmacologique. Ces récepteurs sont de grosses molécules (protéines, acides nucléiques), parfois des ions (Ca^{2+}), parfois des localisations précises sur une molécule d'enzyme (adénylatecyclase...). On les trouve, selon le cas, dans la membrane cellulaire, dans le noyau, ou dans différents éléments de la cellule (mitochondries, ribosomes...).

AUTO-ÉVALUATION

1. Définir la notion de dépendance.
2. Définir la notion d'accoutumance.
3. Définir la notion de biodisponibilité d'un médicament.
4. Définir la notion de récepteurs.

9

INTERACTIONS MÉDICAMENTEUSES

C'est une cause importante de variation de l'activité des médicaments en raison de la fréquence des traitements associant deux ou plusieurs médicaments, source d'effets indésirables parfois graves.

DÉFINITION

Lorsque l'effet d'un médicament est modifié par une autre substance (médicament, aliment), quel que soit le sens de cette modification (augmentation ou diminution de l'effet), on dit qu'il y a interaction médicamenteuse. Le résultat de cette interaction peut être bénéfique et prévu, ou au contraire indésirable et non souhaité pour le malade. Quand l'action est augmentée, c'est une *synergie*, lorsqu'elle est diminuée, c'est un *antagonisme*. Souvent ces interactions sont détectées après plusieurs années d'utilisation du médicament (d'où le rôle ici encore primordial de la pharmacovigilance).

DIFFÉRENTS TYPES D'INTERACTION

► *Synergie* — L'action d'un médicament peut être augmentée par l'administration simultanée d'un autre médicament : les deux agissent en synergie. L'action qui en résulte est alors supérieure à la somme de l'action de chaque médicament pris séparément. Ce phénomène s'appelle aussi *potentialisation*.

On peut citer de nombreux exemples de synergie médicamenteuse :

– l'association morphine-scopolamine permet de diminuer la dose de la morphine (avec 6 mg, on obtient l'effet de 10 mg) tout en évitant les phénomènes gastriques secondaires de la morphine ;

– les associations cocaïne-adrénaline, digitaline-calcium, éphédrine-atropine, anesthésiques généraux-curarisants, se potentialisent ;

– en chimiothérapie anti-infectieuse, on associe deux ou plusieurs antibiotiques pour s'opposer aux agents microbiens. Parfois, l'association de médicaments permet de diminuer leur toxicité ; ainsi, un médicament polysulfamidé permet d'éviter l'accident de lithiase urinaire.

► *Antagonisme* – Deux médicaments sont antagonistes lorsque l'un d'entre eux est capable de s'opposer partiellement ou totalement aux effets de l'autre. Les exemples sont nombreux : citons l'antagonisme strychnine-barbituriques, atropine-morphine (la première excitant le centre respiratoire, la seconde le déprimant), acétylcholine-atropine.

MÉCANISMES DES INTERACTIONS

Les mécanismes sont nombreux.

Interactions par incompatibilité physico-chimique des médicaments

Toute formation de précipité, opalescence, ou changement de couleur à la suite du mélange de deux médicaments, par exemple dans le cadre d'une perfusion, est liée à une incompatibilité physico-chimique qui doit alerter immédiatement l'infirmière.

Interactions par modification de l'absorption gastro-intestinale du médicament

Certains médicaments peuvent modifier de diverses façons l'absorption intestinale d'autres médicaments : précipitation du calcium et du magnésium avec les oxalates ou avec les tétracyclines ; fixation de médicaments par adsorption sur une substance inerte comme le kaolin ou le charbon ; augmentation importante de la résorption digestive par l'administration concomitante d'huile ; modification de la durée de contact d'un médicament avec la muqueuse (donc de son absorption) lorsque ce médicament est pris en même temps que des laxatifs qui augmentent le transit intestinal ; modification du pH (tout médicament abaissant le pH augmente l'absorption des médicaments faiblement acides, inversement tout médicament augmentant le Ph augmente l'absorption des médicaments faiblement basiques) ; modification de la flore bactérienne qui peut être utile à la dégradation en produits non toxiques de médicaments très toxiques tel le méthotrexate ; interaction au niveau du transport des médicaments.

Interactions au niveau de la liaison aux protéines

De nombreux médicaments se lient aux protéines plasmatiques, surtout à l'albumine. Si deux médicaments sont administrés de façon conjointe, ils peuvent être en compétition pour les mêmes sites de liaison sur la protéine, ce qui augmente la fraction libre de l'un des deux médicaments. Seule la fraction libre étant biologiquement active, il peut en résulter des effets de surdosage dangereux.

Interactions par induction des enzymes du métabolisme

Un certain nombre de médicaments sont appelés *inducteurs enzymatiques* parce qu'ils augmentent la synthèse d'enzymes hépatiques qui vont accélérer leur propre métabolisme ou celui de médicaments pris conjointement. Ceci entraîne une diminution de l'effet des médicaments. L'induction enzymatique explique le catabolisme accru des œstroprogestatifs et le développement de grossesses sous contraceptifs chez les patientes traitées par la rifampicine. Tout malade traité à la fois par des barbituriques et des anti-vitamines K doit être régulièrement contrôlé pour éviter le sous-dosage ou au contraire le surdosage à l'arrêt des barbituriques. Le tableau ci-dessous présente quelques exemples de médicaments inducteurs enzymatiques.

Tableau 9.1. Exemples de médicaments ou produits inducteurs enzymatiques

Éthanol (chronique)	Phénylbutazone
Tabac	Chlorpromazine
Barbituriques	Méprobamate
Antidépresseurs tricycliques	Carbamazépine
Diphénylhydantoïne	Rifampicine

Interactions par inhibition enzymatique

Un médicament inhibe la dégradation d'un second médicament, ce qui entraîne une augmentation du risque toxique du second médicament. Le tableau présente certains effets d'interactions liées à une inhibition enzymatique.

Interactions portant sur l'excrétion

Ces interactions se font essentiellement par modification du gradient de pH, par acidification ou alcalinisation des urines ou par compétition au niveau des phénomènes de sécrétions tubulaires rénales.

Tableau 9.2. Exemples d'interactions liées à une inhibition enzymatique

Dicoumarol Phénylbutazone Chloramphénicol Sulfaphénazole	Tolbutamide	Hypoglycémie
Dicoumarol Phénylbutazone Sulfaméthizole Isoniazide	Diphénylhydantoïne	Syndrome cérébelleux
Troléandomycine Troléandomycine Troléandomycine Cimétidine Idrocilamide	Carbamazépine Théophylline Ergotamine Warfarine Caféine	Syndrome cérébelleux Convulsions Ischémies aiguës Hypocoagulabilité Excitation

AUTO-ÉVALUATION

1. Qu'est-ce que la potentialisation de l'action d'un médicament ?
2. Quels sont les médicaments inducteurs enzymatiques ?
3. Citer les interactions des médicaments par modification de l'absorption intestinale.

2e partie

RISQUES TOXIQUES DES MÉDICAMENTS

10

DANGERS DES MÉDICAMENTS DE L'EFFET INDÉSIRABLE AUX TOXICOMANIES

Il n'existe pas de médicaments inoffensifs. Tout médicament est susceptible d'être toxique et d'entraîner des troubles de l'organisme pouvant conduire à la mort. La toxicité d'un produit est l'ensemble des effets nocifs qu'il entraîne lors de son administration. La toxicologie (science qui étudie les poisons) distingue entre deux grands types de toxicité :

- **la toxicité aiguë** résulte de l'absorption d'une substance à doses élevées entraînant des troubles immédiats ;
- **la toxicité chronique** résulte de l'absorption d'une substance prise par petites doses longtemps répétées entraînant des troubles non pas immédiats, mais à long terme.

À côté de ces deux types de toxicité, certains médicaments présentent des risques particuliers :

- **le risque tératogène** est lié aux malformations du fœtus après administration de certains médicaments à la femme enceinte. Ce risque est très important au premier trimestre de la grossesse quand l'embryon se forme (voir le chapitre *Risques thérapeutiques pendant la grossesse*) ;
- **le risque mutagène** est dû aux modifications des caractères génétiques par les médicaments ;
- **le risque cancérigène** représente l'action favorisante de médicaments dans l'apparition d'un cancer.

EFFETS INDÉSIRABLES DES MÉDICAMENTS

Il faut associer aux différents risques et toxicités que nous venons de voir ce qu'il est convenu d'appeler les **effets indésirables des médicaments** appelés également effets secondaires, effets latéraux, effets toxiques. L'Organisation mondiale de la santé indique qu'il s'agit de *« toute réaction nuisible se produisant fortuitement aux doses utilisées chez l'homme à des fins prophylactiques, diagnostiques ou thérapeutiques »*. Leur gravité est très variable mais dans les cas extrêmes peut nécessiter l'arrêt du traitement. Ils dépendent de l'intrication d'un très grand nombre de facteurs liés aux médicaments (caractéristiques physico-chimiques, additifs utilisés comme excipients, mauvaise conservation, voies d'administration...), liés au malade (sujets âgés et enfants plus sensibles, femmes plus sensibles, facteurs génétiques, facteurs pathologiques), liés à l'environnement (habitudes de vie, tabagisme, alcoolisme, mode de nutrition, médicaments associés).

On estime à environ 15 % les patients ayant des effets indésirables lors d'un traitement, dont environ 3 % sont à ce point importants qu'ils nécessitent une hospitalisation.

Les effets indésirables ont diverses étiologies possibles :

- **une surcharge médicamenteuse** : hémorragie par excès d'anticoagulants, hypoglycémie à l'insuline...
- **une réaction cytotoxique** : hépatotoxicité du paracétamol ;
- **une réaction allergique** par exagération de la réponse immunitaire hormonale ou cellulaire ;
- **un déficit enzymatique** d'origine génétique sensibilise à certains médicaments.

Pour prévenir au maximum **ces effets indésirables**, le médecin insistera auprès du malade sur les dangers de l'automédication, ajustera au mieux la posologie en fonction de facteurs individuels (âge, poids, grossesse, maladies...), essaiera d'utiliser des médicaments ayant des fenêtres thérapeutiques larges (c'est-à-dire des médicaments dont l'effet toxique apparaît avec des doses très supérieures à celles nécessaires à l'effet thérapeutique), essaiera de diminuer le nombre de produits prescrits pour éviter les interactions médicamenteuses, surveillera encore plus attentivement les patients traités avec des médicaments particulièrement actifs tels que anticoagulants, diurétiques, corticoïdes, antibiotiques, hypoglycémiants oraux, digitaliques, aspirine, etc. Les effets indésirables non encore formellement connus doivent être impérativement signalés aux centres régionaux de pharmacovigilance.

PHARMACOVIGILANCE

La pharmacovigilance est consacrée à l'étude et à la prévention des effets indésirables des médicaments. Elle est organisée sur le plan national : médecins et pharmaciens signalent aux *centres régionaux de pharmacovigilance* (implantés dans les CHU) les effets indésirables non encore connus des médicaments ou de leurs associations. Le *centre national de pharmacovigilance* coordonne les enquêtes et synthétise les données recueillies par les centres régionaux. Le *centre international de pharmacovigilance* de l'OMS collige toutes les données provenant de différents pays.

INTOXICATIONS MÉDICAMENTEUSES

LES ÉTIOLOGIES DES INTOXICATIONS MÉDICAMENTEUSES

Les voies de pénétration des poisons dans l'organisme sont identiques aux voies d'administration des médicaments que nous avons étudiées précédemment. Les intoxications médicamenteuses ont des causes variées : *accidentelles* (méprise, erreur d'étiquetage, armoire à pharmacie familiale accessible aux enfants), dans un but *criminel* ou de *suicide.* D'autres étiologies sont possibles telles les intoxications alimentaires (aliments avariés), les intoxications professionnelles (industrie du plomb ; silicose des mineurs, benzolisme dans l'industrie du pétrole...) et les intoxications par divers agents chimiques (insecticides, certains produits de beauté, etc.).

LE TRAITEMENT DES INTOXICATIONS MÉDICAMENTEUSES

Le traitement d'une intoxication est variable et dépend évidemment de la nature du poison et de la voie d'absorption. La voie la plus fréquente d'absorption étant la voie digestive, lors d'une intoxication par cette voie, le traitement aura pour but :

1. **D'éliminer le poison de l'organisme** si celui-ci est resté dans le tractus digestif de manière à éviter son passage dans la circulation générale.
2. **De combattre les effets du toxique** par un antidote si le poison est déjà passé dans le sang.
3. **De s'opposer aux effets du poison** grâce à un traitement symptomatique.

Que faire devant une intoxication aiguë ?

Quelle que soit son origine, une intoxication aiguë réclame un traitement immédiat qui a pour but d'évacuer et/ou de neutraliser le toxique.

Les gestes de première urgence

– *Devant un arrêt cardiaque* : faire un massage cardiaque externe (100 pressions par minute) associé à une assistance respiratoire (insufflation par bouche à bouche toutes les 5 impulsions de massage).
– *Devant une détresse respiratoire aiguë* : faire un bouche à bouche ou, si elle est possible, une intubation endotrachéale.
– *Devant une chute tensionnelle* : réchauffer l'intoxiqué et faire une perfusion de *Plasmion* si le collapsus persiste.
– *Devant un état d'agitation* : injecter une association tranquillisant-neuroleptique (10 mg *Valium* + 1 ampoule intramusculaire d'*Halopéridol*).
– *Devant des convulsions* : injecter par voie intraveineuse 1 g de bromure de calcium et 1 ampoule d'hydrate de chloral ou une ampoule d'*Eunoctal*. Si les convulsions sont subintrantes : perfusion de *Valium* (200 mg/24 h) ou *Hémineurine* (1 flacon toutes les 12 heures chez un adulte).

L'évacuation des toxiques

► *L'évacuation digestive* — Il faut faire vomir l'intoxiqué par attouchement pharyngé, par le sirop d'Ipéca ou par l'administration sous-cutanée d'*Apomorphine* (0,1 mg/kg). Le *lavage gastrique* réalisé à l'aide d'eau tiède renfermant 4 g de chlorure de sodium, est poursuivi jusqu'à ce que la réaction d'identification du toxique dans le liquide de lavage se négative. Selon la nature du poison, le liquide de lavage peut contenir des médicaments : *Hyposulfène* (thiosulfate de sodium) pour une intoxication aux cyanures, à l'eau de javel, au permanganate de potassium, à la teinture d'iode ; permanganate de potassium pour une intoxication aux opiacés ; acétate d'ammonium pour une intoxication au formol…
L'évacuation digestive du toxique est contre-indiqué :
– lors d'ingestion de caustiques pour éviter l'aggravation des lésions ;
– lors d'ingestion de pétrole ou dérivés ;
– lors d'ingestion de produits moussants ;
– si le sujet est dans le coma ou présente des convulsions.

► *Les autres modalités d'évacuation* — Si le toxique est *inhalé*, on a recours à une oxygénation par sonde nasale, au masque ou après intubation. En cas de *projection oculaire*, il faut laver l'œil par jet d'eau pendant 10 minutes, instiller un collyre antiseptique et adresser en consultation ophtalmologique en urgence.

▶ *L'épuration rénale et extrarénale* — *L'épuration rénale* consiste, en l'absence d'insuffisance cardiaque ou rénale, à effectuer des perfusions de mannitol à 10 p. cent et de glucose à 10 p. cent (500 mL toutes les 2 heures en alternance). L'*épuration extrarénale* est réalisée lors d'intoxications massives par toxiques dialysables ou chez les sujets ayant une fonction rénale ou cardiaque perturbée. Elle se fait par dialyse péritonéale ou par rein artificiel.

Les antidotes

Ce sont des médicaments spécifiques permettant de contrecarrer l'effet d'une substance toxique mais qui sont rarement efficaces lors d'intoxications aiguës. Ils ne doivent en aucun cas précéder ou supplanter les traitements symptomatiques. Citons :

- **l'oxygène**, antidote des intoxications aiguës au monoxyde de carbone (CO) ;
- **l'acide folinique**, dans les intoxications par les antifoliques ;
- **l'Anexate**, antagoniste des benzodiazépines. L'effet est très bref (20 minutes) et l'injection à la seringue électrique (0,5 mg/heure) doit être reconduite pour assurer un éveil permanent ;
- **le BAL**, antidote des intoxications à l'arsenic et au mercure. Associé au calcitétracémate disodique, il est l'antidote des intoxications au plomb ;
- **le bleu de méthylène**, utilisé dans les intoxications par les methémoglobinisants ;
- **le chlorure de calcium** en intraveineux qui sert dans les intoxications par les fluorures, les oxalates, le magnésium ;
- **le Desféral** est utilisé dans les hémochromatoses et dans les intoxications par les sels de fer ;
- **l'hydroxocobalamine**, le **tétracémate de cobalt** *(Kélocyanor)* servent aux intoxications par les cyanures ;
- **la naloxone** (*Nalone*), antidote des opiacés, elle lève immédiatement la dépression respiratoire ;
- **le sulfate de magnésium** sert dans les intoxications par le baryum ;
- **la vitamine B_6**, antidote des intoxications par l'isoniazide ;
- **la vitamine K_1** sert aux intoxications par les antivitamines K ;
- **la N-acétylcystéine** *(Fluimucil)* antidote de l'hépatotoxicité du paracétamol ;
- **le glucagon**, antidote des intoxications graves par β-bloquants ;

– **l'atropine**, antidote de toutes les bradycardies sinusales ;
– **l'adrénaline**, dans les collapsus dus à une vasodilatation artérielle.

TOXICOMANIE OU PHARMACODÉPENDANCE

QUELQUES DONNÉES GÉNÉRALES

La fréquence d'usage des drogues illicites dans les pays occidentaux est un phénomène sans précédent. Il existe actuellement en France 300 000 toxicomanes dont 70 % utilisent des drogues par voie I.V. et dont un grand nombre commence dès l'âge de 16-20 ans, parfois avant. Les motivations sont diverses : curiosité, rituel d'une bande, désir de s'isoler, famille désunie sans dialogue possible. Pour ceux qui vont devenir de grands dépendants aux toxiques, les complications de toutes natures apparaîtront en quelques mois ou quelques années et souvent la mort surviendra avant la trentaine. L'épidémie de *Sida* liée à la toxicomanie concerne non seulement les toxicomanes eux-mêmes mais aussi leurs partenaires sexuels et leurs éventuels enfants (transmission de la mère contaminée au fœtus pendant la grossesse) : 30-40 % des toxicomanes sont infectés par le virus du sida et 70 % par le virus de l'hépatite B ou C.
Il est important de souligner que l'*alcoolisme*, fléau de notre pays car il touche des centaines de milliers de personnes, est une toxicomanie avec dépendances psychique et physique dont le syndrome de sevrage est le *delirium tremens*.
L'usage inconsidéré de substances appelées « stupéfiants » conduit à un état appelé **pharmacodépendance** (terme équivalent à toxicomanie) dont la définition donnée par l'OMS est la suivante : « *C'est un état psychique* et quelquefois également *physique* résultant de l'interaction entre un organisme vivant et une substance, se caractérisant par des modifications du comportement et par d'autres réactions, qui comprennent toujours une compulsion à prendre le produit de façon continue ou périodique afin de retrouver ses effets psychiques et quelquefois d'éviter le malaise de la privation. Cet état peut s'accompagner ou non de *tolérance*. Un même individu peut être dépendant de plusieurs produits. » Les drogues les plus utilisées sont les opiacés, l'héroïne ou les produits de substitution qui sont détournés de leur usage *(Temgésic, Moscontin, Skénan)*, les amphétamines, la cocaïne, le cannabis.

Trois états définissent la pharmacodépendance :

• **La dépendance psychique** : c'est un désir irrépressible de se procurer la drogue et de la consommer pour retrouver un plaisir. Tous les stupéfiants engendrent une dépendance psychique.

• **La dépendance physique** : elle se manifeste par **l'état de manque** (encore appelé syndrome de sevrage ou d'abstinence), c'est-à-dire l'apparition de troubles physiques lorsque le sujet ne dispose plus de drogue. Ainsi, le sevrage brutal des barbituriques fait apparaître des crises comitiales.

• **La tolérance** : c'est la diminution des effets sur l'organisme d'une dose fixe, ce qui entraîne le drogué à augmenter les doses pour retrouver le même effet.

LE SEVRAGE DES TOXICOMANES

Aujourd'hui, les pratiques de substitution consistent à remplacer un stupéfiant d'usage illégal par un produit délivré en pharmacie prescrit par un médecin (méthadone, *Subutex*) ; le toxicomane doit être volontaire pour ce traitement, être un dépendant majeur à un opiacé, avoir entrepris sans succès des cures de sevrage.

L'hospitalisation, avec rupture des contacts sociaux, est parfois de mise bien que actuellement, la prise en charge des toxicomanes est ambulatoire grâce au traitement par le *Subutex* qui est délivré au patient, jour par jour, par le pharmacien (prise sublinguale unique tous les jours). Le sevrage s'effectue habituellement en une semaine.

Les chimiothérapies utilisées lors du sevrage ont des buts nombreux : soulager la souffrance, éviter l'apparition d'un syndrome confusionnel, ramener un sommeil de bonne qualité, et éviter l'apparition d'un syndrome déficitaire.

▶ *Le sevrage des dépendances aux opiacés* — Le syndrome d'abstinence est sévère : le patient est agité, anxieux, pris de sueurs, de larmoiements, de tremblements et de vomissements. Les symptômes s'accentuent au fil des heures avec myalgies abdominales, lombaires puis générales, qui s'atténuent en 4 à 8 jours. Le sevrage comprend :

– La réduction progressive du stupéfiant avec un traitement de substitution par la buprénorphine *(Subutex)* ou la méthadone (sous forme de sirop), selon une posologie adaptée à chaque patient pour éviter le sous-dosage et donc le phénomène de manque. La délivrance, quotidienne, doit être contrôlée par le pharmacien. L'objectif du traitement de substitution est la stabilisation, c'est-à-dire la maîtrise de la consommation de psychotropes.

– Le traitement symptomatique : on prévient les douleurs viscérales par l'administration *per os* d'un antalgique *(Diantalvic)* et d'un antispasmodique *(Spasfon)*, l'anxiété par la prise de *Valium*, l'insomnie par la prise de sirop de chloral ou de *Nozinan*.

▶ *Le sevrage des dépendances aux barbituriques* — Il entraîne une anxiété, une hyperthermie, des vomissements dans une première phase qui est suivie quelques heures après de spasmes, convulsions pouvant aboutir à un état de mal épileptique parfois mortel. Il ne faut pas interrompre brutalement l'intoxication mais au contraire prescrire une couverture par le *Gardénal* (10-30 cg/j) pour éviter les crises d'épilepsie, associé au *Valium* et aux vitamines B_1 et B_6.

▶ *Le syndrome déficitaire* — Toute toxicomanie prolongée entraîne un état déficitaire caractérisé par du désintérêt, de l'indifférence, de la tristesse, un ralentissement du fonctionnement intellectuel. Ce syndrome est plus marqué pendant le sevrage et explique de nombreuses rechutes. Des psychotropes désinhibiteurs sont utilisés mais leurs effets sont inconstants et peu durables *(Dogmatil, Prazinil, Survector)*.

Le devenir du toxicomane est toujours inquiétant, souvent jalonné d'accidents graves et de rechutes. Il faut cependant souligner qu'un nombre non négligeable de toxicomanes arrivent à lutter avec succès contre leur dépendance.

AUTO-ÉVALUATION

1. Qu'est-ce que le risque tératogène ? Exemples.
2. Qu'est-ce que la pharmacovigilance ?
3. Qu'est-ce qu'un antidote ? Exemples.
4. Qu'est-ce que la pharmacodépendance ?
5. Qu'est-ce qu'un traitement de substitution pour un toxicomane ?

11

RISQUES THÉRAPEUTIQUES PENDANT LA GROSSESSE ET LA LACTATION

Différentes études épidémiologiques évaluent de 4 à 10 médicaments par femme la consommation médicamenteuse moyenne pendant la grossesse. Cette consommation est considérée comme beaucoup plus importante au 3e trimestre, liée à l'existence de pathologies spécifiques en fin de grossesse et surtout à la disparition du risque tératogène après le 1er trimestre. Mais cette surconsommation peut entraîner un risque néonatal.

Pendant très longtemps, seules étaient considérées comme dangereuses pour la femme enceinte les radiations et les médications entraînant des contractions utérines. En 1960, la tragédie de la thalidomide considérée comme médicament bénin sensibilisait définitivement l'opinion publique et médicale au risque thérapeutique chez la femme enceinte. Elle montrait une fois de plus que si l'expérimentation animale préalable à la sortie d'un médicament est essentielle, elle ne permet pas cependant d'extrapoler à l'homme les résultats obtenus chez l'animal. Un médicament qui sera inoffensif aussi bien pour la mère que pour le fœtus chez un animal en gestation pourra entraîner par contre des malformations du fœtus humain : la thalidomide qui avait pourtant satisfait aux expérimentations animales, en est un exemple tragique. Il est donc difficile de prédire les effets nocifs d'un médicament sur la femme enceinte ; au total seule l'expérience prolongée permet de déterminer peu à peu les marges de sécurité d'un médicament.

On peut diviser la grossesse en 2 périodes. La période critique de l'organogenèse, de la 2e à la 10e semaine après la conception, pendant laquelle certains médicaments peuvent provoquer des malformations ou des avortements. Après 10 semaines les médicaments peuvent retentir sur le développement du fœtus, en particulier le cerveau et provoquer une hypotrophie fœtale. Enfin, donnés au voisinage du terme, ils peuvent entraîner des troubles chez le nouveau-né.

LA PERMÉABILITÉ PLACENTAIRE

La période dangereuse est le premier trimestre de la grossesse qui est la période d'embryogenèse car la sensibilité de l'embryon est très importante, et la fin de la grossesse. Dans le premier cas il y a risque de malformation (on dit que le produit est *tératogène*) ou mort du fœtus ; dans le second cas le médicament peut être à l'origine d'une *morbidité périnatale*, c'est-à-dire dans les dix jours précédant la naissance et les dix jours qui suivent.

Presque tous les médicaments dont le poids moléculaire est inférieur à 1 000 peuvent traverser la barrière placentaire et intervenir ainsi sur le développement fœto-embryonnaire ; il y a donc une véritable perméabilité du placenta à ces produits surtout s'ils ont un faible degré d'ionisation et s'ils sont liposolubles.

Le passage des substances à travers le placenta se fait soit par simple diffusion (eau, électrolytes, sucres, acides aminés), soit par pinocytose c'est-à-dire invagination de la membrane cellulaire, soit par un transport actif (pour les ions calcium, magnésium, les acides aminés) qui nécessite la liaison du médicament avec une molécule particulière appelée transporteur.

LES MÉDICAMENTS INTERDITS PENDANT LE PREMIER TRIMESTRE DE LA GROSSESSE

Pendant les 3 à 4 premiers mois de la grossesse surtout, la règle devrait être d'éviter au maximum la prise de médicaments.

Médicaments rigoureusement interdits

- **Les médicaments anticancéreux** sont redoutables pour le fœtus : ils entraînent des malformations multiples et même la mort *in utero*.
- **Les radiations ionisantes** ont un effet très nocif : avortement, anomalies morphologiques, mutations.
- **Les antithyroïdiens de synthèse** sont à proscrire formellement : risque de goitre et d'hypoplasie thyroïdienne chez le nouveau-né. Au

contraire l'extrait thyroïdien et la thyroxine n'ont pas d'action dangereuse car ils traversent mal la barrière placentaire.
- **Les sulfamides hypoglycémiants** peuvent entraîner des malformations des extrémités. Chez la diabétique enceinte, il faudra donc utiliser l'insuline exclusivement.
- **La vitamine A** et les rétinoïdes peuvent être responsable d'anencéphalie ; il vaut mieux éviter leur prescription pendant le premier trimestre de la grossesse.
- **Le lithium** doit être formellement évité.
- **La Warfarine** (anticoagulant).

Médicaments à utiliser avec prudence

- **Les antibiotiques** : alors que la pénicilline est bien tolérée, la streptomycine peut entraîner des surdités néonatales, et les tétracyclines des anomalies de la pigmentation des dents.
- **Les antiparasitaires** : la quinine à fortes doses semble posséder des propriétés abortives, et peut être à l'origine de certaines surdités congénitales. Les **antipaludéens** de synthèse par contre sont sans danger. Le *Flagyl* utilisé couramment en raison de ses propriétés trichomonicides semble atoxique, au moins en fin de grossesse.
- **Les anthelminthiques** : ils ont une toxicité accrue pendant la grossesse.
- **Les hormones stéroïdes** : les *œstrogènes* et la *progestérone* sont bien tolérés aux doses habituelles ; par contre la *testostérone* et ses dérivés ainsi que les progestatifs de synthèse (qui interviennent dans la formule des contraceptifs oraux) sont contre-indiqués car ils risquent de masculiniser un embryon de sexe féminin.

Les glucocorticoïdes ont été accusés de provoquer des malformations sans que des preuves formelles aient cependant été apportées. Une aplasie corticosurrénalienne chez le fœtus à la suite d'un traitement prolongé de la mère est une éventualité possible.

Les hypnotiques : les barbituriques ne semblent pas toxiques pour le fœtus de même que les phénothiazines *(Largactil, Phénergan)* et le procalmadiol *(Equanil)*.

Les médicaments du cœur : la *digitaline* et l'*ouabaïne* sont inoffensifs aux doses thérapeutiques usuelles.

Les vaccins à germes tués, à virus inactivé ou les anatoxines tétanique et diphtérique ne sont pas nuisibles (vaccination antitétanique ; antigrippale ; anticholérique ; antipoliomyélitique).

LES MÉDICAMENTS INTERDITS PENDANT LES DERNIERS MOIS DE LA GROSSESSE

Après 4 mois de grossesse, la prescription médicamenteuse peut être un peu plus large mais quelques interdits subsistent :

Les anticoagulants du type *Pindione* sont rigoureusement interdits (risque d'accidents hémorragiques graves). Seule l'héparine peut être utilisée.

La vitamine K comporte pour le nouveau-né un risque d'hémolyse avec ictère, encore plus important en cas de prématurité.

La vitamine D administrée à fortes doses peut entraîner une hypercalcification du crâne ou des dépôts calcaires dans le rein du fœtus. Elle peut entraîner également une prolongation de la grossesse.

Parmi les **antihypertenseurs** la réserpine est bien tolérée mais comme elle est tératogène chez le rat, il est prudent de ne pas l'employer pendant la grossesse.

LES MÉDICAMENTS CONTRE-INDIQUÉS PENDANT L'ALLAITEMENT

Certains produits passent dans le lait et peuvent présenter un risque toxique au cours de l'allaitement de l'enfant.

• **Les médicaments inhibant la sécrétion lactée** : atropine, adrénaline, hormones sexuelles, chlorpromazine.

• **Les médicaments présentant un risque toxique** : ce sont les analgésiques, les neuroleptiques, les traitements antithyroïdiens, les anticoagulants, les antibiotiques, les corticoïdes, le lithium.

En cas d'obligation impérative pour la mère d'être traitée par ces produits, il est prudent d'arrêter l'allaitement maternel et de passer l'enfant à un allaitement artificiel.

AUTO-ÉVALUATION

1. Donner des exemples de médicaments contre-indiqués pendant le 1er trimestre de la grossesse. Pourquoi ?
2. Donner des exemples de médicaments contre-indiqués pendant l'allaitement.

3e partie

MÉDICAMENTS DU SYSTÈME NERVEUX CENTRAL

12

ANESTHÉSIQUES

ANESTHÉSIQUES GÉNÉRAUX

L'anesthésie générale est l'absence de toutes les sensations. Elle entraîne un état d'inconscience, avec perte des sensibilités tactile, thermique et douloureuse. Les anesthésiques sont des produits administrés en vue d'une intervention chirurgicale qui nécessite l'insensibilité, l'absence de mouvements réflexes, et, dans certains cas, l'absence de tonus musculaire.

Quel que soit l'anesthésique utilisé, l'anesthésie s'installe en trois stades plus ou moins distincts :

1. **Un stade d'analgésie** avec persistance de la conscience.
2. **Un stade d'inhibition corticale** avec perte de la conscience sans atteinte médullaire.
3. **Un stade chirurgical** pendant lequel les réflexes médullaires disparaissent et il s'ensuit la résolution musculaire. C'est à cette phase que le chirurgien opère.

Au-delà du stade chirurgical, on observe un **stade toxique** s'il y a surdosage : arrêt respiratoire par atteinte du centre respiratoire bulbaire.

LA PRÉMÉDICATION OU MÉDICATION PRÉ-ANESTHÉSIQUE

La prémédication vise à assurer la quiétude du patient, procurer un certain degré d'analgésie, supprimer les réflexes perturbateurs durant l'anesthésie et réduire les effets indésirables des produits utilisés.

Il existe de nombreuses possibilités, suivant les cas on utilise :

• **Des tranquillisants** *(Valium, Narcozep, Hypnovel...)* qui sont sédatifs, hypnotiques et, à très fortes doses, myorésolutifs. Les benzodiazépines ont 3 indications : la prémédication, l'induction d'une anesthésie par inhalation et la potentialisation d'un anesthésique intraveineux *(Hypnovel).*

- **Des hypnotiques** comme les barbituriques *(Gardénal)* que l'on administre en général la veille et le matin de l'intervention pour obtenir une sédation psychique, ce qui permet d'atténuer l'anxiété et l'hyperexcitation préopératoire.
- **Des analgésiques centraux** comme la *morphine* et ses dérivés *(Fentanyl)* que l'on administre en sous-cutané ou par la voie intraveineuse, respectivement 90 et 5 minutes avant l'intervention. Ils ont pour but de supprimer la douleur et de potentialiser l'analgésie pendant l'intervention. Tous sont des stupéfiants.
- **Des médicaments du système nerveux autonome** comme la *scopolamine* et l'*atropine* qui permettent de prévenir la syncope cardiaque réflexe due à l'excitation du nerf vague. La scopolamine possède de plus une action sédative sur le système nerveux central.

Ces divers médicaments sont souvent employés en association dans des mélanges que l'on appelle « cocktails lytiques » parce qu'ils neutralisent l'action du système nerveux végétatif :

– *scopolamine-morphine* : on administre par voie sous-cutanée, une demi-heure avant l'intervention 0,25 à 0,50 mg de bromhydrate de scopolamine associé à 1 cg de chlorhydrate de morphine ;
– *atropine* (0,50 mg) — *morphine* (1 cg) ;
– *spartéine-morphine-scopolamine* : on injecte trois quarts d'heure avant l'intervention 5 cg de sulfate de spartéine, 0,25 mg de bromhydrate de scopolamine et 1 cg de morphine.

LES ACCIDENTS DE L'ANESTHÉSIE GÉNÉRALE

▶ *Surveillance du malade* — Lors de toute anesthésie, le malade doit être à jeun et ne doit rien porter qui puisse gêner la respiration ou la circulation. Pendant l'anesthésie on surveille le pouls et la respiration du malade qui doit être régulière et profonde.
La phase toxique bulbaire se manifeste par un syndrome brusque et une diminution plus ou moins importante du réflexe oculo-palpébral selon le degré d'atteinte du bulbe.

▶ *Accidents dus aux anesthésiques généraux* — Ils peuvent être d'origines diverses :

– des phénomènes d'*excitation* importants en début d'anesthésie ;
– des *vomissements* dus à l'irritation gastrique ; pour prévenir cet accident, le sujet est mis à jeun avant l'opération ;

– de la *toux* qui, ramenant des sécrétions bronchiques, peut provoquer un obstacle à la respiration.

Des accidents beaucoup plus graves et même mortels peuvent être observés :

• **Accidents immédiats.** La *syncope réflexe* ou *syncope blanche*, survient au début de l'anesthésie : il y a alors arrêt du cœur et de la circulation. La prémédication (atropine, scopolamine) en diminue le risque. Les arrêts cardiaques sont souvent irrémédiables et on a surtout recours au massage du cœur.

• **Accidents tardifs.** Ils s'observent lorsque la quantité d'anesthésique administrée est trop forte : il y a alors intoxication du cœur ou du bulbe ; c'est la *syncope respiratoire bulbaire* ou *syncope bleue*. Il faut avoir aussitôt recours à la respiration artificielle, à l'oxygénothérapie et à l'administration de médicaments excitant le bulbe (caféine, camphre...).

L'ANESTHÉSIE PAR VOIE INTRAVEINEUSE

Elle présente de nombreux avantages car la pénétration dans le cerveau est très rapide ce qui entraîne un endormissement immédiat. Les inconvénients sont le risque de surdosage avec arrêt respiratoire et un réveil non rapide. *Une règle fondamentale est d'avoir à disposition un équipement d'assistance respiratoire lors de toute anesthésie intraveineuse.*

Les barbituriques

▶ *Le thiopental (Penthotal, Nesdonal)* — Il est utilisé dans les interventions de courte durée, par voie intraveineuse lente, en solution à 5 p. cent (pour les adultes) ou à 2,5 p. cent (pour les sujets âgés et les enfants). Pour obtenir une anesthésie plus longue, on fait des injections de 0,80 à 1 g au total, sans dépasser cette dose.

On doit surveiller la tension artérielle, en raison de l'effet hypotenseur du thiopental, et surtout la respiration qui risque d'être déprimée. La prémédication comporte l'administration d'atropine pour supprimer le réflexe vagal et le spasme de la glotte.

Les complications les plus importantes sont le spasme de la glotte et la dépression respiratoire aiguë par atteinte du bulbe, qui survient lors d'une anesthésie profonde, mais qui n'est pas grave si l'on dispose d'oxygène.

L'anesthésie au thiopental est contre-indiquée chez les sujets ayant une insuffisance respiratoire, chez certains cardiaques, lors de

l'accouchement. En cas d'affections hépatiques ou rénales les doses à administrer doivent être modérées.
Les contre-indications sont la sensibilité connue aux barbituriques et la porphyrie.

L'étomidate *(Hypnomidate)*

C'est un agent d'induction à la dose de 0,2 mg/kg. L'effet hypnotique est obtenu en 30 secondes et dure de 3 à 5 minutes. L'injection peut être douloureuse.

Le propofol *(Diprivan)*

Aux doses de 2 mg/kg, c'est un agent d'induction, celle-ci est obtenue rapidement et l'hypnose dure 3 à 6 minutes. Il peut être utilisé pour l'entretien de l'anesthésie (mise en place d'une perfusion à un débit de 0,1 à 0,2 mg/kg/min) et comme agent de sédation en complément d'une anesthésie locorégionale. L'injection peut être douloureuse.

Le GABA *(Gamma OH)*

C'est un anesthésique qui provoque un sommeil stable sans dépression respiratoire ni défaillance circulatoire, rénale ou hépatique. Le réveil est rapide.
On l'utilise en neurochirurgie et en obstétrique à la dose de 4 g chez un adulte. Il est contre-indiqué en cas d'hypertension artérielle, épilepsie, éclampsie et troubles de la conduction cardiaque.

La kétamine *(Kétalar)*

C'est un anesthésique général dont l'effet est bref : 2 à 3 minutes par voie intraveineuse et 5 à 10 minutes par voie intramusculaire. La dose d'induction par voie intraveineuse est de 2 mg/kg. La durée d'action d'une dose est de 20 minutes. On l'utilise dans l'induction de l'anesthésie chez l'enfant, dans les explorations cardio-vasculaires, lors de certaines interventions en ophtalmologie. Elle est contre-indiquée dans l'hypertension artérielle et les accidents vasculaires cérébraux car elle est hypertensive.

L'ANESTHÉSIE PAR INHALATION

Environ 50 % des anesthésies générales se font de cette manière, grâce à des anesthésiques gazeux ou volatils, en faisant respirer l'anesthésique au malade. Le médicament passe dans les alvéoles pulmonaires puis dans le sang et se fixe, à la faveur de sa liposolubilité, en particulier, sur les centres nerveux qui sont des tissus gras, ce qui engendre l'anesthésie.

Les techniques d'administration de l'anesthésique sont :

– la méthode semi-ouverte (la plus utilisée) : la composition du mélange de l'anesthésique à l'air ou à l'oxygène est assurée par des fluxmètres. Le gaz carbonique est évacué ;

– la méthode semi-close ;

– l'intubation trachéale permet d'assurer la liberté des voies respiratoires pendant et après l'anesthésie. L'intubation a de nombreux avantages : elle permet de contrôler la respiration, et surtout prévient l'obstruction respiratoire. On l'utilise dans de nombreuses interventions chirurgicales, pour la réanimation du nouveau-né et dans tous les cas où il faut assurer la liberté des voies respiratoires. Une seule contre-indication est formelle : la laryngite aiguë.

► *Le protoxyde d'azote* — C'est un gaz incolore, inodore, stable, neutre, ininflammable et inexplosif, conditionné en tube d'acier dans lequel il se trouve à l'état liquide, surmonté d'une couche de vapeur saturante.

Anesthésique de faible puissance mais très analgésique, il provoque lorsqu'il est utilisé seul une excitation qui lui a valu le surnom de gaz hilarant. C'est un anesthésique de complément en association avec le thiopental. Il présente l'inconvénient de ne pas assurer de résolution musculaire, mais l'avantage d'une induction et d'un éveil rapides.

► *L'halothane (Fluothane) et d'autres anesthésiques (Ethrane)* — Ce sont des liquides volatils inexplosifs et ininflammables utilisés dans la petite chirurgie, souvent associés à un anesthésique, dit « d'induction » du type thiopental.

Ils sont contre-indiqués en obstétrique, chez les cardiaques et les hépatiques.

CURARES ET CURARISANTS

Les curares sont des produits naturels que l'on trouve dans les lianes des forêts tropicales ; les indigènes d'Amérique du Sud les ont utilisés très longtemps comme poison de flèches.

Les muscles striés sont en tension continuelle ; c'est *le tonus musculaire* qui peut être gênant, lors d'une intervention chirurgicale. On utilise alors des curarisants qui bloquent le passage de l'influx nerveux au niveau de la jonction neuromusculaire, ce qui inhibe la réponse du muscle strié. Ce sont des myorelaxants.

Action physiologique

Les curares ont les actions physiologiques suivantes :

• **Action curarisante.** Les curares bloquent la transmission de l'influx nerveux du nerf moteur au muscle strié ; le nerf et le muscle sont intacts (ni la conduction nerveuse ni la contraction musculaire par stimulation directe ne sont touchées) mais la transmission de l'un à l'autre ne se fait pas.

• **Action dépressive sur la respiration.** À fortes doses, les curares entraînent l'arrêt respiratoire.

• **Action sur la circulation.** À fortes doses, on observe une chute de la pression artérielle.

Les curarisants

Les curarisants sont employés en chirurgie surtout comme myorelaxants. On les utilise également dans le traitement du tétanos sous respiration assistée et comme préventif des accidents de l'électrochoc.

Pour éviter tout accident, l'emploi des curarisants implique la nécessité d'avoir à sa disposition le matériel nécessaire à la réanimation (oxygénothérapie, intubation...).

On distingue deux types de curarisants :

▶ *Les curares dépolarisants (Pavulon)* — Antagonistes de l'acétylcholine à la jonction neuromusculaire, ils empêchent l'action de cette dernière. On les utilise par voie parentérale :

– en anesthésie : ils permettent un bon relâchement musculaire ;
– en psychiatrie : ils évitent les fractures en électroconvulsivothérapie ;
– en neurologie : pour le diagnostic des myasthénies ;
– en mécanothérapie : pour la mise en route de certaines articulations bloquées.

On peut noter comme effets secondaires des troubles de la coagulation et des troubles cardio-vasculaires et respiratoires.

Les contre-indications sont l'insuffisance rénale grave, la myasthénie, la dépression respiratoire avancée, la sclérose hépatique sévère.

L'antidote de ce type de curares est la néostigmine.

▶ *Les curares non dépolarisants* — Ils agissent comme l'acétylcholine à haute dose (*Célocurine*, ...). On les utilise par voie intraveineuse directe quand on désire une curarisation prolongée et adaptée aux besoins. On les emploie si un relâchement musculaire profond et bref est nécessaire (endoscopie, électroconvulsivothérapie) et dans les interventions chirurgicales de courte et moyenne durée.

Des effets secondaires peuvent apparaître :

– si l'injection est trop rapide : fibrillation musculaire ;

– si le dosage est excessif : apnée ;

– des douleurs diffuses et mineures peuvent apparaître 24 heures après la curarisation ;

– augmentation de la tension intraoculaire (donc contre-indication de ce type de curarisant en cas de glaucome).

Les contre-indications sont les mêmes que celles des précédents mais contrairement à eux, la néostigmine n'est pas un antidote (elle prolonge au contraire leurs effets). Les antidotes sont la pipérazine et la pipéridine, d'effets inconstants.

ANESTHÉSIQUES LOCAUX

Un anesthésique local est un médicament capable de supprimer de façon réversible, par action locale, la sensibilité à la douleur, les autres sensibilités étant plus ou moins respectées.

Les anesthésiques locaux sont donc différents des anesthésiques généraux qui, eux, agissent par voie générale et suppriment toute la sensibilité consciente et les réactions nerveuses de l'organisme.

L'anesthésie locale est réalisée par la cocaïne et divers produits de synthèse.

Mode d'administration

Les anesthésiques locaux peuvent être utilisés de différentes façons :

• **L'anesthésie locale de surface** est une anesthésie des muqueuses (muqueuse nasale, pharyngée, laryngée, etc.) par instillation, badigeonnage, pulvérisation (pommades, gels, solutions).

• **L'anesthésie d'infiltration** est une injection sous la peau, en petite chirurgie par exemple (incisions d'abcès ou de kystes, avulsion dentaire) ;

• **L'anesthésie de conduction** est une injection au niveau d'un tronc nerveux.

– *La rachianesthésie* consiste à injecter dans les espaces sous-arachnoïdiens un médicament qui agit directement sur la moelle et provoque l'anesthésie de la région innervée par les nerfs sous-jacents. Elle peut être employée également pour soulager les douleurs des paraplégiques.
– *L'anesthésie épidurale* est obtenue par l'introduction d'un anesthésique dans l'espace épidural (espace compris entre la dure-mère et les parois du canal rachidien). On l'utilise surtout en obstétrique et en urologie.

Interactions médicamenteuses

Certains médicaments favorisent l'action des anesthésiques locaux ; on dit qu'il y a *synergie* médicamenteuse. Ainsi :
– l'adrénaline (1 mg par litre de solution anesthésique locale) ou la noradrénaline qui sont vasoconstrictrices s'opposent à l'action vasodilatatrice de la procaïne ;
– l'hyaluronidase favorise la diffusion dans le tissu ;
– la chlorpromazine *(Largactil)* et la réserpine renforcent l'action des anesthésiques locaux.

LA COCAÏNE

Alcaloïde retiré de la feuille de coca, c'est un **stupéfiant**, qui provoque une pharmacodépendance appelée cocaïnomanie si elle est prise inconsidérément (voir *Toxicomanies ou pharmacodépendance*, p. 72).
À doses fortes, on observe des convulsions et une atteinte du bulbe ; l'antidote est un barbiturique à action rapide comme le thiopental.
La cocaïne est un anesthésique local très puissant. En raison de sa toxicité, on ne l'utilise guère plus que pour l'anesthésie des muqueuses :
– en chirurgie oculaire : on a recours à des solutions à 1 pour 200 ;
– en ORL : on a souvent recours au mélange de Bonain, constitué à parties égales de cocaïne, phénol et menthol, que l'on applique en badigeonnages sur une muqueuse, surtout dans les paracentèses.

LES ANESTHÉSIQUES LOCAUX DE SYNTHÈSE

► *La procaïne (Procaïne)* — Trois fois moins toxique que la cocaïne, elle est un bon anesthésique régional utilisé en anesthésie tronculaire et en rachianesthésie (solutions à 1 ou 2 p. cent).

Elle est souvent utilisée en association avec un vasoconstricteur, l'adrénaline (en moyenne 50 gouttes d'adrénaline dans 100 mL de solution de procaïne à 1 p. cent), qui neutralise l'effet vasodilatateur de la procaïne.

Pour la rachianesthésie, on emploie des solutions à 5 p. cent sans adrénaline.

Elle est également utilisée comme analgésique dans la sciatique en anesthésie d'infiltration, dans le traitement de l'angor et de l'asthme par voie intraveineuse et par voie intra-artérielle dans la maladie de Raynaud. Toutes les injections de procaïne doivent être faites sur un sujet couché.

Outre son action anesthésique locale, la procaïne a d'autres propriétés :

– elle est convulsivante à fortes doses par action sur le système nerveux central ; dans ce cas, l'antidote est le pentothal ; l'épilepsie est une contre-indication.

– elle est vasodilatatrice ; c'est un inconvénient qu'on évite par addition d'adrénaline vasoconstrictrice ;

– elle peut provoquer des réactions allergiques.

▶ *La lidocaïne (Xylocaïne)* — Plus active que la procaïne mais également plus toxique, elle a l'avantage de ne pas provoquer d'allergie. Elle est utilisée lors d'examens endoscopiques des voies digestives ou de la vessie. C'est un médicament essentiel de l'OMS.

▶ *Autres dérivés* — *Tronothane, Novésine, Marcaïne, Maxicaïne.*

AUTO-ÉVALUATION

1. Quels sont les médicaments utilisés en prémédication ? Leur rôle ?
2. Quels sont les médicaments utilisés dans l'anesthésie par voie intraveineuse ?
3. Définir les curarisants. Exemples.
4. Définir les différents types d'anesthésie locale.

13

ANALGÉSIQUES OU ANTALGIQUES

LA DOULEUR

Il n'y a pas une, mais des douleurs et leur prise en charge est parfois difficile car c'est un phénomène subjectif auquel s'ajoutent angoisse, anxiété, réactions psychiques. La prévalence de la douleur augmente avec l'âge.

À chaque mécanisme de la douleur correspondent des stratégies thérapeutiques différentes : *les douleurs nociceptives* ont une cause (lésion tissulaire, inflammation) qui doit être traitée. Si ce traitement n'est pas suffisant on a recours aux antalgiques. *Les douleurs neuropathiques* sont dues à une lésion nerveuse et répondent mal aux antalgiques. Dans certains cas, l'utilisation de *placebos* (mot latin signifiant « je plairai ») soulage le malade aussi bien que les analgésiques. Un *placebo* est un produit non médicamenteux améliorant les symptômes présentés par le malade ce qui met en évidence la participation psychologique importante dans certaines maladies.

Le schéma thérapeutique préconisé par l'OMS comprend 3 paliers :

– les antalgiques non morphiniques pour les douleurs faibles (**palier 1**) avec AINS, paracétamol… ;

– les antalgiques opioïdes faibles pour les douleurs modérées (**palier 2**) avec le dextropropoxylène *(Propofan, DiAntalvic…)* ;

– les antalgiques opioïdes forts pour les douleurs intenses (**palier 3**) avec la morphine, *Temgesic…*

ANALGÉSIQUES MORPHINIQUES

L'opium et ses préparations

L'opium, un suc recueilli par incision de la capsule encore verte du pavot blanc, renferme de nombreux alcaloïdes : morphine, codéine, papavérine, narcéine, narcotine…

Les propriétés analgésiques de l'opium et de ses préparations sont utilisées en thérapeutique depuis fort longtemps contre les douleurs insupportables, mais son usage conduit rapidement le sujet à l'opiomanie avec l'état de besoin caractéristique car c'est un stupéfiant.

Les préparations à base d'opium (qui ne doivent pas être administrées aux jeunes enfants, aux femmes enceintes et aux personnes âgées) sont :

– *le laudanum de Sydenham* (stupéfiant), ou teinture d'opium safranée qui renferme 1 % de morphine ;

– *l'élixir parégorique*, ou teinture d'opium benzoïque, un médicament antidiarrhétique et calmant des douleurs abdominales (liste I) ;

– *la teinture d'opium* (stupéfiant) qui sert à préparer *les sirops d'opium* utilisés comme antitussifs (liste I).

La morphine *(Morphine, Moscontin, Skenan, Kapanol)*

La morphine, principal alcaloïde de l'opium qui tire son nom de Morphée, mère des songes, est l'antalgique de référence. La morphine est peu modifiée dans l'organisme et est excrétée dans l'urine telle quelle ou sous forme conjuguée. La morphine possède de nombreuses actions :

• **Sur le système nerveux central**, l'action antalgique est la principale propriété recherchée en thérapeutique dans les douleurs sourdes (contusions, fractures), les douleurs viscérales (coliques hépatiques ou néphrétiques) et les douleurs aiguës. Elle a également une action hypnotique surtout à doses élevées ; elle est un puissant sédatif de la toux.

• **Sur la respiration**, la morphine a une action dépressive, même à faible dose, en raison de la diminution de la sensibilité du bulbe à son excitant physiologique, le CO_2. À dose toxique, elle entraîne un arrêt respiratoire.

• **Sur le tube digestif**, elle ralentit le péristaltisme intestinal et les sécrétions digestives d'où résulte la constipation quasi constante. On l'utilise pour cette raison, *per os*, dans les diarrhées incoercibles.

• **Sur les muscles lisses**, on associe morphine et atropine dans le traitement de la crise de colique néphrétique.

Elle est contre-indiquée dans l'asthme car elle provoque une bronchoconstriction.

• **Sur le système cardio-vasculaire**, la morphine, bien tolérée par les cardiaques, est le traitement de base de l'OAP et de l'infarctus du myocarde.

• **Toxicomanie ou pharmacodépendance.** La morphine est un stupéfiant qui conduit à une toxicomanie avec dépendance psychique et physique :

– le morphinomane demande des doses de plus en plus fortes, alors que ces mêmes doses provoqueraient des troubles chez un sujet normal (accoutumance) ;

– le sujet a un besoin impérieux de son toxique : c'est la dépendance psychique.

La pharmacodépendance est expliquée par l'existence de morphines endogènes (synthétisées par l'organisme), *les endorphines et les enképhalines*, qui se fixent sur la membrane cellulaire (diencéphale et fibre lisse intestinale) au niveau des *récepteurs morphiniques* et qui sont déplacées par la morphine lors de son administration. La crise d'abstinence (sevrage) serait alors due à un manque d'endorphine au niveau des récepteurs. Le traitement d'une morphinomanie se fait par sevrage progressif.

Il n'y a pas de pharmacodépendance chez le patient souffrant d'une douleur forte traitée par la morphine.

Lors d'une intoxication aiguë à la morphine, le traitement du coma comporte l'oxygénothérapie et l'administration d'un antidote, la naloxone *(Nalone)*, qui supprime tous les effets de la morphine.

• **Indications.** La voie orale est la voie privilégiée mais son délai d'action est long (1 heure environ). La voie sublinguale est intéressante si le patient ne peut plus avaler (pic plasmatique en 3 minutes). La voie sous-cutanée n'est utilisable que si les 2 voies d'administration précédentes ne sont pas possibles. Deux formes galéniques sont utilisées : la solution de chlorhydrate de morphine d'action immédiate (injection ou voie orale) et le sulfate de morphine à libération prolongée pris par voie orale (*Moscontin, Skenan*). L'effet de 1 cg de morphine atteint son maximum en 7 minutes par voie intraveineuse, 30 minutes par voie intramusculaire, 90 minutes par voie sous-cutanée. Cet effet dure 4 à 5 heures. C'est un stupéfiant dont la prescription est réglementée (ordonnance sécurisée, règle des 7 jours).

La morphine à libération prolongée *(Moscontin, Skenan)* est utilisée aux doses de 30 mg toutes les 12 heures, *per* os. La dose maximale autorisée est 180 mg/jour. On administre la morphine dans :
– les syndromes hyperalgiques quels qu'ils soient (infarctus...) ;
– le traitement des diarrhées importantes ;
– le traitement de certaines dyspnées (OAP) aux doses de 1-2 cg en intraveineuse ;
– l'association morphine-scopolamine est très utilisée en prémédication opératoire.

• **Incidents et accidents :**
– nausées, vomissement en début de traitement ;
– dépression respiratoire traitée par naloxone *(Nalone)* ;
– constipation : elle est constante et doit être prévenue systématiquement par un laxatif ;
– dépendance : elle intervient peu dans le traitement des syndromes douloureux chroniques.

• **Contre-indications.** La morphine est contre-indiquée :
– dans l'hypertension intracrânienne ;
– chez les traumatisés du crâne et du rachis ;
– chez les insuffisants rénaux ;
– dans l'asthme et l'emphysème ;
– dans les dyspnées laryngées ;
– dans le delirium tremens ;
– chez la femme enceinte, les enfants et les vieillards.

• **Antagonistes de la morphine.** En cas d'intoxication aiguë par la morphine ou un dérivé, la dépression respiratoire est le danger majeur qui est traité par un antagoniste dont l'effet est spectaculaire, la **naloxone** *(Nalone)* aux doses de 5 à 10 cg par voie intraveineuse. L'injection de naloxone chez un morphinomane est dangereuse car elle provoque un syndrome de sevrage.

La Pentazocine *(Fortal)*

Elle est moins analgésique et moins toxicomanogène que la morphine. Elle suit la règle de prescription des stupéfiants (7 jours).

Le Dextropropoxyphène *(Diantalvic, Propofan)*

C'est un médicament de faible activité analgésique (10 fois moindre que celle de la morphine), provoquant peu d'effets secondaires, indiqué pour des douleurs de faible intensité. Il est inscrit sur la liste I. Il est souvent associé au paracétamol, sa durée d'action de 4 heures nécessite 3 à 6 prises par jour.

La Buprénorphine *(Temgésic, Subutex)*

C'est un analgésique à longue durée d'action (5 à 6 heures) présenté sous forme injectable, réservée à l'utilisation hospitalière, et sous forme orale. Inscrit sur la liste I, il nécessite d'être prescrit sur ordonnance sécurisée car il donne lieu à un usage détourné (toxicomanie). Cependant, la durée de prescription suit les règles de la liste I. Sa prescription est réservée aux situations d'urgence. Ses effets indésirables sont nombreux.
Le *Subutex* est administré par voie sublinguale et sert au traitement substitutif des morphinomanes. Il est prescrit sur ordonnance sécurisée pour une durée ne pouvant excéder 28 jours (stupéfiant).

La Méthadone

Elle est utilisée uniquement dans le traitement substitutif des pharmacodépendances majeures aux opiacés (héroïne, morphine). Elle suit la règle de délivrance des 7 jours et cette délivrance se fait dans un centre dit « méthadone ». Environ 12 000 patients sont actuellement traités par la méthadone en France.

Les accidents des médicaments opiacés

Dans les opiacés sont rangés l'opium, ses préparations galéniques (extrait, teinture, laudanum, élixir parégorique), ses alcaloïdes (morphine, codéine...), les dérivés hémisynthétiques (héroïne, pholcodine...). Les accidents sont avant tout caractérisés par la dépression respiratoire.
Les accidents aigus sont traités par un *antidote spécifique* de la morphine et de ses succédanés : la naloxone *(Nalone)*. On administre également des médicaments stimulants du centre respiratoire, des antihistaminiques *(Phénergan)* contre les effets émétisants...

Tableau 13.1. Les analgésiques morphiniques (stupéfiants)

Spécialités	Voies d'administration	Posologie adulte	Durée de l'effet
Morphine chlorhydrate	orale intramusculaire sous-cutanée	 1 cg 1 cg	 4-6 h 4-6 h
Morphine sulfate (Moscontin, Skenan)	orale	4-6 cg	8-12 h

La naloxone ne doit jamais être administrée en cas d'intoxication chronique car elle provoque un syndrome d'abstinence brutal ; dans ce cas, le sevrage doit être lent avec diminution progressive des doses.

L'analgésie contrôlée par le patient (ACP)

C'est une technique d'administration conçue pour calmer efficacement la douleur post-opératoire, grâce à un pousse-seringue électronique manipulé par le patient. Elle est particulièrement indiquée dans les douleurs du cancer. Il est indispensable de disposer d'une surveillance des malades par des infirmières formées à ce type d'analgésie. L'autre impératif est que le malade soit capable de comprendre le maniement du dispositif.

ANALGÉSIQUES NON MORPHINIQUES

Ils sont soit seulement sédatifs de la douleur (on les appelle encore *antalgiques* purs ou analgésiques purs), soit à la fois *antalgiques* et *antipyrétiques* (contre la fièvre) ou encore *anti-inflammatoires*.
Ces médicaments ont une action analgésique beaucoup moins forte que celle de la morphine qui est utilisée dans les douleurs peu intenses (céphalées, névralgies, arthralgies, maux de dents...). Ils ne provoquent pas d'accoutumance comme les morphiniques.
Certains ont également une action antipyrétique, car ils normalisent une température élevée (en favorisant la vaso-dilatation cutanée et la sudation), en agissant sur le centre de la thermorégulation situé dans l'hypothalamus. Ils n'abaissent pas la température en l'absence de fièvre.
Le choix de l'antalgique dépend de la caractéristique de la douleur, des antécédents du malade (ulcère), des contre-indications et du rapport bénéfice/risque de chaque médicament. À cet égard, le paracétamol apparaît comme le produit le plus sûr.

▶ *Le paracétamol (Doliprane, Dafalgan)* — Il est peu toxique et bien toléré à la dose de 1 à 4 g/j *per os* chez l'adulte. Il entre dans de nombreuses associations (*Salgydal, Lamaline, Véganine*). Il n'interfère pas avec l'hémostase comme l'aspirine. Le proparacétamol *(Pro-Dafalgan)* est une prodrogue dont l'hydrolyse libère le *Dafalgan*.

▶ *L'acide acétylsalicylique (Aspirine)* — C'est un analgésique antipyrétique et anti-inflammatoire. **L'action antalgique** ne s'exerce que sur les douleurs peu intenses. **L'action anti-inflammatoire** ne s'observe qu'à doses fortes, supérieures à 2 g. Il possède aussi, et à faibles doses (350 mg/j ou tous les 2 jours), une **action anti agrégante** plaquettaire due à l'inhibition irréversible de la cyclooxygénase des plaquettes.

L'aspirine est un médicament de choix utilisé avec succès dans les grippes, les névralgies et les affections rhumatismales car il a une activité anti-inflammatoire et antirhumatismale notables. Comme antiagrégant plaquettaire, il est utilisé dans la prévention des thromboses. C'est le plus employé de tous les salicylés. On l'utilise par voie buccale ou par voie rectale aux doses maximales de 1 g par prise et de 6 g par 24 heures, seul ou en association : aspirine-phénergan, aspirine-caféine, aspirine-éphédrine, aspirine-vitamines, aspirine-sucre. L'aspirine entre dans la composition de nombreuses spécialités *(Rhonal, Véganine, Compralgyl, Catalgine, Aspro...)*.

Le choix de la forme pharmaceutique a son importance : pour une action rapide on utilisera les aspirines solubles ou effervescentes à résorption plus rapide ; pour une meilleure tolérance digestive, on utilisera les aspirines à délitement retardé ou prolongé. La voie parentérale, également utilisée, permet d'obtenir une action antalgique plus rapide et puissante *(Aspegic)*. Le tableau à la page suivante récapitule les spécialités à base d'acide acétylsalicylique.

Des phénomènes d'intolérance se manifestent dans 2 cas pour 1 000 (œdème, urticaire). Les signes les plus fréquents et les plus précoces de surdosage sont une hypoacousie et des bourdonnements d'oreille, réversibles avec la diminution des doses. On peut observer une acidocétose ou une alcalose gazeuse lors d'une absorption massive d'aspirine (suicide par exemple).

Mais l'aspirine est surtout responsable d'incidents digestifs : on considère que 10 à 20 % des sujets qui absorbent de l'aspirine de façon régulière ont des épigastralgies. Chez les ulcéreux l'aspirine peut provoquer des hémorragies digestives; c'est donc une contre-indication de l'ulcère gastro-duodénal.

On doit également s'abstenir de toute médication salicylée chez les sujets soumis aux anticoagulants, car les salicylés potentialisent l'action des anticoagulants, et allongent le temps de saignement en diminuant l'agrégation des plaquettes. Cette action antiagrégante s'observe aux doses courantes et dure 2 à 3 jours. L'aspirine est donc contre-indiquée dans les maladies hémorragiques, avant toute intervention chirurgicale et à la fin de la grossesse en raison des risques hémorragiques chez le nouveau-né.

► *La noramidopyrine* — C'est un antipyrétique que l'on trouve dans la formule de certaines spécialités pharmaceutiques *(Salgydal, Avafortan, Optalidon, Novalgine)*. Outre les phénomènes d'intolérance dus aux susceptibilités individuelles, elle peut entraîner une agranulocytose et une anémie hémolytique.

► *Associations d'antalgiques* — Elles sont nombreuses : *Salgydal, Compralgyl, Véganine...*

► *Les antidépresseurs* — L'action antalgique, précoce, se recherche en particulier en cas de douleurs en rhumatologie. On utilise les IMAO dans les algies chroniques, les artérites, les dysménorrhées.

Tableau 13.2. Tableau récapitulatif des analgésiques antipyrétiques à base d'acide acétylsalicylique

Spécialités	Présentations	Teneur en acide acétyl-salicylique	Dose moyenne quotidienne	Accidents et contre-indications
Aspirine	Comp.	0,50 g	2 à 4 g	Ulcères gastro-duodénaux, gastrites, anticoagulants
Aspirine pH 8	Comp.	0,50 g	2 à 4 g	Ulcères gastro-duodénaux, gastrites, anticoagulants
Aspirine U.P.S.A. vitaminée C	Comp. effervescents	0,33 g	2 à 4 g	Ulcères gastro-duodénaux, gastrites, anticoagulants
Aspirine vitaminée	Comp. Comp.	0,40 g 0,10 g	2 à 4 g	Ulcères gastro-duodénaux, gastrites, anticoagulants
	Suppo. adultes	0,80 g	2 à 4 g	Ulcères gastro-duodénaux, gastrites, anticoagulants
	Suppo. enfants	0,20 g	2 à 4 g	
Aspégic	Amp. IM, IV Sachets	0,90 g	2 à 4 g	Ulcères gastro-duodénaux, gastrites, anticoagulants

AUTO-ÉVALUATION

1. Quelles sont les indications de la morphine ?
2. Quelles sont les contre-indications de la morphine ?
3. Quelles sont les règles de prescription des opiacés ?
4. Définir les différentes actions de l'acide acétylsalicylique.

14

ANTI-ÉPILEPTIQUES

L'épilepsie est une affection débutant dans l'enfance, qui se manifeste par des convulsions généralisées avec perte de connaissance, des vertiges et des absences. Ces crises paroxystiques sont liées à une activité hypersynchrone anormale d'une population de neurones corticaux. La prévalence de l'épilepsie se situe autour de 6 pour 1 000 habitants avec deux pics de fréquence maximale aux 2 âges extrêmes de la vie, avant 10 ans et après 65 ans. 20 % des cas sont secondaires à des lésions cérébrales. C'est une maladie à retentissement socio-professionnel considérable en raison du danger individuel et collectif que représente la survenue de crises dans certains métiers. Sa gravité tient au risque traumatique, parfois vital, des crises elle-mêmes et à la souffrance cérébrale.

Dans environ 40 % des cas, on trouve une cause à la maladie (scanner, IRM). Si une lésion peut expliquer les crises, on parle d'**épilepsie symptomatique**. En l'absence de lésion et s'il existe des antécédents familiaux, on parle d'**épilepsie idiopathique**. Si la cause reste inconnue, on parle d'**épilepsie cryptogénique**.

On distingue :

– *le grand mal* (crise comitiale), forme la plus grave, avec agitation violente et perte de la conscience ;

– *l'épilepsie psychomotrice,* localisée à une région ou un membre, qui entraîne des mouvements mal coordonnés ;

– *les absences*, surtout chez l'enfant, correspondant à une rupture de contact brève.

LES RÈGLES DE PRESCRIPTION

Il faut bien distinguer le traitement de la crise et le traitement de fond qui durera des années, voire toute une vie car il n'existe pas de traitement curatif de l'épilepsie. Les anti-épileptiques auront donc pour but de supprimer ou diminuer la fréquence ou la sévérité des crises. Quelques règles sont fondamentales à connaître :

– Un seul anti-épileptique doit être administré en début de traitement.

– La posologie doit être progressive, adaptée au rythme des crises ; le traitement ne doit jamais être arrêté brusquement.

– Le malade ne doit pas oublier un seul jour de prendre son médicament.

– L'effet thérapeutique apparaît en quelques jours *(Zarontin)*, en 2 à 3 semaines (barbituriques et hydantoïnes) ou en plusieurs semaines *(Dépakine)*.

– Éviter les facteurs favorisant les crises : alcool, surmenage, privation de sommeil, décalages horaires, certains médicaments.

– Les effets indésirables sont soit rares mais graves (dermatose bulbeuse), soit bénins mais fréquents (troubles digestifs, rashes cutanés).

– Le dosage plasmatique d'un certain nombre d'anti-épileptiques est possible et peut être utile en cas d'inefficacité ou si des signes d'intolérance apparaissent. Ces dosages doivent être réalisés à l'état d'équilibre (3 à 30 jours selon le médicament). Le tableau page 102 présente les taux thérapeutiques et toxiques des médicaments anti-épileptiques.

– Une notion récente est la possible aggravation de certains types de crises par certains antiépileptiques, d'où l'importance cruciale de la surveillance.

LES ANTI-ÉPILEPTIQUES POLYVALENTS

Le valproate de sodium *(Dépakine)*

C'est un anti-épileptique majeur qui est actif sur toutes les formes d'épilepsie, y compris le petit mal aux doses de 1 g/j *per* os.

Les benzodiazépines *(Valium, Rivotril, Urbanyl)*

Ce sont les médicaments de l'urgence, actifs sur toutes les formes d'épilepsie mais leurs effets tendent à s'épuiser avec le temps. Leur rapidité d'action par voie parentérale en fait l'arme de choix des états de mal. *Valium* et *Rivotril* sont utilisés, comme le phénobarbital, lors de la crise de grand mal en perfusion lente.

LES MÉDICAMENTS DU GRAND MAL

Barbituriques

Les barbituriques sont des dépresseurs du système nerveux central utilisés surtout dans la prémédication de l'anesthésie générale et comme anti-épileptiques *(Gardénal)*. Selon leur constitution, ils possèdent une action plus ou moins rapide et durable qui est schématisée dans le tableau ci-après.

• **Pharmacodépendance.** L'emploi inconsidéré de barbituriques peut conduire un individu à être véritablement dépendant du médicament. Le malade est obligé d'augmenter les doses pour obtenir le même effet (voir le chapitre sur les toxicomanies).

• **Incidents thérapeutiques.** On peut observer lors d'un traitement aux barbituriques des réactions cutanées (érythème, urticaire, eczéma, et rarement une photosensibilisation), des réactions nerveuses (excitation chez certains sujets et surtout réveil désagréable avec vertiges, lenteur de l'idéation et somnolence), des arthralgies (« rhumatismes gardénaliques »).

• **Contre-indications.** Deux contre-indications sont formelles : chez les malades atteints de *porphyrie*, l'administration de barbituriques entraîne une crise aiguë ; chez l'*insuffisant respiratoire*, il y a un risque de dépression respiratoire.

• **Interactions médicamenteuses.** Certains médicaments ne doivent pas être associés aux barbituriques :

– L'alcool éthylique, le *Largactil*, l'*Halopéridol*, la réserpine potentialisent l'action des barbituriques.

– L'association barbituriques-IMAO entraîne une tachycardie et l'exagération des réflexes.

– La stimulation par les barbituriques des enzymes hépatiques qui interviennent dans le métabolisme de médicaments comme la phénylbutazone, le probénécide, les hydantoïnes, les anticoagulants, diminuent l'efficacité de ceux-ci en augmentant leur dégradation par le foie. Ceci est appelé induction enzymatique qui fait que même *si l'administration de barbituriques est momentanée, elle peut perturber l'équilibre d'un traitement anticoagulant par les antivitamines K.*

Tableau 14.1. Concentrations plasmatiques thérapeutiques et toxiques des principaux antiépileptiques

Dénomination commune	Nom de spécialités	Indications	Nombre de prises quotidiennes	Temps d'équilibration	Taux thérapeutique (µg/mL)	Taux toxique (µg/mL)
Phénobarbital	*Gardénal* et associations	Crises partielles et généralisées	1	15-30 j	15-25	> 30
Phénytoïne	*Dihydan*	idem	1	8-21 j	5-15	> 20
Carbamazépine	*Tégrétol*	Épilepsie partielle	2-3	2-4 j	5-10	> 12
Valproate de sodium	*Dépakine*	Tous types d'épilepsie sauf chez le nouveau-né	3	2-3 j	50-100	> 150
Éthosuximide	*Zarontin*	Absences	2	4-8 j	40-100	> 120
Clonazépam	*Rivotril*	Traitement d'appoint	2	4-8 j	10-40 ng/mL	> 50
Vigabatrin	*Sabril*	Épilepsie partielle et spasmes infantiles	1-2			

• **Le coma barbiturique.** C'est un coma profond. Une intoxication sévère correspond à l'absorption de 5 à 10 fois la dose thérapeutique et la mort peut survenir en quelques heures. Lors d'un empoisonnement aigu, le traitement comporte :

– un lavage d'estomac avec 5 à 10 litres de sérum bicarbonaté isotonique pour éliminer le produit encore présent dans l'estomac, si le malade est conscient ;
– une alcalinisation du plasma qui défixe les barbituriques, et provoque une alcalose qui facilite la diurèse. On administre 2 à 3 litres de sérum bicarbonaté à 14 p. mille en perfusion, ou une substance tampon appelée THAM en solution à 36 p. mille, à raison de 2 litres par jour ;
– une diurèse forcée (glucose, mannitol) et une respiration artificielle.

Le phénobarbital *(Gardénal, Alepsal)*

Seul barbiturique utilisé comme anti-épileptique, c'est un médicament important administré *per os* aux doses quotidiennes de 0,10-0,20 g. Il ne faut pas arrêter brutalement son administration car on peut déclencher alors un « état de mal ». Lors d'une crise de grand mal, le *Gardénal* est utilisé par voie intraveineuse lente avec des *seringues en verre* car le solvant entraîne la formation de produits irritants avec les seringues plastiques. On peut l'utiliser dans toutes les formes d'épilepsie.
L'inconvénient le plus gênant du traitement est la somnolence. Pour la combattre on associe au gardénal de la caféine *(Alepsal)*.
Les effets secondaires sont faits d'éruptions cutanées, d'œdèmes et d'arthralgies.

Autres médicaments du Grand mal

La primidone *(Mysoline)*

C'est un produit transformé dans l'organisme en phénobarbital et elle présente les mêmes indications. On l'utilise aux doses de 1 à 2 g par jour.

La phénytoïne *(Dihydan, Dilantin)*

C'est un médicament très actif sur le grand mal qui a l'avantage de ne pas être hypnotique. Elle n'agit pas sur le petit mal qu'elle aggrave au contraire. Les doses administrées sont de 0,20 à 0,40 g par jour. Les effets indésirables sont nombreux : cutanéo-muqueux (éruptions cutanées, gingivites), sanguins (anémie mégaloblastique par carence en acide folique, leucopénie, agranulocytose), digestifs et neurologiques. Du fait de ces inconvénients, elle est moins utilisée.

La carbamazépine *(Tégrétol)*

Elle est active sur le grand mal et l'épilepsie psychomotrice à des doses de 600 à 800 mg.
C'est un médicament également utilisé dans le traitement symptomatique des névralgies essentielles du trijumeau (il faut rechercher la dose minimale efficace). C'est enfin un normothymique prévenant les rechutes de dépression au cours de la psychose maniaco-dépressive et donc une précieuse alternative au traitement par le lithium. Le produit est toxique pour le foie, la peau et le système hématopoïétique.

Le vigabatrin *(Sabril)*

Il est utilisé pour les épilepsies rebelles aux autres traitements (épilepsie partielles de l'adulte et de l'enfant). Il possède aux doses de 50 mg chez l'adulte des effets secondaires visuels importants.

LES MÉDICAMENTS DE L'ÉPILEPSIE ABSENCE

L'éthosuximide *(Zarontin)*

Il est administré dans le traitement des absences chez l'enfant aux doses de 1 à 1,5 g, lorsque le valproate a échoué.
Lorsque les crises de petit mal coexistent avec un grand mal, l'éthosuximide administré seul peut favoriser le déclenchement de crises généralisées après effacement des absences. On l'associe donc aux barbituriques. Ses effets secondaires sont surtout d'ordre digestif mais peuvent aussi être observés des troubles du sommeil, de l'anxiété et de l'asthénie ; les complications hématologiques (leucopénie dans 10 % des cas, anémie), bien que rares, réclament une surveillance.

LA CONDUITE DU TRAITEMENT ANTI-ÉPILEPTIQUE

– Les crises généralisées sont traitées par la *Dépakine* ou le phénobarbital, et, en cas d'échec, par le *Dihydan*.
– Les absences font appel à la *Dépakine* ou au *Zarontin* si le résultat est insuffisant.
– Les crises partielles font appel au *Dihydan* ou au *Tégrétol*.

– Les états de mal épileptique sont justiciables d'un traitement d'urgence en milieu spécialisé (injection IV de *Valium* ou de *Rivotril*).

LA SURVEILLANCE DU TRAITEMENT

La surveillance porte sur :

• **Les manifestations cutanées.** La plupart paraissent aggraver (ou causer ?) l'acné, l'urticaire, l'hirsutisme. Des érythrodermies bulleuses sont possibles avec tous les anti-épileptiques.

• **Les manifestations neurologiques.** La phénytoïne au long cours entraîne dans 18 % des cas une neuropathie périphérique, asymptomatique ou limitée à une diminution des réflexes des membres inférieurs.

• **Les manifestations hématologiques.** Chez 50 % des malades traités il existe une baisse de l'acide folique plasmatique. Les leucopénies sont fréquentes. Les aplasies médullaires, en rapport avec une prédisposition du sujet, sont rares.

• **Les manifestations osseuses.** Les anti-épileptiques qui sont inducteurs des enzymes hépatiques de dégradation (carbamazépine, phénobarbital, phénytoïne) peuvent entraîner par augmentation de la dégradation de la vitamine D un rachitisme chez le jeune enfant ou une ostéomalacie chez l'adulte. Il faudra savoir suspecter l'ostéomalacie devant des douleurs osseuses.

• **Les manifestations au niveau du tissu conjonctif.** Le *« rhumatisme gardénalique »* est le plus souvent localisé à l'épaule et à la main. L'hypertrophie gingivale est retrouvée chez 50 % des sujets traités par la phénytoïne.

AUTO-ÉVALUATION

1. Quelles sont les indications du phénobarbital ?
2. Quels sont les effets secondaires et la surveillance du traitement anti-épileptique ?

15

ANTIPARKINSONIENS

La maladie de Parkinson est due à une baisse de dopamine et à un déséquilibre acétylcholine/dopamine au niveau du striatum, que le traitement a pour but de contrôler. Elle est caractérisée par la diminution ou la perte des mouvements automatiques, le défaut d'harmonisation de l'activité motrice, l'incoordination des mouvements, l'hypertonie, la raideur, puis la rigidité et le tremblement. On observe de plus un tremblement prononcé des doigts et une rigidité musculaire qui donne au malade une attitude particulière et un masque figé appelé « faciès parkinsonien ». La fréquence de la maladie est estimée à 1 pour 400 avec un âge moyen de début vers 55 ans. Les antiparkinsoniens ont pour but de supprimer les trois symptômes majeurs de la maladie : tremblement, rigidité, akinésie. La dépression est fréquente (50 % des cas au début).
L'abus des médicaments neuroleptiques reproduit les symptômes de la maladie de Parkinson et doit faire l'objet d'un diagnostic différentiel.

LA L-DOPA *(MODOPAR, SINEMET)*

► *Action* — La L-Dopa (lévodopa) ou dihydroxyphénylalanine conduit à la dopamine et à la noradrénaline dans l'organisme.
La majeure partie de la dopamine cérébrale se trouve concentrée dans les noyaux gris centraux (80 % de la dopamine cérébrale se situent dans les corps striés). Or, la maladie de Parkinson s'accompagne d'une déplétion cérébrale en dopamine. On utilise la L-Dopa (précurseur de la dopamine) qui passe la barrière hémato-encéphalique, contrairement à la dopamine, et se transforme au niveau du cerveau en dopamine grâce à une enzyme appelée dopa-décaraboxylase ; mais comme il existe une décarboxylase périphérique qui détruit donc le produit absorbé, on administre une association L-Dopa + inhibiteur

de la décarboxylase *(Modopar, Sinemet).* La L-Dopa est le traitement de base de tout parkinsonien, mais son emploi chez le sujet jeune entraîne au bout de quelques années de traitement des complications motrices très invalidantes. Actuellement, on associe la L-Dopa à petites doses (300 mg/j) à des agonistes de la dopamine *(Motilium)* qui ont l'avantage d'une durée d'action plus longue que celle de la Dopa.

▶ *Indications* — Ce médicament est employé dans la maladie de Parkinson idiopathique, les syndromes parkinsoniens post-encéphalitique, artériopathique, toxique (manganèse ou oxyde de carbone). On ne l'emploie pas dans les syndromes parkinsoniens dus aux neuroleptiques.
Signalons que la lévodopa donne de bons résultats à fortes doses (7 à 12 g) dans le traitement du coma hépatique, sans normalisation des taux d'ammoniémie. De plus, elle augmente la sécrétion de l'hormone de croissance et diminue celle de prolactine.

▶ *Conduite du traitement* — Il se fait à doses lentement progressives et par paliers : 500 mg par jour durant les premiers jours, puis augmentation progressive de 500 mg par jour tous les 3 jours, jusqu'à une dose optimale quotidienne de 3 à 5 g, selon l'efficacité et la tolérance du produit sur le sujet. Au début du traitement, l'hospitalisation est préférable pour les sujets âgés ou ayant un mauvais état général.
La L-Dopa ne doit jamais être prise à jeun, mais au cours ou à la fin du repas, en raison des troubles digestifs qu'elle provoque. Le schéma thérapeutique doit s'inspirer des règles suivantes :

– La L-Dopa doit être utilisée durant toute la maladie, mais l'efficacité du traitement peut s'épuiser en 5 à 10 ans. Elle ne s'oppose donc pas à l'évolution naturelle de la maladie.
– L'effet du médicament varie en fonction de l'heure d'administration. Les prises sont fractionnées toutes les deux heures.
– En cas de dyskinésies induites par la Dopa, on évitera les neuroleptiques et on étalera les prises.
– Tout arrêt du traitement est dangereux et doit être particulièrement surveillé.
– L'échec de la L-Dopa fait essayer le *Parlodel.*

▶ *Effets secondaires* — Il sont nombreux et obligent à la réduction de la posologie dans 30 % des cas et à l'arrêt du traitement dans 10 % des cas.

• **Les troubles digestifs** (65 % des malades) avec nausées ou vomissements sont très fréquents, surtout en début de traitement ; ces manifestations sont atténuées si le médicament est pris pendant ou après le repas. Ces troubles sont parfois si importants que le traitement doit être arrêté. Les vomissements peuvent être prévenus par le *Primpéran* ou le *Vogalène.*

• **Des mouvements anormaux** (45 % des malades) tels que clignement des paupières, glissement des lèvres, ouverture et fermeture de la bouche peuvent apparaître si le médicament est pris à fortes doses (4 g ou plus par jour) ; il faut alors diminuer les doses de L-Dopa.

• **Parmi les troubles cardio-vasculaires**, l'hypotension orthostatique est la plus fréquente. La L-Dopa est contre-indiquée dans les affections cardio-vasculaires sévères ; un électrocardiogramme est utile avant le début du traitement.

• **Troubles psychiques** : l'administration du médicament s'accompagne d'une amélioration de l'humeur ou au contraire d'accès dépressifs. Chez des sujets présentant des antécédents psychiques, il a été décrit des bouffées délirantes. La L-Dopa est donc contre-indiquée dans les états de détérioration mentale importante.

• **Modifications des constantes biologiques** : augmentation de l'urée sanguine, des transaminases (ASAT), et de l'iode protidique.

► *Interférences médicamenteuses* — Il faut éviter la vitamine B_6 qui active la décarboxylase et diminue les effets de la L-Dopa ; les IMAO et les sympathomimétiques pour leurs effets sur la pression artérielle ; certains anesthésiques (cyclopropane, halothane).

► *Contre-indications* — Le produit est contre-indiqué dans les cas suivants :

– états de détérioration mentale ;
– affections cardio-vasculaires sévères, décompensées, quelle que soit leur origine ;
– insuffisance hépatique et rénale ;
– grossesse ;
– glaucome.

► *Association Dopa + Parlodel* — Elle est utile quand les effets de la Dopa diminuent ou quand la Dopa est inefficace d'emblée. On utilise le *Parlodel* aux doses de 20 à 40 mg.

LES AGONISTES DOPAMINERGIQUES

Ce sont des analogues synthétiques de la dopamine qui se fixent directement sur les récepteurs dopaminergiques sans avoir besoin d'être transformés pour agir. Ils ont une durée d'action plus longue mais sont moins puissants et induisent aussi des effets secondaires (troubles digestifs et psychiques, hypotension).

• L'apomorphine *(Apokinon)* est un médicament dérivé de la morphine, non stupéfiant, utilisé par voie sous-cutanée dans l'effet « on-off » de la thérapeutique par la dopa, c'est-à-dire des oscillations brusques de l'état moteur induites par la dopathérapie au long cours (phases favorables = on ; phases avec résurgence des symptômes = off). Cet effet est très typique chez 15 % des patients traités. Elle peut être utilisée en sous-cutané à l'aide d'un stylo injecteur (3-4 mg/dose), avec une action rapide (10 min), mais brève (1 h).
• On utilise également le lisuride *(Dopergine)*, la bromocriptine *(Parlodel)*, le piribédil *(Trivastal)*.

LES ANTICHOLINERGIQUES *(ARTANE, LEPTICUR AKINETON)*

Certains signes de la maladie de Parkinson (tremblements, hypersialorhée) évoquent un hyperfonctionnement du système cholinergique d'où l'idée de les corriger par l'utilisation de produits anticholinergiques. On les utilise en association avec la lévodopa lorsque le tremblement est important, aux doses quotidiennes de 5 à 10 mg.
Par leurs propriétés anticholinergiques, ils entraînent sécheresse de la bouche, troubles de l'accommodation et constipation. Ils sont contre-indiqués dans le glaucome et l'adénome prostatique. Leur administration chez le sujet âgé doit être très prudente en raison du risque de confusion mentale.

LES INHIBITEURS DE LA MONOAMINE OXYDASE (IMAO)

La sélégiline *(Déprényl)* est un IMAO qui réduit la dégradation de la dopamine endogène et qui est utilisée comme antiparkinsonien.

LA CONDUITE PRATIQUE DU TRAITEMENT

Les médicaments antiparkinsoniens doivent être prescrits progressivement et le traitement doit être différé jusqu'à l'apparition de troubles gênant l'activité du patient. On commence alors par un anticholinergique. En cas d'échec, on passe au *Sinemet* ou *Modopar*.
Au bout de quelques années de traitement, la durée d'action du médicament diminue et passe de plusieurs heures à 2-3 heures seulement. Il faut alors fractionner les doses et/ou les augmenter.

La maladie de Parkinson est prise en charge à 100 %. Le traitement s'accompagne d'une rééducation motrice et d'un soutien psychologique dès le début, parfois d'orthophonie.

AUTO-ÉVALUATION

1. Que signifie agoniste dopaminergique ? Exemples.
2. Pourquoi la Dopa est-elle un traitement de base de la maladie de Parkinson ?
3. Quels sont les effets secondaires de la Dopa ?

16

PSYCHOTROPES

Les psychotropes sont des médicaments qui modifient le psychisme soit par leurs propriétés sédatives soit au contraire par leurs propriétés stimulantes.

Les altérations psychiques peuvent se retrouver dans trois grands groupes :

– *Les névroses* sont des maladies psychiques parmi lesquelles on distingue l'anxiété, les obsessions, l'hystérie et les phobies. Les névroses rendent les sujets irritables et nerveux. Elles s'accompagnent de perte d'appétit et de sommeil et entraînent des perturbations du comportement sexuel. Les névroses entravent peu le comportement social des malades qui sont conscients de leur état.

– *Les psychoses* sont des états pathologiques caractérisés par la perte de l'autocritique du malade. Celui-ci est étranger à lui-même, sa responsabilité est réduite. On distingue : la schizophrénie, démence précoce qui atteint l'enfant ou l'adulte jeune ; la psychose maniaco-dépressive avec succession de joie délirante avec hallucinations et de dépression profonde avec mélancolie et désir de mort ; la psychose paranoïaque avec surestimation pathologique du moi, orgueil exagéré, susceptibilité, égoïsme, méfiance, inadaptabilité sociale.

– *L'arriération mentale* : idiotie, débilité plus ou moins prononcées (oligophrénie...).

Les psychotropes, très divers sur le plan chimique et dont le mécanisme d'action est parfois mal connu, sont divisés en quatre grandes classes dans la classification de Delay et Deniker, généralement admise par tous les pharmacologues.

▶ *Les psycholeptiques* — **Ils ralentissent l'activité mentale.** Ils sont divisés en 3 groupes :

• **Les neuroleptiques** (ou thymoleptiques) qui dépriment l'humeur. Ils sont employés pour réduire les troubles psychotiques.
• **Les anxiolytiques ou tranquillisants** qui réduisent la tension émotionnelle et l'anxiété.
• **Les hypnotiques** qui abaissent la vigilance et entraînent le sommeil.

► *Les psychoanaleptiques* — Ils **stimulent l'activité mentale** soit en augmentant la vigilance, soit en excitant l'activité intellectuelle ou la tension émotionnelle. Ils sont divisés en 2 catégories :

• **Les antidépresseurs** (ou thymoanaleptiques) ont une **action élective sur les états dépressifs.** On distingue d'une part les amines tricycliques du type imipramine *(Tofranil)*, d'autre part les inhibiteurs de la mono-amine-oxydase (IMAO). Ces deux familles d'antidépresseurs ne doivent jamais être associées.
• **Les psychotoniques** stimulent la vigilance (antagonistes donc des hypnotiques) et sont des excitants du système nerveux central dont le type est représenté par les amphétamines, maintenant proscrites.

► *Les psychodysleptiques* — Ce sont des **perturbateurs de l'activité mentale** qui génèrent des hallucinations, des états oniriques, des états de confusion et de dépersonnalisation. Ils sont recherchés par les toxicomanes.

► *Les thymorégulateurs* — Ils ont un effet préventif contre les rechutes maniaques ou dépressives de la psychose maniaco-dépressive.
Le tableau ci-dessous schématise la classification des médicaments psychotropes.

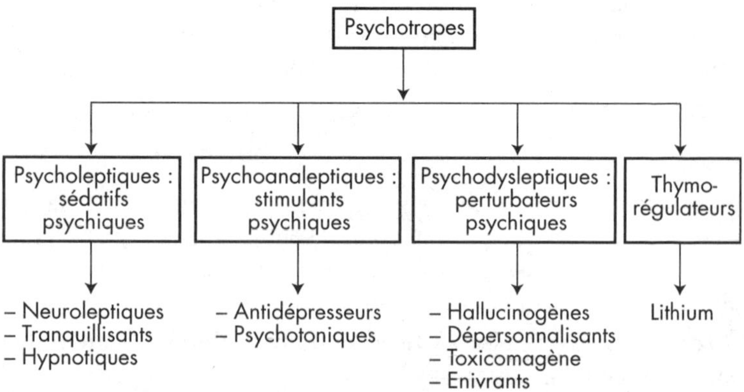

LES NEUROLEPTIQUES OU ANTIPSYCHOTIQUES

Les neuroleptiques sont les principaux médicaments des psychoses dont ils diminuent l'agressivité et l'agitation. Leurs meilleures indications sont les *psychoses aiguës* (bouffées délirantes, accès maniaques, *delirium tremens*) et la *schizophrénie*. Leur mécanisme d'action est lié au blocage des récepteurs dopaminergiques centraux. Ils peuvent également bloquer d'autres récepteurs (adrénergiques histaminiques, cholinergiques et muscariniques) conduisant à l'apparition d'effets secondaires.
Les neuroleptiques peuvent être utilisés aussi dans certaines névroses graves, dans les troubles caractériels des psychopathes, des éthyliques et en pathologie psychosomatique.

▶ *Indications* — Trois types d'action sont recherchés :

– *L'effet anti-délirant :* tous les neuroleptiques, à un degré plus ou moins important, atténuent ou font disparaître délires et hallucinations. Les médicaments de ce type sont *Largactil, Halopéridol.* Ils sont indiqués dans la schizophrénie dont c'est le traitement de fond. On les utilise éventuellement aussi en association avec des sédatifs dans les états d'agitation et dans la manie.
– *L'effet anti-déficitaire* survient seulement avec certains neuroleptiques qui agissent sur les symptômes de type déficitaire (indifférence, perte de l'initiative, du contact, akinésie, anhédonie). Les neuroleptiques anti-déficitaires sont indiqués chez l'hébéphrène, dans la schizophrénie simple. Cet effet est aussi mis à profit en anesthésiologie.
– *L'effet sédatif* est observé dans les conduites d'agitation quelle qu'en soit la cause *(Nozinan, Melleril).*

▶ *Effets secondaires* — Ils peuvent être nombreux :

– *Signes extrapyramidaux* : ils s'observent au cours des premières semaines du traitement : syndrome parkinsonien (surtout chez les femmes et chez les malades âgés), dyskinésies (mouvements anormaux de la face et des yeux, tics, tremblement des extrémités), instabilité, réactivation anxieuse ou délirante. La prévention de ces effets devra être systématique lors d'un traitement.
– *Effets neuro-végétatifs :* hypotension orthostatique, tachycardie.
– *Effets endocriniens :* les neuroleptiques entraînent une hyperprolactinémie avec gynécomastie, galactorrhée, aménorrhée, impuissance, frigidité, prise de poids.
– *Effets cutanés :* allergies cutanées du personnel infirmier et photosensibilisation avec le *Largactil.*

– *Le syndrome malin* des neuroleptiques, rare mais très grave, est caractérisé par une hyperthermie inexpliquée, pâleur, troubles respiratoires. Dans ce cas, l'arrêt du traitement doit être immédiat et une réanimation doit être entreprise.

▶ *Contre-indications et surveillance du traitement* — Il faut éviter l'utilisation des neuroleptiques :

– dans les syndromes neurologiques (maladie de Parkinson, sclérose en plaques, syndromes pyramidaux) ;
– dans toutes les intoxications aiguës ;
– dans le glaucome, les porphyries ;
– dans les défaillances hépatique, cardiaque et sexuelle ;
– chez la femme enceinte ;
– leur utilisation doit se faire très prudemment chez les sujets âgés et chez l'enfant ;
– il ne faudra pas associer aux neuroleptiques, les IMAO, les autres dépresseurs centraux, les sympathomimétiques, les anti-histaminiques, les hypotenseurs.

Au début et au cours du traitement, le bilan doit comporter une numération formule sanguine, un bilan hépatique, ophtalmologique, un électroencéphalogramme et un ECG, une glycémie et une vitesse de sédimentation.

La chlorpromazine *(Largactil)*

Ce médicament, chef de file des neuroleptiques est une phénothiazine, qui possède les 3 propriétés essentielles des neuroleptiques : sédative surtout, antiproductrice et désinhibitrice.

▶ *Propriétés* — Elle agit sur le système nerveux central, sur le système végétatif et sur l'hypothalamus.

• **Sur le système nerveux central**, on observe :

– une action sédative et hypnotique : elle provoque de la torpeur avec somnolence, mais pas le sommeil ;
– une potentialisation de l'action des anesthésiques généraux, des hypnotiques, des analgésiques centraux ;
– une action anti-émétique ;
– une action antipyrétique ;
– une action antichoc en empêchant la vasoconstriction.

• **Sur le système nerveux végétatif**, on observe une action anticholinergique avec diminution des réactions émotionnelles.

• **Sur le système endocrinien**, elle bloque la sécrétion de trois hormones de l'hypothalamus, ce qui peut entraîner comme consé-

quences une inhibition de l'ovulation, une aménorrhée et une galactorrhée.
La chlorpromazine est utilisée dans le traitement de la schizophrénie, des états confusionnels, des états dépressifs, dans l'hibernation artificielle, la cure de sommeil et en prémédication dans la composition des « cocktails lytiques ». Les doses utilisables sont de 25 à 50 mg par jour, par voie buccale, rectale ou intramusculaire

► *Incidents et accidents*

• **Sur le plan neuropsychiatrique** : aux doses utilisées en psychiatrie, les dyskinésies sont pratiquement constantes et très fréquentes, même aux doses plus faibles. On observe un syndrome parkinsonien ce qui nécessite très souvent un traitement antiparkinsonien associé *(Artane, Lepticur, Ponalide)*. La L-Dopa est inactive dans ce cas car les troubles extrapyramidaux engendrés par les neuroleptiques ne sont pas dus à un déficit des noyaux gris centraux en dopamine comme dans la maladie de Parkinson. On a signalé des cas très rares de crise comitiale lors de l'utilisation du *Largactil.*
• **Sur le plan hépatique** : de nombreux cas d'ictères rétentionnels bénins ont été décrits, qui disparaissent spontanément.
• **Sur le plan cardio-vasculaire** : il a été signalé une certaine fréquence de tachycardies et la possibilité de survenue de collapsus graves.
• **Les accidents dermatologiques** sont assez fréquents, faits d'érythèmes prurigineux ou d'eczéma ; la lumière aggrave les lésions de ce type et peut provoquer des pigmentations indélébiles. On observe parfois un eczéma allergique chez le personnel soignant qui manipule ce produit (cet eczéma est, du reste, inscrit au tableau des maladies professionnelles).

Les dérivés de la chlorpromazine

Un certain nombre de médicaments dérivés des phénothiazines sont également utilisés dans le traitement des psychoses schizophréniques, des délires et des états maniaques : *Nozinan, Moditen, Melleril.* Ces 3 spécialités ont une action dépressive assez importante sur la sexualité.
Les neuroleptiques retards *(Piportil, Moditen retard, Fluanxol)* permettent un espacement des prises médicamenteuses et sont administrés par voie IM.
Signalons, comme pour le *Largactil*, une certaine fréquence d'accidents cutanés chez le personnel infirmier lors de la manipulation des dérivés de la chlorpromazine.

L'halopéridol *(Haldol, Droleptan)*

C'est un neuroleptique utilisé en psychiatrie (psychoses aiguës ou chroniques, agitation...), en prémédication et comme antivomitif. C'est un des produits les plus actifs sur les hallucinations aux doses quotidiennes de 5 à 10 mg au début puis 1 à 3 mg en cure d'entretien. Les contre-indications sont les hémiplégies, la sclérose en plaques et la maladie de Parkinson.

Les neuroleptiques atypiques *(Dogmatil, Barnetil, Solian, Leponex, Risperdal, Orap)*

Ce sont des molécules antipsychotiques que l'on utilise souvent en relais des neuroleptiques classiques.

LES ANXIOLYTIQUES OU TRANQUILLISANTS

Les anxiolytiques ou tranquillisants sont des médicaments qui réduisent l'anxiété et la tension émotionnelle.

Ils diminuent l'anxiété et ses manifestations psychiques (troubles caractériels et du sommeil) ou somatiques (troubles musculaires). Ils n'ont pas d'effets antipsychotiques, n'induisent pas d'effets secondaires extrapyramidaux comme les neuroleptiques et ne réduisent pas l'anxiété dans les psychoses. Un soutien psychologique ou une psychothérapie peut s'avérer nécessaire chez certains patients.

Les indications des tranquillisants sont très nombreuses :

– *En psychiatrie* : toutes les manifestations pathologiques de l'angoisse sont justiciables des anxiolytiques, y compris les névroses d'angoisse.

– *En pratique non psychiatrique* : ils sont employés dans les affections organiques s'accompagnant d'anxiété (affections digestives et cardio-vasculaires) ; dans les affections s'accompagnant de contractures musculaires d'origine centrale ou périphérique *(Myolastan)* ; dans l'état de mal épileptique (*Valium* par voie intraveineuse, *Rivotril* au long cours) ; en prémédication anesthésique ; comme hypnotique.

Les benzodiazépines

Les benzodiazépines sont très utilisées comme anxiolytiques, deux à trois fois plus en France que dans les pays européens voisins, ce qui a entraîné les pouvoirs publics à limiter leur prescription à 3 mois pour les anxiolytiques et à un mois pour les hypnotiques. Leur indication est l'anxiété généralisée, les états anxieux, les troubles du sommeil *(Valium)*, l'anesthésie *(Hypnovel, Valium)*, les contractures musculaires.

▶ *Posologie et métabolisme* — Les benzodiazépines sont utilisées à des doses très variables d'un sujet à l'autre : par exemple, le *Valium* dans l'anxiété peut être utilisé à des doses de 5 à 60 mg par jour. Le sujet âgé nécessite des posologies plus faibles.

Par voie orale, le pic plasmatique est obtenu en 1 à 3 heures. Les médicaments sont métabolisés essentiellement dans le foie et l'élimination des métabolites se fait dans les urines. Certaines benzodiazépines donnent des métabolites actifs. Trois benzodiazépines n'ont pas de métabolites actifs : *Séresta, Témesta, Lexomil.* La demi-vie est définie comme le temps nécessaire pour que la concentration plasmatique diminue de moitié. La demi-vie différente des benzodiazépines permet leur classement :

– demi-vie supérieure à 24 heures : *Tranxène, Valium* ; l'élimination de ces produits est plus prolongée ;

– demi-vie comprise entre 5 et 24 heures : *Léxomil, Séresta, Témesta, Xanax* ; ces produits ont un moindre risque d'accumulation.

Les benzodiazépines doivent s'administrer en cures de courte durée (< 3 mois si possible), avec une posologie faible. Le traitement doit être arrêté très progressivement.

▶ *Effets secondaires* — Ils sont importants à connaître en raison de l'usage abusif des benzodiazépines :

– la somnolence particulièrement dangereuse lors de la conduite automobile ;

– la potentialisation des effets de l'alcool ;

– les troubles du comportement « paradoxaux » observés avec les benzodiazépines se manifestant non pas par l'effet sédatif attendu mais par un effet d'excitation ;

– lors de traitement très prolongé des troubles de la mémoire sont souvent retrouvés.

▶ *Facteurs de risque et de dépendance* — Toute consommation, même prolongée, n'est pas synonyme de dépendance. Celle-ci survient plus facilement en cas d'utilisation de molécules à demi-vie courte, lors de posologies elevées (plus de 15 mg/j de *Valium* par exemple), lors d'un traitement prolongé (risque estimé à 10 % pour un traitement de 3 mois à 1 an), s'il y a des antécédents de conduites addictives. Dans la population générale, on estime à 2 % la prévalence de la dépendance aux benzodiazépines.

Tableau 16.1. Principales benzodiazépines (toutes sont inscrites sur la liste I)

DCI	Spécialités	Demi-vie (h)	Voie	Dose (mg)	Durée d'action (h)	Délai d'action (mn)	Indications
Benzodiazépines à durée d'action courte							
Midazolam	*Hypnovel*	2	IM IV IV	10 7-10 10-25	– – –	15 0,5-2 0,5-2	Prémédication Sédation Anesthésie
Triazolam	*Halcion*	2,7	Orale	0,25-0,50	17-18	8	Hypnotique
Benzodiazépines à durée d'action intermédiaire							
Alprazolam	*Xanax*	12	Orale	0,25-1	8	120	Anxiolytique
Chlordiazépoxide	*Librax*	20	Orale	10-20	6	15-45	Anxiolytique
Lorazépam	*Témesta*	12	Orale	0,5-2	8-12	15-45	Anxiolytique Sevrage toxicomane
Oxazépam	*Séresta*	8	Orale	10-30	6-8	45-90	Anxiolytique Décontracturant Sevrage toxicomane
Témazépam	*Normison*	10-20	Orale	15-30	6	45-60	Hypnotique

Tableau 16.1. Principales benzodiazépines (toutes sont inscrites sur la liste I) (suite)

DCI	Spécialités	Demi-vie (h)	Voie	Dose (mg)	Durée d'action (h)	Délai d'action (mn)	Indications
Benzodiazépines à durée d'action longue							
Clorazépate	*Tranxène*	70	Orale IM	7,5-30 50-100	6-8 3-4	30-60 30-60	Anxiolytique Agitation psychomotrice
Diazépam	*Valium* *Novazam*	30	IV Orale IM IV	20-50 2-10 2-10 10-15	1 6 3-4 –	15-30 15-45 20	Prémédication Anxiolytique Sédatif Hypnotique Anticomitial
Flunitrazépam	*Narcozep* *Rohypnol*	30	Orale IM	1-2 1-2	24 3	30-60 30-60	Hypnotique Prémédication
Nitrazépam	*Mogadon*	30	Orale	5	24	15-45	Hypnotique
Prazépam	*Lysanxia*	65	Orale	5-40	8	240-360	Anxiolytique

Une dépendance psychique a été décrite mais les véritables toxicomanies paraissent rares. Le risque s'accompagne d'un syndrome de sevrage lors de l'arrêt d'un traitement prolongé par les benzodiazépines avec reprise des symptômes (anxiété, insomnie) ; si l'arrêt est brutal après un traitement prolongé à fortes doses, on peut même observer des troubles sensoriels et parfois des crises convulsives. Il est donc utile d'arrêter progressivement les traitements par les benzodiazépines, surtout pour les médicaments ayant des demi-vies courtes.

▶ *Contre-indications* — Une seule contre-indication est absolue, la myasthénie. Les benzodiazépines doivent être utilisées avec précaution dans l'insuffisance respiratoire, la grossesse.

▶ *L'intoxication aiguë volontaire* — Elle est très fréquente car environ 40 % des tentatives de suicide sont liées à l'absorption de tranquillisants. Elle entraîne un coma qui nécessite une admission rapide en service de réanimation. L'antidote spécifique est l'*Anexate*.

▶ *Le diazépam (Valium)* — C'est un des tranquillisants les plus utilisés, aux doses quotidiennes moyennes de 6 à 15 mg *per os* chez l'adulte et de 2 à 6 mg chez l'enfant. Ses indications sont les états d'anxiété, les états d'agitation des éthyliques (30 à 60 mg par voie intramusculaire et par jour en 2 à 3 fois), les contractures musculaires (10 à 30 mg par jour), l'état de mal épileptique (10 à 20 mg en injection intraveineuse très lente chez l'adulte et 2 à 10 mg chez l'enfant).
De nombreuses autres benzodiazépines sont utilisées : *Atarax, Témesta, Seresta, Tranxène, Urbanyl, Lexomil, Xanax* sont des exemples d'anxiolytiques dont les caractéristiques sont décrites sur le tableau pages 118 et 119.

Le procalmadiol *(Équanil)*

C'est un médicament inscrit sur la liste II, utilisé aux doses quotidiennes de 0,40 à 1,20 g ; il produit un détente avec sensation de quiétude et il régularise le sommeil. On l'administre dans les états névrotiques, les insomnies, les états anxieux…
Ce médicament est peu toxique. Une seule contre-indication : l'épilepsie du type grand mal car il peut induire des crises épileptiques.

LES HYPNOTIQUES

Les hypnotiques servent au traitement des insomnies occasionnelles liées à des événements difficiles (stress, accident, surmenage…) ou des conditions particulières (décalage horaire…). On les utilise aussi dans l'insomnie chronique (durant plus de 3 mois).

Les hypnotiques induisent la sédation du SNC et le sommeil. *Leur emploi prolongé peut entraîner des perturbations permanentes du sommeil et un syndrome de sevrage à leur arrêt. Dans tous les cas, il faut éviter une prescription systématique tous les soirs conduisant à la dépendance.* C'est la raison pour laquelle ils sont soumis à une règle de prescription de 4 semaines.

Le sommeil est un besoin physiologique fondamental dont la durée moyenne nécessaire au bon fonctionnement de l'organisme est bien établie :

– le nouveau-né dort 22 heures par jour ;
– l'enfant dort 12 heures par jour ;
– l'adulte dort en moyenne 8 à 9 heures par jour ;
– le vieillard dort 5 à 6 heures par jour.

Au total l'homme passe un tiers de sa vie à dormir ! Dans certains cas, ce nombre moyen d'heures de sommeil n'est pas réalisé ce qui entraîne un recours aux hypnotiques pour lutter contre l'insomnie. L'insomnie touche environ 15 % de la population. On cherchera à identifier les insomnies dont le traitement est spécifique : environnement bruyant, dépression, syndrome de jambes sans repos et mouvements périodiques nocturnes, apnées du sommeil.

On peut distinguer différents types d'insomnies :

– *l'insomnie dite d'endormissement* se rencontre chez les sujets anxieux ou en but à des difficultés transitoires. C'est également la forme d'insomnie la plus fréquente chez l'enfant ;
– *l'insomnie par interruption de sommeil :* c'est l'insomnie du matin que l'on rencontre souvent chez le déprimé ;
– *les éveils nocturnes répétés.*

Les hypnotiques sont classés selon leur structure chimique en deux classes : les benzodiazépines et les antidépresseurs sédatifs.

Les benzodiazépines et hypnotiques apparentés

L'anxiété étant responsable d'un grand nombre d'insomnies, toutes les benzodiazépines peuvent donc être utilisées comme hypnotiques. Chaque patient pouvant répondre différemment, il faudra donc trouver avec lui la benzodiazépine qui lui est le plus adapté (éventuellement en essayant plusieurs molécules successivement) :

– s'il y a un problème d'endormissement isolé sans anxiété pathologique associée, les molécules à demi-vie courte sont les plus indiquées :

Stilnox, Imovane. On ne les utilisera jamais en cas d'insomnie se traduisant par un réveil précoce ;
– si le patient est anxieux, les molécules anxiolytiques comme *Lysanxia, Témesta, Séresta* sont utilisées ;
– les molécules à demi-vie moyenne *(Imovane, Havlane, Noctamide)* ou longue *(Mogadon, Rohypnol)* sont bien adaptées comme hypnotiques.

Certains produits utilisés comme hypnotiques sont des associations médicamenteuses *(Mépronizine, Noctran 10)*. Ils sont inscrits sur la liste II.

Les antidépresseurs sédatifs

Les antidépresseurs sédatifs *(Laroxyl, Athymil...)* ont une action hypnotique propre. Ils agissent peu sur l'endormissement mais ont une bonne action sur les réveils nocturnes et les réveils précoces. La posologie utile est très faible (1/10 des doses antidépressives). Il n'y a pas (ou peu) de dépendance.
D'autres antidépresseurs donnent de bons résultats dans les insomnies sévères *(Théralène)* ou sont intéressants dans le sevrage aux benzodiazépines *(Atarax, Donormyl)*.

LES ANTIDÉPRESSEURS

La dépression est un dérèglement de l'humeur qui s'exprime par la perte du goût de vivre, qui est fréquente dans la population générale. Près de 3 millions de personnes souffrent de dépression en France. L'OMS estime que 5 à 10 % de la population dans toutes les sociétés, toutes les couches sociales, est, sera ou a été atteinte de dépression nerveuse. Les antidépresseurs sont des médicaments capables d'améliorer *l'ensemble des symptômes* constituant le syndrome dépressif : tristesse, perte d'intérêt et de motivation, insomnie, anorexie, ralentissement moteur et psychique (difficulté de concentration, lenteur du raisonnement).
Les antidépresseurs corrigent l'insuffisance en monoamines (noradrénaline, sérotonine, dopamine) au niveau des synapses encéphaliques.

Propriétés générales

• **Classification.** Selon le mode d'action on distingue trois grands groupes :
– *les composés tricycliques*, ainsi appelés car ils sont constitués de 3 cycles accolés, dont le chef de file est l'imipramine *(Tofranil)*. Ils

empêchent le retour dans le neurone des amines libérées dans la fente synaptique ;
– *les inhibiteurs de la monoamine oxydase (IMAO)* ralentissent le métabolisme des monoamines cérébrales (noradrénaline, sérotonine, dopamine) et sont utiles dans les dépressions avec grande asthénie.
– *les antidépresseurs de seconde génération non tricycliques*, non IMAO, sont très prescrits : *Athymil, Prozac, Survector, Vivalan, Déroxat, Floxyfral.*
La classification biochimique résulte des effets des antidépresseurs sur les amines cérébrales (adrénaline, sérotonine, dopamine) :
– les antidépresseurs à prévalence adrénergique : *Athymil, Vivalan, Kinupril* ;
– les antidépresseurs à action à la fois adrénergique et sérotoninergique : *Anafranil, Laroxyl, Ludiomil, Pertofran* ;
– les antidépresseurs à prévalence sérotoninergique : *Prozac, Floxyfral, Stablon, Pragmarel, Séropram* ;
– les antidépresseurs à prévalence dopaminergique : *Survector, Clédial.*

• **Propriétés thérapeutiques** :
– l'action antidépressive est, bien sûr, recherchée en priorité ;
– l'action sédative de certaines molécules est recherchée pour l'aspect anxiolytique et hypnotique ;
– l'action stimulante de certaines autres molécules est recherchée en cas d'inhibition intellectuelle et motrice ;
– l'action antalgique, précoce, est recherchée en cas de douleur (rhumatologie).

• **Indications des antidépresseurs en psychiatrie** :
– dans la dépression mélancolique, affection redoutable, leur efficacité est remarquable. Le traitement est débuté en milieu hospitalier par voie parentérale pour écourter le délai d'action, car dans cette affection le risque suicidaire est grand. L'effet est obtenu en 3 jours. Il faut constamment surveiller le patient en raison de la levée des inhibitions et du risque de suicide ;
– dans la dépression névrotique, où une brève hospitalisation est parfois nécessaire pour permettre de débuter le traitement par voie parentérale ;
– dans les dépressions chez les malades délirants ;
– dans les psychoses paranoïaques ;
– dans les troubles obsessionnels compulsifs.

• **Indications non psychiatriques :**
– dans les algies rebelles les antidépresseurs agissent d'une part, sur l'état dépressif réactionnel fréquent dans certaines affections et, d'autre part, peut être par action antalgique ;

– dans la maladie de Parkinson car la note dépressive est fréquente dans cette maladie ;
– dans l'énurésie chez l'enfant ;
– dans les syndromes subjectifs des traumatisés crâniens.

• **Effets secondaires.** Ils peuvent être nombreux et s'observent surtout avec les tricycliques.
– *Effets secondaires modérés* ne nécessitant pas l'arrêt du traitement : sécheresse de la bouche, tachycardie, bouffées de chaleur, constipation, troubles de la vision, parfois rétention d'urines. D'autres effets ont été décrits : vertiges, nausées, céphalées, asthénie, altération de la libido.
– *Effets secondaires sévères* : hypotension orthostatique nécessitant parfois le repos au lit, crises comitiales, risque de glaucome.

• **Surveillance du traitement.** Elle est très importante :
– chaque médicament antidépresseur est efficace dans environ 70 % des cas mais l'effet ne survient qu'après 15 à 20 jours de traitement. C'est donc seulement au terme de ces 20 jours qu'on peut juger de l'efficacité ou de l'inefficacité d'un antidépresseur. Le traitement doit toujours être poursuivi plusieurs mois (en moyenne 6 à 18 mois) après la guérison d'un épisode dépressif. Les antidépresseurs n'entraînent pas de dépendance physique ou psychique mais l'arrêt se fera progressivement sur 1 à 2 mois ;
– le risque de suicide apparaît lorsque les antidépresseurs lèvent l'inhibition avant d'avoir pu agir sur le syndrome dépressif proprement dit ; les patients trouvent alors la force du passage à l'acte ;
– chez les sujets âgés, les posologies doivent être peu importantes pour éviter les troubles vasculaires et confusionnels ;
– les contre-indications sont l'insuffisance cardiaque, hépatique ou rénale, le glaucome, l'adénome prostatique, l'épilepsie.

Les antidépresseurs tricycliques

Les antidépresseurs tricycliques sont classés en trois grands groupes (voir tableau 16.2, p. 125) :
– les antidépresseurs sédatifs utilisés devant une dépression agitée ;
– les antidépresseurs stimulants utilisés devant une dépression avec ralentissement et inhibition ;
– les antidépresseurs intermédiaires.

Le tableau ci-après présente les principaux antidépresseurs tricycliques.

Tableau 16.2. Principaux tricycliques imipraminiques

Dénomination commune internationale (DCI)	Spécialités	Posologie usuelle (mg/j)
Antidépresseurs sédatifs		
Amitriptyline	*Laroxyl*	100-150
Trimipramine	*Surmontil*	100-200
Maprotiline	*Ludiomil*	100-150
Dosulépine	*Prothiaden*	150-300
Antidépresseurs stimulants		
Désipramine	*Pertofran*	100-150
Antidépresseurs intermédiaires		
Clomipramine	*Anafranil*	100-150
Amoxapine	*Défanyl*	150-300
Imipramine	*Tofranil*	100-150

• **Règles de prescription.** Les antidépresseurs tricycliques sont des médicaments efficaces mais de maniement parfois difficile, ce qui impose des règles précises de prescription :

1. affirmer la réalité de l'état dépressif et apprécier le risque suicidaire ;
2. analyser les signes associés, agitation ou ralentissement ;
3. rechercher les contre-indications : glaucome, adénome de la prostate ;
4. choisir entre une molécule sédative ou stimulante et déterminer la posologie ;
5. surveiller les effets psychiques, cardiovasculaires et anticholinergiques ;
6. changer le traitement en cas d'inefficacité après un mois ;
7. maintenir le traitement suffisamment longtemps, au minimum 6 mois.

► *L'imipramine (Tofranil)* — C'est un tricyclique utilisé dans divers états dépressifs (dépressions endogènes et réactionnelles) ainsi que dans le traitement de la maladie de Parkinson.

Le traitement des dépressions par le *Tofranil* est un traitement de longue durée (150 à 200 mg), de préférence en milieu hospitalier chez les déprimés graves.

Ce médicament est contre-indiqué dans les premiers mois de la grossesse, chez les épileptiques car l'imipramine est un réactivateur des crises, dans les insuffisances cardio-vasculaires, dans les cas de glaucome, enfin en cas d'antécédents de rétention d'urines et dans les hypertrophies prostatiques, car le produit possède des propriétés atropiniques.

Lors d'un traitement au *Tofranil*, on surveillera :

– la possibilité d'un état de surexcitation ; pour pallier ce risque on associera un neuroleptique sédatif au traitement ;
– le risque de suicide dû à la levée de l'inhibition par le médicament ;
– le risque de révélation d'une épilepsie méconnue.

L'association d'IMAO avec le *Tofranil* et ses dérivés est rigoureusement contre-indiquée (risque d'hypotension et de collapsus).

▶ *L'amitriptyline (Laroxyl, Élavil)* — C'est un antidépresseur à action douce et progressive utilisé dans tous les états dépressifs, à des doses quotidiennes de l'ordre de 75 à 200 mg *per os* ou en intramusculaire. Une contre-indication : le glaucome.

▶ *Autres tricycliques* — Ils sont décrits dans le tableau 16.2, p.125.

Les antidépresseurs sérotoninergiques spécifiques

L'augmentation de sérotonine dans la fente synaptique améliore l'état de la dépression. Un certain nombre de médicaments appartiennent à ce groupe : *Prozac, Floxifral, Deroxat, Seropram, Zoloft.*

Les inhibiteurs de la mono-amine-oxydase (IMAO)

Ils inhibent une enzyme, la mono-amine oxydase, qui dégrade les mono-amines (adrénaline, noradrénaline, sérotonine, dopamine) et entraînent ainsi une accumulation cérébrale de ces *neuromédiateurs*. L'explication de l'action antidépressive est encore mal connue.

• **Action**. On les utilise :

– *en psychiatrie dans les états dépressifs* : les IMAO constituent le deuxième grand groupe d'antidépresseurs, après les antidépresseurs tricycliques dont ils se distinguent par les faits suivants : ils agissent après un délai d'environ 10-15 jours ; ils imposent un sevrage d'environ 15 jours, après leur administration, en cas d'échec, si l'on veut prescrire des tricycliques ; ils entraînent des variations tensionnelles importantes ; il est délicat de les associer à d'autres médicaments ; l'hospitalisation est préférable au traitement ambulatoire en raison du risque de suicide qui se situe au moment où le médicament a levé une partie des inhibitions sans avoir encore inversé l'humeur ;
– dans *l'angine de poitrine*, comme médicament des crises douloureuses ;
– dans les *algies chroniques*, les artérites, les dysménorrhées ;
– dans le *retard mental* chez l'enfant.

Ces médicaments sont commercialisés sous les noms suivants : *Moclamine, Marsilid, Humoryl.* Les IMAO sont utilisés dans tous les états dépressifs, le plus souvent en 2e intention compte tenu des précautions d'emploi.

• **Accidents.** Ces médicaments font courir des risques de troubles neurologiques (polynévrites, convulsions) ; troubles oculaires (névrites optiques rétrobulbaires) ; céphalées, troubles digestifs, sueurs sont parfois observés ; ictère grave (surtout avec le *Marsilid*) ; accidents hypertensifs paroxystiques survenant de façon imprévisible.

• **Associations dangereuses.** Il est formellement contre-indiqué d'associer les IMAO aux antalgiques ; aux hypotenseurs (risque de collapsus) ; aux barbituriques ; au *Dolosal*, ce qui peut entraîner des accidents d'hypotention dramatiques ; aux anesthésiques ; aux hypertenseurs (risque de poussée hypertensive mortelle) ; aux amphétamines ; au *Tofranil*, au *Laroxyl* (risque d'hypotension et de collapsus). Les IMAO ont une élimination lente et soulignons encore que l'on doit attendre 15 jours après interruption de leur administration pour pouvoir prescrire éventuellement les tricycliques *Tofranil* ou dérivés *(Laroxyl, Surmontil...).*

• **Régime alimentaire.** Il doit être surveillé pendant un traitement aux IMAO. L'ordonnance devra mentionner les interdictions alimentaires suivantes :

– les boissons alcoolisées qui provoquent assez fréquemment des céphalées et des nausées ; ces troubles sont indépendants de la dose d'IMAO et de la dose d'alcool ingérée ;
– les fromages et les laitages qui sont riches en tyrosine et tryptophane doivent être exclus de l'alimentation ;
– la consommation de bananes, riches en sérotonine, est à éviter ;
– le chocolat provoque parfois des diarrhées qui durent quelques jours.

La nouvelle génération d'IMAO *(Humoryl, Moclamine)* n'a pas les contre-indications médicamenteuses et alimentaires.
On surveillera pendant le traitement : la tension artérielle et l'abstention des médicaments vus plus haut.

LES PSYCHOTONIQUES

Ce sont des excitants du système nerveux central, qui ont pour but de stimuler la conscience et la respiration, mais leur utilisation est limitée, car la stimulation est toujours suivie d'une dépression secondaire et ces médicaments ont de nombreux effets secondaires.

• Les **amphétamines** élèvent le niveau de vigilance avec disparition de la sensation de fatigue et du besoin de sommeil. Autrefois employées pour leurs propriétés psychotoniques, elles ne sont plus du tout utilisées car elles entraînent des toxicomanies. Ce sont des stupéfiants.
• Le **modafinil** *(Modiodal)* est indiqué dans l'hypersomnie idiopathique et dans la narcolepsie.

LES THYMORÉGULATEURS

Les sels de lithium

Les sels de lithium sont des médicaments thymo-régulateurs ou régulateurs de l'humeur sur le long terme mais ils sont aussi souvent efficaces sur les accès maniaques. Leur indication principale est le traitement préventif des rechutes de la maladie maniaco-dépressive. La lithiothérapie doit être poursuivie le plus longtemps possible mais le traitement ne peut être mis en place qu'avec la participation totale du patient.
• **Indications.** Le lithium est un médicament de choix, mais son accumulation dans l'organisme et la toxicité qui en découle impose une surveillance très étroite du malade. L'indication principale est la psychose maniaco-dépressive mais aussi les états dépressifs et les états maniaques. Dans les états hypomaniaques et maniaques, les résultats sont remarquables et apparaissent habituellement en moins de 10 jours. C'est dans la manie que le taux de lithium dans le sang doit être élevé sans dépasser toutefois 1 mmol/L.
On utilise essentiellement le carbonate *(Téralithe)* et le gluconate de lithium *(Lithium Oligosol, Neurolithium)*, à des doses établies de manière à réaliser une concentration sanguine de lithium comprise entre 0,6 et 0,8 mmol/L. Les risques de toxicité apparaissent dès 1 mmol/litre. Il est cependant difficile d'établir une corrélation entre la dose administrée et la concentration plasmatique du produit car l'élimination urinaire du lithium est variable selon les sujets. Il n'existe donc pas de posologie standard. La posologie quotidienne habituelle est 1-1,50 g de carbonate ou 20 mL de gluconate.
Cette thérapeutique nécessite un bon fonctionnement rénal et l'absence d'un régime désodé.
• **Effets secondaires.** Ils se retrouvent chez plus de la moitié des patients traités. On distingue :

– *les effets secondaires précoces* qui disparaissent le plus souvent lors de la poursuite du traitement : tremblement des extrémités dans 25 % des cas surtout chez le sujet âgé, troubles digestifs, troubles psychiques (sédation, ralentissement), troubles neurologiques (vertiges, tremblements des mains), troubles musculaires (hypotonie musculaire) ;
– *les effets secondaires tardifs* : polyurie et polydypsie retrouvées dans 50 % des cas, prise de poids, œdème de la face, tremblements des extrémités.

• **Surveillance du traitement.** Les risques de surdosage, comme la fréquence des interactions médicamenteuses et des effets secondaires, imposent une surveillance rigoureuse. Le dosage plasmatique de lithium qui permet de prévenir les risques toxiques dus à une accumulation du produit dans l'organisme, doit être répété tous les 15 jours. Après un an de traitement, les contrôles sont trimestriels. À des concentrations supérieures à 1 ou 1,2 mmol par litre, des phénomènes toxiques apparaissent avec somnolence, engourdissement intellectuel, et dans les cas extrêmes, apparition d'un coma très agité. Le lithium peut être arrêté brusquement car il n'y a pas de phénomène de sevrage.

• **Contre-indications.** Certaines sont *absolues :*
– l'insuffisance rénale sévère ;
– l'insuffisance cardiaque ;
– la grossesse, la période de lactation ;
– le régime désodé ainsi que les traitements diurétiques qui favorisent l'excrétion du sodium et l'hyponatrémie quelle qu'en soit l'origine.

Certaines contre-indications sont relatives :
– l'insuffisance rénale *modérée ;*
– certaines insuffisances cardiaques compensées ;
– la détérioriation intellectuelle d'une psychose maniaco-dépressive ancienne ;
– l'hypothyroïdie ; le lithium induit une hypothyroïdie (dans 4 % des cas) qui va de la simple anomalie biologique (augmentation de TSH sans signes cliniques) au goitre ou même au nodule nécessitant une intervention chirurgicale.

Autres régulateurs de l'humeur

D'autres médicaments dont l'effet est moins constant que celui du lithium sont utilisés en cas de contre-indication ou d'inefficacité du lithium (*Dépamide, Tégrétol, Dépakote, Zyprexa*).

LES PSYCHODYSRÉGULATEURS

Ce sont des molécules qui perturbent l'activité mentale en produisant des hallucinations recherchées par les toxicomanes. On distingue :

► *Les toxicomanogènes* — Ce sont tous les stupéfiants qui entraînent une pharmacodépendance caractérisée par une dépendance physique et psychique (morphine...). (Voir le chapitre consacré aux toxicomanies)

► *Les hallucinogènes* — Ils provoquent des hallucinations et sont tous des stupéfiants dont aucun n'est utilisé en thérapeutique (LSD 25, mescaline, psylocybine)

AUTO-ÉVALUATION

1. Définir les termes suivants : psychotrope, neuroleptique, tranquillisant, psychotonique. Donner pour chacune de ces classes pharmacologiques un exemple de médicament.
2. Quelles sont les grandes indications des neuroleptiques ?
3. Benzodiazépines : donner trois noms de spécialités et indiquer les effets secondaires.
4. Quels sont les principaux médicaments utilisés comme hypnotiques et leurs règles d'utilisation ?
5. Quelles sont les règles spéciales de délivrance des benzodiazépines ?
6. Donner les règles de prescription des antidépresseurs tricycliques.
7. Les inhibiteurs des monoamineoxydases (IMAO) sont formellement contre-indiqués lors de l'administration conjointe de certains médicaments. Lesquels et pourquoi ?
8. Quelle est l'indication principale des sels de lithium ? Donner les caractéristiques de la surveillance biologique du traitement au lithium.

4e partie

MÉDICAMENTS DU SYSTÈME NERVEUX VÉGÉTATIF

17

MÉDICAMENTS DU SYSTÈME SYMPATHIQUE

RAPPEL ANATOMIQUE ET PHYSIOLOGIQUE SUR LE SYSTÈME NERVEUX AUTONOME

Le système nerveux végétatif ou système nerveux autonome est le système qui a sous sa dépendance l'activité des organes intervenant dans la respiration, la circulation, les sécrétions glandulaires endocrines et exocrines et l'élimination.

Il se divise en deux parties différentes sur les plans physiologique et anatomique : le système sympathique et le système parasympathique.

RAPPEL ANATOMIQUE

► *Le système sympathique* — Le système sympathique est d'origine dorso-lombaire. Il se compose de ganglions et de fibres.

• Les ganglions forment deux chaînes situées de part et d'autre de la colonne vertébrale et s'étendent du sommet de la colonne cervicale au coccyx ; chaque chaîne est constituée de 23 ganglions.

• Des fibres issues des centres médullaires aboutissent à ces ganglions ; on les appelle fibres préganglionnaires.

• Des ganglions partent à leur tour des ramifications appelées fibres postganglionnaires, qui s'entrecroisent en quatre réseaux ou plexus, eux-mêmes pourvus de ganglions secondaires. On distingue ainsi :

– *le plexus cardiaque* qui innerve le cœur et l'aorte ;
– *le plexus solaire* qui innerve les viscères et tous les vaisseaux ;
– *le plexus mésentérique* qui innerve l'intestin et les reins ;
– *le plexus hypogastrique* qui innerve la vessie et le rectum.

► *Le système parasympathique* — Il prend son origine dans l'encéphale et la moelle sacrée. On distingue ainsi selon l'origine :

• **Le parasympathique crânien**, dont le centre est situé au niveau de l'encéphale. Les nerfs les plus importants de ce système sont : le *trijumeau* qui règle le réflexe oculo-cardiaque ; la *corde du tympan*, rameau du nerf facial dont dépend la sécrétion salivaire sous-maxillaire et sublinguale ; le *nerf pneumogastrique* ou nerf vague qui innerve un grand nombre d'organes, comme le cœur, l'estomac, les poumons, le foie, etc.

• **Le parasympathique pelvien** ou sacré dont le centre est situé dans la moelle sacrée ; ce système innerve le rectum, la vessie et les organes génitaux.

Certains organes reçoivent une double innervation sympathique et parasympathique : ce sont le cœur, les vaisseaux, l'œsophage, les intestins, les bronches, les glandes salivaires, l'appareil génital.

La rate, l'utérus, les glandes sudoripares ne sont innervés que par le système sympathique.

Le sphincter irien est innervé par le parasympathique.

RAPPEL PHYSIOLOGIQUE

Le système nerveux autonome assure le fonctionnement des organes de la vie végétative. Il agit sur les muscles lisses et les glandes. Son activité est involontaire et inconsciente car les centres nerveux qui la déterminent sont situés dans le bulbe, l'encéphale et la moelle et non dans le cerveau. Cette activité se fait par réflexe : la transmission de l'influx du nerf au muscle lisse ou à la glande se fait grâce à une molécule appelée *médiateur chimique*. Cette molécule est différente selon le système en cause :

– dans le cas du système sympathique, le médiateur chimique est un mélange d'*adrénaline* et de *noradrénaline*, libérées par l'extrémité des fibres postganglionnaires sympathiques ;

– dans le cas du système parasympathique, le médiateur chimique est l'*acétylcholine*, libérée par l'extrémité des fibres postganglionnaires parasympathiques.

Le fonctionnement du système nerveux autonome est caractérisé par le fait que les systèmes sympathiques et parasympathique sont antagonistes, à quelques exceptions près, vis-à-vis des organes qui reçoivent une double innervation : par exemple, le système sympathique accélère le rythme cardiaque alors que le parasympathique a l'effet inverse.

Les médicaments du système nerveux végétatif sont nombreux ; on distingue :

• Les **sympathomimétiques** ou médicaments du système sympathique : ce sont l'adrénaline et la noradrénaline (médiateur chimique de ce système) et tous les médicaments qui reproduisent les effets de l'adrénaline ou de l'excitation du système sympathique.

• Les **parasympathomimétiques** ou médicaments du système parasympathique : ce sont l'acétylcholine (médiateur chimique de ce système) et tous les médicaments qui reproduisent les effets de l'acétylcholine ou de l'excitation du système parasympathique.

Certains médicaments ont une action lytique et s'opposent aux effets de l'un ou l'autre système :

• **Les sympatholytiques** inhibent la transmission sympathique au niveau des terminaisons de la fibre postganglionnaire sympathique.

L'action du système sympathique étant neutralisée par ces médicaments, ce sont les effets du système parasympathique qui apparaîtront.

• **Les parasympatholytiques** s'opposent aux effets de l'acétylcholine et de l'excitation du système parasympathique. L'action du système parasympathique étant neutralisée par ces médicaments, ce sont les effets du système sympathique qui apparaîtront.

Nous résumons dans le tableau 17.1, l'action physiologique des systèmes sympathique et parasympathique.

Tableau 17.1. Action physiologique des systèmes sympathique et parasympathique

Organes	**Sympathique *(adrénaline)***	**Parasympathique *(acétylchonine)***
Cœur	Accélération	Ralentissement
Vaisseaux	Constriction[1]	Dilatation
Bronches	Dilatation[1]	Constriction
Œil	Mydriase	Myosis
Péristaltisme intestinal	Ralentissement	Accélération

1. Effet α : constriction ; effet β : dilatation (v. pages suivantes).

SYMPATHOMIMÉTIQUES

Les sympathomimétiques sont des médicaments qui reproduisent les mêmes phénomènes que ceux engendrés par l'excitation du système sympathique.

Il existe des récepteurs de nature différente appelés α_1, β et des récepteurs dopaminergiques (DA). Selon le type de récepteurs sur lequel ils agissent, les sympathomimétiques sont appelés **sympathomimétiques α-adrénergiques** ou **sympathomimétiques β-adrénergiques** ou encore **dopaminergiques**.
De plus, il existe des médicaments qui bloquent de façon spécifique les récepteurs α (α-bloquants) ou β (β-bloquants). Les β-bloquants seront étudiés dans le chapitre des médicaments du système cardio-vasculaire.

Tableau 17.2. Action physiologique des sympathomimétiques α-adrénergiques et des sympathomimétiques β-adrénergiques

Organes	Sympathomimétiques α–adrénergiques *(Néosynéphrine, Catapressan)*	Sympathomimétiques β–adrénergiques *(Isuprel, Ventoline)*
Glande salivaire	Sécrétion	Sécrétion
Intestin	Relâchement	Relâchement
Vaisseaux	Vasoconstriction	Vasolidatation
Utérus	Contraction	Relâchement
Bronches		Relâchement
Cœur		Augmentation fréquence et force des battements
Iris	Mydriase	Relâchement

LES SYMPATHOMIMÉTIQUES α ET β ADRÉNERGIQUES

L'adrénaline et la noradrénaline

L'adrénaline, qui est le type même des sympathomimétiques, est une hormone hyperglycémiante sécrétée par la médullosurrénale. Elle est également sécrétée par les terminaisons nerveuses des fibres postganglionnaires sympathiques, en même temps que la noradrénaline : le mélange des deux constitue le *médiateur chimique* du système sympathique.
Certains effets sont communs à l'adrénaline et à la noradrénaline ; d'autres effets sont spécifiques de l'adrénaline seule. Ce sont des médicaments de la liste I.

Effets communs

• **Action sur le cœur.** Toutes deux augmentent l'amplitude et la vitesse des battements cardiaques (action inotrope et chronotrope positives).

• **Action sur les vaisseaux.** Toutes deux ont une action vasoconstrictrice au niveau des petites artérioles. L'action vasoconstrictrice associée à l'augmentation du rythme cardiaque conduit à l'hypertension. Une équation est fondamentale :

Vasoconstriction + accélération du rythme cardiaque = hypertension

Dans les deux cas (actions sur le cœur et les vaisseaux) l'adrénaline a une action plus brutale que la noradrénaline ; cette réaction brutale entraîne la mise en route des mécanismes régulateurs de l'organisme qui, étant trop sollicités, dépassent leur rôle régulateur et conduisent à un ralentissement cardiaque et à une vasodilatation réflexes.

• **Action sur l'œil.** Toutes deux provoquent une mydriase (dilatation de la pupille). L'adrénaline a ici une action plus marquée que la noradrénaline.

• **Action sur les bronches.** Toutes deux sont bronchodilatatrices.

Effets propres à l'adrénaline

– L'adrénaline est une hormone hyperglycémiante.

– C'est l'hormone de l'émotion : décharges d'adrénaline chez les sujets émotifs. Son action vasoconstrictrice explique la pâleur des sujets ayant eu une frayeur.

Emplois thérapeutiques

– *L'adrénaline,* en solution à 1 p. mille, est utilisée comme hémostatique local et comme décongestif des muqueuses (rhumes, rhinites). L'adrénaline, en raison de son action vasoconstrictrice, est souvent associée aux anesthésiques locaux pour éviter leur diffusion (forme retard).

– *La noradrénaline* est administrée dans les états de choc pour provoquer une hausse tensionnelle liée à son pouvoir vasoconstricteur.

L'injection du produit doit être strictement intraveineuse pour éviter les risques d'escarres par voies sous-cutanée et intramusculaire. Le médicament doit être obligatoirement dilué dans du soluté glucosé avant la perfusion, afin d'éviter une action brutale.

Effets secondaires

L'effet secondaire majeur est l'apparition de troubles du rythme : arythmies ventriculaires. Elle peut aggraver un angor. Elle augmente la pression pulmonaire avec le risque d'OAP que cela comporte.

Surveillance du traitement

• *Le contrôle de la tension artérielle* est effectué toutes les deux minutes au début de la perfusion, puis toutes les cinq minutes après stabilisation de la tension au degré désiré.
• *Des contre-indications sont formelles* à l'utilisation de ce médicament : l'hypertension artérielle ; l'artériosclérose ; les anesthésies au cyclopropane et l'hyperthyroïdie.
• *Des accidents sont à craindre :* arythmies cardiaques par voie intraveineuse ; nécrose tissulaire au niveau de l'injection par vasoconstriction intense ; chute brutale de la pression artérielle si on arrête brusquement la perfusion. On diminuera donc graduellement la vitesse de perfusion avant l'arrêt total.

La dopamine

En plus de son action dopaminergique, elle a également une action α et β stimulante. Elle provoque une vasodilatation rénale et une augmentation de la natriurèse. C'est un médicament utile dans les états de choc.

L'éphédrine

L'éphédrine est un alcaloïde extrait d'une plante, l'éphédra inscrit sur la liste II.

• **Action sur le système cardio-vasculaire.** Elle provoque une hypertension artérielle modérée mais durable qui est utile dans le traitement de l'hypotension, du choc et des syncopes cardiaques.
• **Action sur le système nerveux central.** Elle a une action excitante. Elle peut entraîner, à fortes doses, des tremblements, de l'agitation et de l'insomnie.
• **Action sur la respiration.** L'éphédrine agit en excitant le centre respiratoire bulbaire et en dilatant les bronches. Elle est cependant contre-indiquée aux asthmatiques car elle favorise dans un deuxième temps l'œdème et l'encombrement bronchique.

L'éphédrine est utilisée comme vasopresseur dans les hypotensions des anesthésies spinales, comme antiarythmique dans le traitement du bloc auriculo-ventriculaire complet avec syncope (15 à 30 mg par jour), comme vasoconstricteur (décongestionnant nasal), comme mydriatique (solution à 2 ou 5 %).
Elle est contre-indiquée chez le coronarien, l'hypertendu et dans la thyrotoxicose. Certains sujets très sensibles ne supportent pas des doses supérieures à 1 mg.

LES SYMPATHOMIMÉTIQUES α ADRÉNERGIQUES

La phényléphrine *(Néosynéphrine)*

Son action vasoconstrictrice est importante ; elle n'entraîne pas de troubles du rythme, ni d'altération de la conduction, même chez le cardiaque. On l'utilise dans le collapsus cardio-vasculaire, le choc hémorragique, comme bronchodilatateur dans l'asthme, par voie buccale (20 à 50 mg) ou par voie sous-cutanée (5 à 10 mg).
Les maladies coronariennes, l'hypertension, les maladies cardio-vasculaires sont des contre-indications.

La naphtazoline *(Frazoline)*

On l'utilise en applications locales, en solution à 1 p. mille dans les affections rhinopharyngées ou en ophtalmologie. Elle entre dans des associations avec des antibiotiques, des sulfamides et des anti-inflammatoires *(Pénisulfa...)*. Elle figure sur la liste II.

La clonidine *(Catapressan)*

Elle est utilisée comme antihypertenseur aux doses quotidiennes orales de 0,15 à 1 mg. L'effet s'installe en 2-3 semaines. Elle peut entraîner somnolence et sécheresse de la bouche. Elle est contre-indiquée dans les états dépressifs.

LES SYMPATHOMIMÉTIQUES β ADRÉNERGIQUES

L'isoprénaline *(Isuprel)*

C'est un puissant bronchodilatateur utilisé en administration perlinguale ou en perfusion IV lente dans le traitement du pouls lent permanent dans les troubles du rythme. Elle est un des médicaments essentiels de l'OMS.

Le salbutamol *(Ventoline)*

C'est un produit utilisé en obstétrique dans les menaces d'accouchement prématuré aux doses orales quotidiennes de 6 à 10 mg. On l'utilise également en aérosol dans l'asthme.

SYMPATHOLYTIQUES

Ce sont des médicaments qui empêchent les effets de la stimulation du système sympathique ou l'action des agents sympathomimétiques, en bloquant les récepteurs de l'adrénaline ou de la noradrénaline. Ils sont classés en deux groupes :

– les **alphabloquants** (ou adrénolytiques α) bloquent les récepteurs α-adrénergiques ; nous les étudierons ici ;
– les **bétabloquants** (ou adrénolytiques β) bloquent les récepteurs β-adrénergiques. Ils seront étudiés avec les antihypertenseurs.

► *Les alcaloïdes de l'ergot de seigle et dérivés* — L'ergot de seigle (1 à 4 cm de long) représente le stade de développement d'un champignon parasite du seigle dont les principes actifs sont des alcaloïdes employés en thérapeutique comme hémostatiques et comme antimigraineux. Ils augmentent les contractions de l'utérus gravide d'où leur utilisation pour le traitement des hémorragies post-partum.

• L'**ergotamine** *(Gynergène)* est utilisée dans le traitement des migraines, dans les états de déséquilibre neurovégétatif, dans les états anxieux et dans les hémorragies gynécologiques, à des doses de 1 à 2 mg *per os* et de 0,2 à 0,5 mg par voie sous-cutanée. Elle ne doit jamais être administrée en prescription continue et prolongée ni être associée aux antibiotiques macrolides en raison d'un risque de nécrose des extrémités. Elle figure sur la liste I.

• La **dihydroergotamine** *(Dihydroergotamine, Séglor)* est utilisée dans le traitement des migraines, des céphalées, à des doses de 2 à 3 mg *per os* ou de 1 mg par voie sous-cutanée. L'effet se manifeste en 30 minutes.

• La **dihydroergotoxine** *(Hydergine)* est un mélange de certains alcaloïdes de l'ergot de seigle proposé dans le traitement des troubles circulatoires cérébraux et oculaires, aux doses de 3 mg par jour *per os*, et de 0,1 à 0,5 mg par voie sous-cutanée. Elle figure sur la liste II.

• La **méthylergométrine** *(Méthergin)* est un puissant hémostatique utérin. On l'utilise chaque fois qu'il faut obtenir une contraction rapide et puissante de l'utérus (hémorragies de la délivrance et du post-partum, ménorragies, métrorragies).

► *La **yohimbine** (Yohimbine)* — C'est un alcaloïde utilisé *per os* (5 à 10 mg par jour), pour ses propriétés vasodilatatrices et hypotensives mais ses applications thérapeutiques sont limitées. Elle est inscrite sur la liste I.

▶ *La* ***prazosine*** *(Minipress)* – C'est un antihypertenseur aux doses de 1 à 20 mg/j *per os*. Elle est aussi utilisée dans l'hypertrophie bénigne de la prostate, car elle relâche les muscles lisses de la vessie et de la prostate.

AUTO-ÉVALUATION

1. Définir les médicaments sympathomimétiques. Exemples.
2. Qu'est-ce qu'un récepteur β adrénergique ?
3. Donner les effets comparés sur les principaux organes de l'adrénaline et de l'acétylcholine.
4. Définir la notion de médiateur chimique. Exemples.

18

MÉDICAMENTS DU SYSTÈME PARASYMPATHIQUE

PARASYMPATHOMIMÉTIQUES

Ce sont des médicaments qui reproduisent les effets de la stimulation du système nerveux parasympathique. Ils agissent soit directement sur les récepteurs des fibres lisses innervées par le système parasympathique, soit indirectement en augmentant la teneur locale en acétylcholine par inhibition de l'enzyme qui la détruit, l'acétylcholinestérase.

L'acétylcholine

C'est le *médiateur chimique* du système parasympathique qui agit :

• **Sur l'appareil cardio-vasculaire** : *à faible dose*, elle provoque une vasodilatation et un ralentissement du rythme cardiaque, ce qui entraîne l'hypotension (vasodilatation + ralentissement des battements cardiaques = hypotension). *À forte dose*, elle provoque des effets inverses : vasoconstriction et accélération du rythme cardiaque, ce qui engendre l'hypertension. En thérapeutique, c'est l'action vasodilatatrice qui est utilisée.

• **Sur le tube digestif**, elle provoque une augmentation du péristaltisme intestinal.

• **Sur les bronches**, elle détermine une constriction.

Son action dans l'organisme est brève car le médicament est détruit par une enzyme présente dans le sang, l'acétylcholinestérase.

La pilocarpine *(Isopto-pilocarpine)*

C'est un alcaloïde extrait du jaborandi, inscrit sur la liste I, utilisé en thérapeutique comme myotique dans le traitement du glaucome (l'action est de courte durée : 6 à 8 heures) et comme sudorifique. C'est un médicament classé comme essentiel par l'OMS.

L'ésérine

Elle agit en inhibant l'acétylcholinestérase qui est responsable de la destruction de l'acétylcholine. L'ésérine et la génésérine (forme oxydée) sont utilisées en ophtalmologie dans le traitement du glaucome (collyre aqueux ou huileux à l'ésérine), et dans le traitement des atonies gastro-intestinales. Liste I.

La néostigmine *(Prostigmine)*

C'est un produit de synthèse inscrit sur la liste I plus actif que l'ésérine. On l'utilise dans le traitement de l'atonie intestinale post-opératoire, l'atonie de la vessie, et la myasthénie grave.
C'est un antagoniste des pachycurares, mais pas du tout des leptocurares. Elle est aussi utilisée comme test diagnostic de la myasthénie.

La cisapride *(Prépulsid)*

Administrée *per os* aux doses de 15 à 40 mg/j, ce médicament accélère la vidange gastrique et s'oppose au reflux gastro-œsophagien.

La tacrine *(Cognex)*

Elle est indiquée dans la maladie d'Alzheimer. Deux autres médicaments (*Aricept* et *Exelon*) lui sont préférés car ils ne sont pas hépatotoxiques.

PARASYMPATHOLYTIQUES

Ce sont des médicaments encore appelés *anticholinergiques* ou *atropiniques* qui inhibent les effets de la stimulation du système parasympathique et donc les effets de l'acétylcholine, médiateur chimique de ce système. Or, comme les organes ont une double innervation sympathique et parasympathique, l'inhibition du parasympathique

fait prédominer les effets du système sympathique. Ils auront donc la même action que les sympathomimétiques.
Ce groupe de médicaments est représenté par des alcaloïdes comme l'atropine, la scopolamine, et par des produits de synthèse, employés comme antispasmodiques, comme sédatifs du système nerveux central et en médication pré-anesthésique.

L'atropine

Alcaloïde extrait de la belladone, c'est le type même des parasympatholytiques. Elle possède une action lytique au niveau de tous les organes innervés par le parasympathique (cœur, bronches, iris, glandes à sécrétion externe, intestins). Son action parasympatholytique entraîne les effets suivants :

- sur l'œil, elle produit une mydriase (examen du fond d'œil) ;
- sur le cœur, elle provoque une accélération du rythme cardiaque ;
- sur les bronches, l'atropine produit une dilatation ;
- sur le tube digestif, elle diminue le péristaltisme intestinal ;
- sur les sécrétions salivaire, gastrique et sudorale, elle diminue ces sécrétions ;
- à doses élevées, elle provoque une excitation se traduisant par du délire et des hallucinations.

Ses indications thérapeutiques sont nombreuses.

• *En ophtalmologie*, on utilise son action mydriatique pour l'examen du fond d'œil (collyre à 1 %) ; l'atropine est contre-indiquée dans le glaucome et les rétentions d'urine par hypertrophie de la prostate.
• Elle est utilisée en *pré-anesthésie* pour prévenir les réflexes du vague et l'hypersalivation et faciliter la bronchodilatation.
• Son action *antispasmodique* est utilisée dans le traitement des coliques hépatiques et néphrétiques, des spasmes de l'appareil digestif.
On l'administre sous forme de sulfate par voie buccale ou sous-cutanée, aux doses de 0,25 à 0,50 mg.

C'est un médicament contre-indiqué en cas de glaucome, de déshydratation, de fièvre, de tachycardie, d'adénome prostatique.
La *Génatropine* est un dérivé oxydé de l'atropine, moins toxique, administré à des doses quotidiennes de 2 à 5 mg.

La scopolamine

C'est un alcaloïde qui, à la différence de l'atropine, est un sédatif du système nerveux central. Elle est administrée en pré-anesthésie, afin de prévenir la syncope cardiaque réflexe due à l'excitation du nerf

vague (association scopolamine-morphine). Elle est inscrite sur la liste I.
L'association scopolamine-antihistaminiques est utilisée dans le mal des transports (*Scopoderm*).

Les inhibiteurs de la pompe à protons

L'atropine et ses dérivés ont de nombreuses propriétés pharmacodynamiques ; aussi a-t-on cherché des produits de synthèse n'ayant qu'une ou seulement certaines de ces propriétés. Ainsi, on utilise pour leurs propriétés antisécrétoires (ulcères gastroduodénaux) : *Probanthine, Mopral, Inipompe, Lanzor...*

Les antispasmodiques

Ce sont des médicaments qui agissent sur la fibre musculaire lisse en la relachant. Le type de ces médicaments est la papavérine.

• **La papavérine** *(Padéryl)* est un alcaloïde de l'opium, inscrit sur la liste I. Ce n'est pas un stupéfiant comme la morphine, autre alcaloïde de l'opium.
Elle est utilisée dans le traitement de tous les spasmes de la fibre musculaire lisse (artériels, digestifs, des vaisseaux) à des doses quotidiennes de 50 à 100 mg par voie orale ou intraveineuse. Elle est également employée à des doses de 300 à 600 mg par 24 heures dans les états confusionnels dus à l'insuffisance circulatoire cérébrale des sujets âgés. Elle figure en association dans diverses spécialités pharmaceutiques.

• Il existe de très nombreux autres antispasmodiques de synthèse, tels : *Spasfon, Spasmodex, Débridat, Cyclospasmol...*

AUTO-ÉVALUATION

1. Quels sont les effets principaux de l'atropine ?
2. Quelles sont les indications de l'atropine ?
3. Qu'est-ce qu'un médicament anticholinergique ?

5e partie

MÉDICAMENTS ANTI-INFECTIEUX

19

ANTIBIOTIQUES

DONNÉES GÉNÉRALES

DÉFINITION

Les antibiotiques sont soit des substances d'origine naturelle élaborées par des champignons, soit des molécules obtenues par synthèse qui ont le pouvoir de s'opposer à la multiplication des germes microbiens en inhibant leur multiplication (médicament *bactériostatique*) ou en les détruisant (médicament *bactéricide*).

LA SENSIBILITÉ DES GERMES AUX ANTIBIOTIQUES

• L'**antibiogramme** permet d'apprécier la sensibilité des germes aux antibiotiques, et donc de connaître les germes sur lesquels un antibiotique est efficace. On parle de *spectre d'activité* de l'antibiotique.
Pour apprécier cette activité, on mesure le degré d'inhibition que produit l'antibiotique sur une souche bactérienne. Deux méthodes sont possibles :
– **La méthode turbidimétrique** consiste à mesurer l'opacité d'un tube où se trouve un milieu renfermant des germes et l'antibiotique à tester. Plus l'opacité est grande, plus l'activité de l'antibiotique est faible.
– **La méthode de diffusion** : dans une boîte de Pétri renfermant un milieu gélosé, on fait un ensemencement de germes et l'on dépose sur cette gélose ensemencée des disques de papier filtre renfermant l'antibiotique à tester. L'apparition d'une auréole claire autour du papier filtre indique la destruction des germes par l'antibiotique. Les résultats peuvent s'exprimer qualitativement et même quantitativement.

• La **CMI** ou Concentration minimale inhibitrice est la plus faible concentration d'antibiotique capable d'inhiber la croissance du germe. La

CMI 50 est la concentration d'antibiotique qui inhibe 50 % des souches du germe étudié ; la *CMI 90* correspond à une inhibition de 90 % du germe. Une souche est dite sensible lorsque la CMI est très inférieure aux taux sanguins d'antibiotiques obtenus avec un traitement à doses usuelles.
• La **CMB** ou Concentration minimale bactéricide est la plus petite concentration qui non seulement inhibe la croissance du germe mais également tue 99,99 % d'entre eux.

Les antibiotiques peuvent être classés en fonction de leur spectre d'action :

– antibiotiques actifs surtout sur les bactéries Gram+ : pénicilline G, bacitracine, vancomycine... ;
– antibiotiques actifs surtout sur les bactéries Gram– : polymyxine, aminoglycosides ;
– antibiotiques à spectre large actifs sur les deux types de bactéries : ampicilline, tétracyclines, chloramphénicol...

LA RÉSISTANCE DES GERMES AUX ANTIBIOTIQUES

La résistance d'un germe peut exister d'emblée si le germe n'appartient pas au spectre de l'antibiotique *(résistance d'espèce)* ou être acquise à la suite d'un emploi abusif d'antibiotiques qui alors n'ont plus d'effet sur des germes antérieurement sensibles (c'est la *résistance acquise*). En général, la résistance est croisée dans une même famille d'antibiotiques (résistance à toutes les pénicillines par exemple). Les résistances acquises sont dues à l'apparition de germes mutants dus au traitement antibiotique lui-même (streptomycine) ou apparaissent si la population bactérienne est très importante. Le caractère résistant peut être transféré d'une bactérie à une autre.
Cette résistance des germes aux antibiotiques explique l'importance de l'antibiogramme qui permet de choisir l'antibiotique le plus efficace vis-à-vis d'un germe déterminé.

LE MODE D'ACTION DES ANTIBIOTIQUES

L'antibiotique a, selon les cas :

– une action bactériostatique, c'est-à-dire qu'il inhibe le développement microbien ;
– une action bactéricide, c'est-à-dire qu'il détruit le germe.

Le mécanisme d'action est complexe. L'antibiotique peut agir :

– en empêchant les synthèses d'acides nucléiques de la bactérie ;
– en désorganisant la membrane cytoplasmique ;

– en perturbant la synthèse des protéines bactériennes ;
– en agissant sur la perméabilité membranaire.

L'ASSOCIATION D'ANTIBIOTIQUES

Il est souvent utile de recourir à une association d'antibiotiques car elle permet :

– de renforcer l'action de chaque antibiotique (on dit qu'il y a synergie) et d'obtenir un effet thérapeutique supérieur ;
– d'éviter une résistance du germe ;
– de lutter contre une affection plurimicrobienne.

Certaines associations peuvent aboutir à un résultat inverse de celui recherché, avec un effet inférieur à l'effet de chaque antibiotique pris séparément : on dit qu'il y a antagonisme. C'est ainsi qu'il ne faut jamais associer pénicilline et tétracycline ou pénicilline et chloramphénicol car la pénicilline agit sur les germes quand ils sont en période de multiplication alors que les deux autres antibiotiques ralentissent cette multiplication.

LA TOXICITÉ DES ANTIBIOTIQUES

Employés d'une façon intensive et prolongée, les antibiotiques peuvent exercer sur l'organisme des effets néfastes.

• **Les manifestations allergiques** dépendent de la susceptibilité individuelle et sont assez fréquentes avec la pénicilline, la streptomycine et les céphalosporines.

• **L'atteinte du nerf auditif** peut s'observer avec la streptomycine et la kanamycine.

• **Les accidents sanguins** dus aux chloramphénicol (agranulocytose) peuvent être graves chez des sujets prédisposés.

• **Des accidents hépatiques** s'observent lors de traitements intensifs avec l'*Auréomycine et la Rifampicine*.

• **L'atteinte rénale** peut s'observer avec la *Néomycine*.

• **L'atteinte digestive** peut s'observer avec les tétracyclines et la lincomycine.

Il est préférable de ne pas administrer de tétracyclines à la femme enceinte dans le dernier trimestre de la grossesse.

• **Les perturbations de la flore intestinale.** La flore intestinale normale est riche et mixte et elle comprend des germes anaérobies, des levures, des virus. Elle possède quatre fonctions essentielles :

– défense antimicrobienne de l'organisme car la flore normale s'oppose à la pullulation d'autres germes ;

– synthèse locale de vitamines des groupes B et K qui ne sont pas absorbées et servent essentiellement aux germes vitamino-dépendants ;

– dégradation de l'amidon et de la cellulose par la flore de fermentation du côlon droit, dégradation des albumines résiduelles par la flore de putréfaction du côlon gauche ;

– transformation de la bilirubine en stercobiline.

Lors d'un traitement antibiotique, cette flore microbienne normale est perturbée ce qui entraîne la prolifération d'une flore nouvelle antibiorésistante qui est à l'origine des diarrhées observées.

Chez certains sujets dont les défenses de l'organisme sont altérées, la disparition de la flore microbienne habituelle favorise une surinfection due à des champignons, surtout *Candida albicans* (candidose), ou à des germes pathogènes comme le staphylocoque agent de l'entérocolite aiguë cholériforme.

La prescription de levures pour « régénérer » la flore intestinale a une efficacité discutée.

LES CONTRE-INDICATIONS DES ANTIBIOTIQUES

Il existe des contre-indications formelles des antibiotiques dont l'essentiel est donné dans le tableau 19.1.

Tableau 19.1. Contre-indications des antibiotiques

Terrain	Antibiotiques contre-indiqués
Femme enceinte	Tétracyclines, kanamycine, streptomycine, gentamycine, chloramphénicol, sulfamides, novobiocine, amphotéricine B
Nourrisson	Chloramphénicol, tétracyclines, sulfamides
Enfant de moins de 6 ans	Tétracyclines
Allergie	Pénicillines, céphalosporines, sulfamides, amphotéricine, vancomycine
Porphyrie aiguë	Sulfamides
Déficit en glucose-6-phosphate-déshydrogénase (G6PD)	Sulfamides, chloramphénicol

Tableau 19.1. Contre-indications des antibiotiques (suite)

Terrain	Antibiotiques contre-indiqués
Insuffisance rénale	Kanamycine, céphaloridine, amphotéricine B, sulfamides, vancomycine, polymyxine B, colistine
Insuffisance hépatique sévère	Chloramphénicol, érythromycine, spiromycine, oléandomycine, novobiocine, rifampicine, tétracyclines, sulfamides
Myasthénie	Chloramphénicol, vancomycine, antibiotiques polypeptidiques et aminosides
Lors d'une anesthésie générale	Streptomycine, kanamycine, polymyxine B, colistine
Antécédents épileptiques ou psychiques	Isoniazide, cyclosérine

LA SURVEILLANCE DU TRAITEMENT ANTIBIOTIQUE

L'emploi fréquent en thérapeutique des antibiotiques rend nécessaire une surveillance des effets secondaires possibles qui sont le fait :

– de l'allergie du sujet au médicament ;
– de la toxicité de l'antibiotique qui est d'autant plus importante que les doses utilisées sont fortes et la durée du traitement longue ;
– de la lyse bactérienne ;
– de la sélection microbienne avec disparition de la flore microbienne normale intestinale.

On surveillera donc :

• **Les accidents de type allergique** dont le plus grave est le choc anaphylactique à la pénicilline qui nécessite un traitement d'urgence : hémisuccinate d'hydrocortisone et vasopresseur. On peut également observer vers le 10e jour du traitement à la pénicilline un syndrome pseudo-infectieux, de nature allergique, qui cède à l'arrêt du médicament. Il faut s'abstenir d'utiliser la pénicilline si le sujet est connu comme étant « allergique » (asthme, urticaire, rhume des foins, eczéma), ou s'il a déjà fait une réaction même minime lors d'une administration antérieure.

• **Les accidents rénaux** surtout avec la kanamycine, la colistine et la gentamycine. On surveillera les dosages d'urée sanguine lors de traitements prolongés par les tétracyclines (hyperazotémie).

• **Les accidents sanguins** avec le chloramphénicol et le thiamphénicol. On effectuera alors un hémogramme hebdomadaire. On surveillera également avec ces antibiotiques, le risque de collapsus cardio-vasculaire dû à la lyse microbienne.

• **Les accidents cochléo-vestibulaires** par l'audiogramme (streptomycine, viomycine).

• **Les complications digestives** secondaires à l'absorption orale d'antibiotiques à large spectre (tétracyclines en particulier) se présentent le plus souvent sous forme d'intolérance digestive avec diarrhée dans 30 % des cas, ou, plus rarement, sous forme d'entérocolite staphylococcique. Ces complications sont dues au remplacement dans l'intestin, de la flore normale (qui est détruite par l'antibiotique) par une flore résistante. De plus, un sujet affaibli dont les défenses de l'organisme sont amoindries, offre un terrain favorable à ces complications. Tous les antibiotiques peuvent être à l'origine d'une diarrhée, surtout les antibiotiques administrés *per os* (tétracyclines et chloramphénicol).

On prescrit dans un but préventif un régime lacto-végétarien, et des ferments lactiques dont l'efficacité est discutée *(Lactéol, Bactisubtil)*.

La destruction de la flore intestinale normale peut entraîner une prolifération de *Candida albicans*, le champignon agent du muguet. On administrera alors de la *Mycostatine*.

Plus rarement, la destruction de la flore intestinale entraîne une entérocolite cholériforme de pronostic grave, due au développement d'un staphylocoque pathogène dans l'intestin.

• **L'inefficacité d'un antibiotique** est possible en raison :

– de la difficulté d'accès du médicament jusqu'au foyer infectieux ;

– de la posologie insuffisante ;

– de l'apparition de mutants résistants à l'antibiotique (problème de la résistance des germes aux antibiotiques), surtout lors du traitement des infections urinaires et des septicémies.

PÉNICILLINES

Depuis la découverte de la pénicilline par Fleming en 1928, de nombreuses autres pénicillines ont été mises au point. On distingue en fonction de leur spectre antibactérien :

– La pénicilline G et ses dérivés à action retard utilisés par voie parentérale. La pénicilline V active par voie orale présente un spectre d'activité voisin.

– Les pénicillines semi-synthétiques résistantes à la pénicillinase et donc intéressantes contre le staphylocoque.
– Les pénicillines à large spectre antibiotique.
– Les céphalosporines dont la structure est proche de celle des pénicillines.

Le tableau 19.2 résume les points fondamentaux concernant ces différents antibiotiques.

LA PÉNICILLINE G ET SES DÉRIVÉS *(Pénicilline G)*

▶ *La pénicilline G ou benzylpénicilline* — Elle est active sur :
– des germes Gram+ : streptocoques, pneumocoques, staphylocoques ; elle est inactive sur les staphylocoques producteurs de pénicillinase ;
– des germes Gram– : méningocoques, gonocoques (résistance) ;
– le tréponème de la syphilis.

La voie buccale n'est pas utilisée car la pénicilline G est détruite par la sécrétion gastrique et par la pénicillinase, enzyme produite par les bactéries du côlon. On l'utilise uniquement par voie parentérale (sous-cutanée, intramusculaire, intraveineuse) ou par voie locale (pommades, collyres). La dose totale est variable selon le poids du sujet, la sensibilité du germe et sa localisation. Il ne faut pas dépasser 1 million d'unités/kg de poids et par jour. Les solutions sont douloureuses en intramusculaire à partir de 150 000 UI/mL.

La pénicilline G ne doit pas être injectée dans le canal rachidien en raison des risques d'accidents nerveux. Les perfusions intraveineuses sont réservées aux cas graves.

• **Les indications majeures** de la pénicilline G sont :
– les septicémies, pneumonies, méningites, ostéomyélites ; dans le cas d'infections sévères la pénicilline est administrée à hautes doses (jusqu'à 80 000 000 d'unités par 24 heures) ;
– les infections banales (grippe) ; on donne en moyenne (1 000 000 d'unités par 24 heures) ;
– la syphilis.

• **Les inconvénients majeurs** de la pénicilline G sont :
– les accidents allergiques (10 accidents graves dont 3 mortels pour 10 millions d'injections). Le nombre de personnes sensibilisées à la pénicilline augmente en raison de son emploi inconsidéré. L'allergie est une contre-indication formelle ;
– la nécessité d'utiliser obligatoirement la voie parentérale car elle est inactive *per os* en raison de sa destruction par la pénicillinase, enzyme produite par les bactéries du côlon ;

– son élimination rapide : 1 heure après injection intramusculaire, près de 80 % de la dose injectée se retrouve dans l'urine. Or, pour agir, elle doit se trouver à une concentration sanguine efficace, d'où l'utilisation des pénicillines retard.

► *La pénicilline V (Oracilline, Opsen) active par voie orale* — Elle n'est pas détruite par les sucs digestifs et peut donc être utilisée par voie buccale aux doses quotidiennes de 3 à 4 millions d'unités sous forme de comprimés, sirop ou suspension. Elle a les mêmes indications que la pénicilline G.

► *Les pénicillines retard* — Elles ont pour but de prolonger l'effet de l'antibiotique afin d'éviter les injections répétées. Elles sont utilisées en intramusculaire. L'*Extencilline* est une pénicilline G associée à la benzathine. Elle a une durée d'action de 3 semaines après une seule injection. On l'utilise dans le traitement de l'uréthrite gonoccique, la syphilis, le RAA. D'autres associations sont utilisées : *Biclinocilline.*

LES PÉNICILLINES NON DÉTRUITES PAR LA PÉNICILLINASE

Pénicillines semi-synthétiques non détruites par la pénicillinase, enzyme produite par les staphylocoques, elles sont donc utiles comme antistaphylococciques.

► *L'oxacilline (Bristopen) et la cloxacilline (Orbénine)* — Ce sont des dérivés présentant en plus l'avantage d'être utilisables par voie buccale. On les emploie aux doses de 2 g/24 h en 4 prises.

LES PÉNICILLINES À SPECTRE LARGE

► *L'ampicilline (Totapen)* — Outre le spectre de la pénicilline G, elle est active sur les germes Gram– (colibacilles, salmonelles, shigelles...). Elle peut être utilisée *per os* mais c'est un antibiotique très sensible à la pénicillinase.

On l'utilise en particulier dans le traitement des méningites purulentes, des infections du tractus urinaire, des infections gastro-intestinales et des bronchites aiguës et chroniques. On l'administre *per os* (2 à 4 g par jour) ou en perfusions lentes intraveineuses (2 à 8 g par jour). Elle peut donner des réactions cutanées.

▶ *L'amoxicilline (Clamoxyl, Hiconcil, Bristamox)* — Elle a l'avantage d'être utilisable *per os*. Elle a les mêmes indications que l'ampicilline mais présente une meilleure résorption digestive.

LES CÉPHALOSPORINES *(Kéflin, Céporexine, Alfatil, Kéforal, Rocéphine)*

De structure voisine de celle des pénicillines, elles ont un large spectre d'activité et une action sur certains staphylocoques pénicillino-résistants. La plupart des céphalosporines sont instables en milieu acide donc inutilisables *per os (Méfoxin)*. Quelques molécules rares peuvent être utilisées *per os* : *Alfatil, Kéforal, Céporexine*. Quelques céphalorines sont utilisables *per os (Oroken, Orelox)* dans le traitement des infections respiratoires hautes et basses et des infections urinaires. Ce sont des médicaments à prix de revient élevé.

Les céphalosporines ont une action bactéricide rapide et puissante (elles agissent sur la paroi bactérienne) ; on les administre par voie intramusculaire dans les staphylococcies, les streptococcies, les pneumococcies, les infections à bacille Gram négatif, aux doses de 1 à 4 g/24 h. Les injections sont douloureuses. Les principaux effets secondaires sont les réactions d'hypersensibilité.

LES INCIDENTS ET ACCIDENTS DUS AUX PÉNICILLINES ET AUX CÉPHALOSPORINES

Les accidents observés lors de traitements par les pénicillines restent assez rares et dépendent surtout des susceptibilités individuelles.

Les pénicillines peuvent avoir un *pouvoir allergisant important chez certains sujets*, se manifestant par un urticaire ou plus rarement par un eczéma ou un purpura ; par une réaction fébrile quelques heures après l'injection ; par des sensations de vertige et d'oppression ; ou encore, bien que très rare, par le choc anaphylactique mortel.

Il est important de noter qu'un sujet sensible à une pénicilline est sensible à toutes les pénicillines.

Les céphalosporines sont à l'origine des mêmes accidents allergiques que toutes les pénicillines. L'allergie est croisée.

Les principales données concernant pénicillines et céphalosporines sont schématisées dans le tableau 19.2.

Tableau 19.2. Récapitulatif des pénicillines et céphalosporines

Familles	Nom commun	Spécialités	Voies d'adminis-tration	Posologies quotidiennes	Élimination	Toxicité	Spectre d'activité
Pénicillines							
Pénicilline G	Pénicilline G	*Pénicilline G*	Parentérale	1 à 50 millions	Rénale 4 à 6 heures	Entre les trois groupes Allergie croisée : cuta-née, générale, choc, collapsus Toxicité locale (ne pas faire d'intra-rachi-dienne)	Cocci G^+ Strepto. Staphylo. Pénicillinase- pneumo-méningocoque Bacilles G^+ Rouget Charbon Tréponème Leptospire
Pénicilline-retard	Péni G + Benzathine	*Extencilline*	IM (20 jours)	1 à 4 millions 1 200 000 à 2 400 000	Rénale 3 semaines		
Pénicilline active *per os*	Pénicilline V Phénoxyyé-thyl-pénicilline	*Ospen* *Oracilline*	*Per os*	500 000 U à 1 000 000	Rénale 24 heures		
Pénicilline semi-synthétiques							
Résistance à la bêta-lacta-mase	Oxacilline	Bristopen	IM-IV	4 à 12 g	Rénale 24 heures	Accidents rénaux (héma-turie)	Staphylo. Pénicillinase$^+$

Tableau 19.2. Récapitulatif des pénicillines et céphalosporines (suite)

Familles	Nom commun	Spécialités	Voies d'administration	Posologies quotidiennes	Élimination	Toxicité	Spectre d'activité
Résistance à l'amidase	Ampicilline Amoxicilline	*Totapen* *Clamoxyl*	IM-IV ou *per os* IM, *per os*	2 à 8 g 1 à 6 g	Rénale 24 heures 24 heures		Bacilles G$^+$ (sauf pyocyanique) Pyocyanique Proteus
			Céphalosporines				
Résistance à la bêta-lactamase et à l'amidase	Céfalexine	*Kéforal* *Céporexine*	*Per os*	25 à 100 mg/kg	Rénale	Pas d'allergie croisée avec pénicilline Accidents rénaux et psychiques	Bacilles G$^-$ (sauf pyocyanique)

AMINOSIDES : STREPTOMYCINE ET ANTIBIOTIQUES VOISINS

Ce sont des antibiotiques de formule voisine, ayant le même mécanisme d'action et présentant des caractères communs :
- un large spectre ;
- une résorption très mauvaise par le tube digestif ;
- une ototoxicité irréversible par atteinte du nerf auditif ;
- une toxicité rénale.

LA STREPTOMYCINE

Le spectre antibiotique

Le spectre antibiotique de la streptomycine était caractérisé par son activité sur le bacille tuberculeux mais elle a été supplantée par d'autres molécules, car le BK lui est devenu très résistant.
La streptomycine est également active sur les :
- coccis gram+ : staphylocoque, streptocoque, pneumocoque ;
- coccis gram– : colibacille, bacille typhique, bacille dysentérique, bacille de la coqueluche...

Les formes d'administration

La voie intramusculaire est la plus utilisée ; la concentration sanguine maximale est atteinte en 1 à 2 heures. La posologie est de 1 à 2 g par 24 heures chez l'adulte et de 0,25 à 0,50 g chez l'enfant.
Par voie buccale, le produit est faiblement absorbé ce qui entraîne une concentration intestinale élevée. On a donc recours à la voie buccale pour le traitement des affections intestinales.
On l'administre pour le traitement d'infections urinaires, de septicémies, de méningites à Gram–. Elle n'est plus utilisée comme antituberculeux. Elle est inscrite sur la liste I.

Les accidents et incidents

– Les manifestations nerveuses sont sérieuses, et portent sur la 8e paire de nerfs crâniens. L'atteinte du nerf auditif se manifeste par des troubles vestibulaires (vertiges, troubles de l'équilibre) qui régressent à l'arrêt du traitement ou cochléaires (surdité, bourdonnements d'oreille) très graves car irréversibles.

– Les accidents d'intolérance peu importants sont fonction de la susceptibilité individuelle et se manifeste par des troubles cutanés.
– Des accidents hématologiques s'observent chez les sujets présentant un déficit en une enzyme, la glucose-6-phosphate déshydrogénase (G6PD).
– L'antibiotique est contre-indiqué chez la femme enceinte (risque pour l'enfant d'être sourd et muet), dans les cas d'hypoacousie et de myasthénie.

LES AMINOSIDES VOISINS

► *La gentamicine (Gentalline)* — C'est un antibiotique très actif, utilisé en particulier lors d'infections aux staphylocoques, entérobactéries et bacilles pyocyaniques. Elle est utile, avec d'autres aminosides, dans le traitement des infections graves acquises à l'hôpital chez le sujet immunodéprimé. En raison de son élimination rapide, l'administration se fait en trois fois (1 mg/kg) par voie intramusculaire. Le médicament est toxique pour l'appareil auditif (troubles vestibulaire ou labyrinthique) et pour le rein à fortes doses. Elle est inscrite sur la liste I.

► *La tobramycine (Nebcine)* — Elle a le même spectre et la même tolérance que la *Gentalline*.

► *La néomycine (Néomycine)* — Le spectre d'activité de la néomycine se rapproche beaucoup de celui de la streptomycine. Elle est utilisée par voie buccale (1,5 à 2 g/24 h) dans le traitement des diarrhées infectieuses, car elle est peu absorbée par le tube digestif.

► *La framycétine (Soframycine)* — La framycétine se rapproche de la néomycine par son activité. Elle provoque les mêmes accidents par voie parentérale.
C'est un antibiotique destiné surtout aux thérapeutiques locales (pommade, solution, aérosols).

► *Autres aminosides* — Ce sont : l'*Amiklin* ; la *Trobicine*. Celle-ci est utilisée dans l'uréthrite gonococcique.

CHLORAMPHÉNICOL

Le chloramphénicol est un antibiotique préparé par synthèse totale dont le spectre antibiotique est beaucoup plus étendu que celui de la pénicilline et de la streptomycine. Ses indications sont limitées aux traitements des méningites et d'infections du système nerveux central, et en traitement de 2e intention des fièvres typhoïdes et paratyphoïdes. Le chloramphénicol traverse facilement les méninges quand celles-ci sont enflammées, ce qui permet son emploi lors des méningites.

Il est actif par voie buccale ; la concentration sanguine est maximum vers la 6e heure, mais c'est dans la lymphe que la concentration est la plus importante. L'élimination se fait par voie rénale.
Le Thiamphénicol *(Thiophénicol)* est un dérivé du chloramphénicol utilisable par voie orale et parentérale.

Les formes d'administration

– *La voie orale* est la plus usuelle à la posologie de 2 à 3 g par jour pour l'adulte répartis en 4 prises et de 50 mg/kg/j chez l'enfant.
– *La voie parentérale* ; on utilise surtout la voie intramusculaire sous forme d'une suspension huileuse de chloramphénicol.
– Les instillations nasales, les gouttes auriculaires, les poudres, les collyres, les pommades, etc., sont utilisés pour les traitements locaux.

Les incidents et accidents

Le chloramphénicol est un antibiotique dangereux car il peut provoquer des aplasies médullaires mortelles dans des conditions qui sont imprévisibles et incontrôlables. L'évolution est mortelle dans 8 à 9 cas sur 10.

– Chez certains sujets prédisposés, on peut noter des accidents d'intolérance (prurit, urticaire, etc.).
– L'utilisation, lors du traitement de la typhoïde, de doses dites « doses de charge » peut amener des accidents graves, parfois mortels, dus à la libération massive de toxines par lyse bactérienne (choc endotoxinique).
– Le chloramphénicol potentialise l'action des antivitamines K.

TÉTRACYCLINES

Les tétracyclines constituent une classe d'antibiotiques de parenté chimique étroite, du fait de la présence dans leur formule de quatre cycles hexagonaux, d'où leur nom. Elles sont préparées par fermentation, extraction et purification des milieux de culture de divers *Streptomyces* ou par hémisynthèse.
Ce groupe comprend :
– la tétracycline base (*Tétracycline*) ;
– l'oxytétracycline (*Primyxine*) ;
– des tétracyclines diverses (*Vibramycine, Mynocine*).

L'activité antibiotique des tétracyclines

Elles ont le spectre d'activité le plus large actuellement connu. Leur action porte sur les germes Gram+ (staphylocoque, streptocoque, pneumocoque, bacille du charbon, bacille diphtérique) ; les germes Gram– (gonocoque, méningocoque, salmonelles, bacille de la coqueluche) ; les rickettsies.
Elles sont administrées sous forme de pommades (*Primyxine, Sterdex*).
L'association pénicilline-tétracyclines est déconseillée car il se produit un véritable antagonisme.

Les incidents et accidents

Divers incidents peuvent être observés lors de l'emploi des tétracyclines :
• Les accidents liés au déséquilibre bactérien sont les plus importants. On observe des modifications de la flore intestinale avec pullulation anormale de la flore insensible, surtout représentée par les staphylocoques et *Candida albicans*, agent du muguet qui peut nécessiter la prise de *Mycostatine*. La fréquence de ces candidoses est de l'ordre de 15 %. On observe également des carences par suite de la destruction des germes intestinaux élaborant des vitamines du groupe B.
• Des accidents allergiques chez certains sujets prédisposés (urticaire, eczéma, œdème de Quincke).
• Des troubles digestifs avec nausées, vomissements et diarrhées.
• Une photosensibilisation cutanée.
• Des troubles hépatiques et des atteintes rénales ont été signalées.
• Une coloration jaune des dents, due à un complexe formé entre l'antibiotique et le calcium de la dent, peut apparaître chez le nouveau-né dont la mère a été traitée à partir du 6e mois de grossesse ; elle est possible également chez le nourrisson et le jeune enfant traités. Les tétracyclines sont donc contre-indiquées chez la femme enceinte et l'utilisation doit en être restreinte chez l'enfant au-dessous de 6 ans.

Le tableau page 166 récapitule les principaux éléments sur les antibiotiques autres que la pénicilline.

ANTIBIOTIQUES ANTIFONGIQUES

Les mycoses, affections dues à des champignons, sont de plus en plus fréquentes en raison de l'utilisation des antibiotiques, des immunodépresseurs et d'un certain nombre d'autres médicaments qui favorisent leur apparition.

Les antibiotiques antifongiques sont utilisés dans les mycoses superficielles (mycoses cutanéo-muqueuses) ou les mycoses profondes (mycoses viscérales).

► *La nystatine (Mycostatine)* — Elle a une action remarquable sur les infections généralisées ou localisées à *Candida albicans* responsable du muguet ; le traitement doit être prolongé assez longtemps (3 semaines) si l'on veut éviter les récidives. On l'utilise *per os* aux doses de 1 à 3 millions d'unités par jour. Son utilisation s'impose souvent pendant le traitement par les tétracyclines pour lutter contre la prolifération de *Candida albicans.*

► *La griséofulvine (Griséfuline, Fulcine)* — C'est un antibiotique utilisé dans le traitement de certaines mycoses et du rhumatisme arthrosique à des doses de 1 à 3 g par jour. C'est un puissant inducteur enzymatique avec toutes les conséquences : contre-indication en cas de porphyrie ; réduction des taux sanguins des médicaments associés ; risque d'inefficacité des contraceptifs.

► *Les autres antifongiques* — De nombreux produits de synthèse sont utilisés : *Mycodécyl, Hextril, Pévaryl, Gyno-Pévaryl, Daktarin.* Le tableau 19.4 présente les principales mycoses et leurs traitements.

AUTRES ANTIBIOTIQUES

Pénicilline, Streptomycine, Chloramphénicol et Tétracyclines constituent les quatre antibiotiques majeurs aux applications cliniques les plus étendues. Mais, il existe de nombreux autres antibiotiques, soit d'origine fongique, soit d'origine bactérienne (voir le tableau 19.3, page 166).

► *L'érythromycine (Abboticine, Erythrocine)* — C'est un antibiotique qui a un spectre d'activité voisin de celui de la pénicilline.
La voie orale est la seule utilisée à la dose de 1 à 2 g par 24 heures chez l'adulte. L'absorption intestinale est très rapide et le passage dans la circulation sanguine s'observe 2 heures après l'absorption. Les incidents sont rares mais cet antibiotique peut entraîner chez certains sujets une réaction d'hypersensibilité avec hépatite cholestatique. On peut également utiliser cet antibiotique localement (pommade).

► *La spiramycine (Rovamycine)* — Elle a sensiblement le même spectre d'activité que le précédent.

La voie orale est la seule utilisée à une posologie moyenne est de 2 à 3 g par 24 heures chez l'adulte, répartis en 4 prises espacées. Les incidents sont très rares.

► *La tyrothricine (Solutricine)* — Elle agit surtout sur les germes Gram+. Elle n'est utilisée en thérapeutique que par voie locale car sa toxicité et son pouvoir hémolytique interdisent son usage par voie générale.
Elle est utilisée sous forme de solutions, de gouttes nasales, de collutoires, de pommades, de suppositoires et ovules, de pastilles.

► *La bacitracine (Bacitracine, Bacicoline)* — Elle est active vis-à-vis de nombreux germes Gram+ et quelques rares germes Gram– à des doses quotidiennes de 40 000 à 100 000 UI chez l'adulte. Sont particulièrement sensibles le staphylocoque, le pneumocoque, le méningocoque, le gonocoque, le colibacille, le pyocyanique.
Elle est administrée par voie orale pour lutter contre les infections intestinales et les dysenteries bacillaires et amibiennes, car la bacitracine n'est pas absorbée. La voie parentérale n'est pas utilisée.
Les voies locales sont d'usage fréquent en solution, pommade, collyres, ovules…

► *La polymyxine (Antibiosynalar, Polygynax)* — Elle est administrée par voie locale, car elle n'est pratiquement pas absorbée.
La voie intramusculaire est parfois utilisée, mais elle doit être strictement réservée aux cas où le germe en cause n'est sensible qu'à la polymyxine car les risques d'accidents rénaux, de troubles nerveux et respiratoires sont importants.
La polymyxine est le médicament de choix des candidoses généralisées. Elle est inscrite sur la liste I.

► *La colistine (Colimycine)* — Elle est utilisée dans les infections à bacilles Gram– résistant aux autres antibiotiques, aux doses orales quotidiennes de 1 million d'unités en 4 prises, ou par voie intramusculaire ou intraveineuse (ne jamais dépasser 6 millions d'unités par jour). Ce produit est néphrotoxique.

► *L'acide nalidixique (Négram)* — Il agit uniquement sur les bacilles Gram– et en particulier les entérobactéries. Il est indiqué dans les infections urinaires dus à des bactéries Gram– sensibles à la dose quotidienne de 2 g/24 h par voie orale.

► *Les fluoroquinolones (Péflacine, Noroxine, Oflocet, Ciflox)* — On les utilise dans les infections systémiques nosocomiales à germes résistants (infections pulmonaires, septicémies…) *per os* aux doses de 800 mg/j.

Tableau 19.3. Récapitulatif des antibiotiques autres que les pénicillines

Nom commun	Spécialités	Voies d'administration	Posologie quotidienne	Élimination	Toxicité	Spectres d'activité
Kanamycine Néomycine Framycétine	*Kanamycine* *Néomycine* *Soframycine*	IM Locale Locale	1 à 1,5 g 1 g	Rénale	Cochlée vestibule Rénale	Germe G^+ Germes G^- BK (strepto-kana)
Gentamicine	*Gentalline*	IM IR	1 à 3 mg/kg 0,2-0,5 mg/kg		Rénale, VIIIe paire	En plus : proteus, serratia, pyocyanique
Tobramycine Amikacine	*Nebcine* *Amiklin*	IM IM	1-3 mg/kg 0,5-1 g	Urines		
Oxytétracycline Tétracycline Doxycycline Minocycline	*Terramycine* *Tétracycline* *Vibramycine* *Mynocine*	IM, *Per os* IV, *Per os* IV, *Per os* IV, *Per os*	1 à 3 g 100-200 mg	Biliaire et urinaire	Troubles digestifs Déséquilibre de flore	$Gram^+$ $Gram^-$ Rickettsies
Chloramphénicol Hémisuccinate de thiamphénicol	*Chloramphénicol* *Thiophénicol*	*Per os*, IM IV	1 à 3 g	Inactivée Active	Aplasie médullaire Pronostic redoutable	$Gram^+$ Gram– Rickettsies
Érythromycine Spiramycine Josamycine	*Érythrocine* *Propiocine* *Rovamycine* *Josacine*	*Per os*, IM *Per os* *Per os* *Per os*	2 à 3 g 1,5 g	Biliaire surtout	Troubles digestifs	Cocci G^+ Staphylo. Bacilles G^- Méningo., Gono. Hemophilus

Tableau 19.3. Récapitulatif des antibiotiques autres que les pénicillines (suite)

Nom commun	Spécialités	Voies d'administration	Posologie quotidienne	Élimination	Toxicité	Spectres d'activité
Pristinamycine Lincomycine	*Pyostacine 500* *Lincocine*	 IM	2 à 4 g			
Bacitracine Tyrothricine		Locale Locale				Gram$^+$
Polymyxine B Polymyxine E (colistine)	 *Colimycine*	*Per os* IM IR *Per os* IM, IV	200 à 500 mg 1 à 2 mg/kg 2 à 5 mg 6 à 8M 1 à 3M	Urines	Majeure Neuro-rénales Troubles rénaux	Bacilles G$^-$ (sauf proteus et serratia)
Rifampicine	*Rifadine* *Rimactan*	*Per os*	600 à 1 200 g	Bile	Hépatique	Gram$^+$ Gram$^-$ et BK
Dérivés des nirofuranes	*Nibiol*	*Per os*	200-400 mg	Urines		Cocci G$^+$ Cocci G$^-$
Acides nalidixique	*Nidiol*	*Per os*	2-4 g	Urines		Bacilles G$^-$
Triméthoprine sulfamoxole	*Bactrim* *Eusaprim*	*Per os* *Per os*		Urines Urines	Allergie Hématopoïèse	Très large

Tableau 19.4. Principales mycoses et leurs traitements

	Germes en cause	Localisations	Solutions	Pommades	Traitements généraux
Candidoses	*Candida albicans*	Plis Ongles Muqueuses	Alcalinisation + Solution de Milian	*Mycostatine*	*Mycoblastine* : uniquement si lésions ano-génitales *Amphotéricine B* : uniquement si forme disséminée
Dermatophyties	*Trichophyton* *Épidermophyton* *Microsporon*	Peau glabre Plis Régions folliculaires Ongles Cheveux	Iode	Griséofulvine	Griséolfulvine : de 1 mois (peau glabre) à 6 mois (ongles)
Pityriasis versicolor	*Malasseria furfur*	Thorax	Soufre	0	0
Érythrasma	*Nocardia minutissima*	Aisselles Aînes	Soufre	0	Érythromycine

AUTO-ÉVALUATION

1. À quoi sert un antibiogramme ?
2. Qu'est-ce qu'une CMI ?
3. Pourquoi les germes deviennent-ils résistants aux antibiotiques ?
4. Quelles sont les perturbations de la flore intestinale après administration d'antibiotiques ?
5. Qu'est-ce que la pénicillinase ? Conséquences ?
6. Quels sont les effets secondaires de la streptomycine et du chloramphénicol ?

20

SULFAMIDES ET ANTISEPTIQUES

SULFAMIDES

Les sulfamides sont des médicaments qui doivent leur nom au groupement sulfamidé de leur formule chimique. Nous n'étudierons ici que les sulfamides à action antibiotique, les sulfamides hypoglycémiants et les diurétiques sulfamidés étant traités par ailleurs.
Parmi les sulfamides à action antibiotique on distingue ceux à action générale *(Fansidar, Adiazine)*, ceux à action urinaire *(Rufol)*, ceux à action intestinale *(Thiacyl)*, enfin ceux à usage externe *(Exoseptoplix)*.
Les sulfamides agissent comme antimétabolites à l'égard de l'acide para-amino-benzoïque, nécessaire au développement microbien : ils empêchent les germes d'utiliser ce facteur de croissance.
Ils sont **bactériostatiques**, c'est-à-dire qu'ils inhibent le développement des germes ; mais de nombreux germes sont devenus résistants si bien que l'activité d'un sulfamide doit toujours être contrôlée, avant son administration, par l'antibiogramme. Ce problème important a déjà été étudié avec les antibiotiques et les antituberculeux. Il explique l'échec de la sulfamidothérapie dans certains cas.
L'absorption des sulfamides se fait à travers la barrière intestinale ; certains sulfamides ne sont pas absorbés et agissent donc localement au niveau du tube digestif.
L'élimination des sulfamides se fait par voie urinaire ou par les matières fécales pour ceux qui ne sont pas absorbés.

Les indications des sulfamides

Ils s'administrent *per os* ou par injections intramusculaire et intraveineuse. On peut également les utiliser localement dans le traitement des affections cutanées (poudre, pommade). Leurs indications se

restreignent en raison de nombreuses résistances des germes. On les utilise dans les infections urinaires basses non compliquées, les infections méningées, les infections génitales à *Chlamydia*.
Le traitement comporte toujours des doses d'attaque importantes qui permettent d'atteindre rapidement une sulfamidémie importante, puis des doses d'entretien par posologie fractionnée, surtout si le sulfamide s'élimine vite. Ils sont tous inscrits sur la liste II.

La toxicité des sulfamides

Les sulfamides peuvent donner lieu à :

– *des réactions d'intolérance* (dermatoses, érythème…) ; les sulfamides sont des agents allergisants très actifs. Ils ne doivent pas être administrés aux sujets allergiques ;
– *des troubles nerveux, digestifs* ou *sanguins* : l'agranulocytose est l'accident majeur de la sulfamidothérapie ;
– *des accidents rénaux* : oligurie ou anurie surtout avec le sulfathiazol, due à la précipitation du sulfamide dans l'arbre urinaire. Il est donc utile de faire boire le malade abondamment avec des eaux alcalines ; néphrite allergique ;
– *des troubles biologiques* : acidose ;
– *des réactions sanguines* : anémie, leucopénie ;
– *la potentialisation* de la toxicité des barbituriques, des opiacés, des sels de bismuth, d'antimoine et des arsenicaux, des anticoagulants oraux.

La surveillance du traitement

– Il est très important de faire boire le malade afin d'obtenir une diurèse telle que les sulfamides soient aussi dilués que possible pour éviter leur cristallisation au niveau du rein. On vérifiera régulièrement le volume urinaire des sujets oliguriques et on évitera les cures trop longues. Les accidents rénaux sont évités par l'administration de polysulfamides.
– On évitera l'intolérance digestive et l'acidose en donnant au malade du bicarbonate de sodium.
– Lors d'un traitement au sulfathiazol *(Thiazomide)*, l'urotropine et ses dérivés sont formellement contre-indiqués car ils donnent en effet, avec le sulfathiazol, un corps insoluble qui, précipitant dans le tube urinifère, peut engendrer une anurie.
– Dans les traitements de longue durée la surveillance hématologique est de règle.

Les contre-indications

Elle sont soit absolues et concernent :

– la grossesse et la période néonatale ;
– les malades ayant un déficit en glucose-6-phosphodéshydrogénase.

Elles peuvent être relatives :

– insuffisance hépatique ou rénale ;
– hémopathies ;
– allergies.

Les principaux sulfamides

On distingue :

1. Les sulfamides d'élimination rapide nécessitant une diurèse abondante pour éviter le risque de cristallurie *(Rufol)*.
2. Les sulfamides d'élimination semi-rapide *(Adiazine)*.
3. Les sulfamides d'élimination lente avec risque d'accumulation.
4. Les sulfamides peu ou pas résorbés au niveau du tube digestif et donc utilisés dans les affections intestinales *(Salazopyrine)*.

► *La sulfadiazine (Adiazine)* — D'action polyvalente, on l'utilise à des doses quotidiennes de 3 à 6 g. Le malade doit boire abondamment.

► *Le sulfaméthizol (Rufol)* — Le *Rufol* est un médicament de la colibacillurie (cystite simple), actif à faibles doses (0,5 g par jour).

► *La salazopyrine* — Elle est utilisée dans la rectocolite hémorragique et dans la maladie de Crohn à la dose de 0,5 g 4 fois par jour.

► *La sulfanilamide (Exoseptoplix)* — Ce produit a un spectre antibactérien assez limité ; on l'utilise par voie buccale et en usage externe, dans les affections à streptocoques et à méningocoques. On observe parfois des réactions d'intolérance chez certains sujets.

► *Association sulfamide et triméthoprime (Bactrim, Eusaprim)* — Le spectre antibiotique est proche de celui des sulfamides mais l'association permet une action plus puissante. Les principales indications sont les infections urinaires, ORL, respiratoires (4 comprimés en 2 prises). L'association possède tous les effets indésirables des sulfamides. Ce médicament est contre-indiqué chez la femme enceinte et le nouveau-né.

ANTISEPTIQUES

ANTISEPTIQUES À USAGE EXTERNE

Les antiseptiques sont des substances qui détruisent les germes pathogènes ou inhibent leur développement. On distingue l'antisepsie locale qui résulte du contact du médicament avec un point précis de l'organisme et l'antisepsie générale réalisée par l'introduction du médicament dans le sang. Les *désinfectants*, irritants, sont réservés à la désinfection du matériel et des locaux.

▶ *Les antiseptiques chlorés* — Ils comprennent les solutés d'hypochlorite, liqueur de Labarraque et liquide de Dakin, le chlorure de chaux et les chloramines (chloramine T et dichloramine T). Ces produits sont utilisés pour le lavage des plaies.

▶ *Les antiseptiques actifs par l'oxygène qu'ils dégagent* — L'*eau oxygénée* est utilisée pour le nettoyage des plaies ; le *peroxyde de zinc* possède également des propriétés antiseptiques ; le *permanganate de potassium* est utilisé en solution à la concentration de 1 p. 10 000, les concentrations supérieures sont caustiques.

▶ *Les antiseptiques mercuriels* — Le *Merfène* est employé en solution de 1 p. mille à 1 p. cinq mille. Le *Mercryl laurylé* est utilisé en gynécologie.

▶ *Les antiseptiques argentiques, zinciques et cuivriques :*

– *Les composés argentiques* : le nitrate d'argent est employé pour les lavages urétro-vésicaux et en collyre pour la prévention de la conjonctivite gonococcique des nouveau-nés. Le protargol, le collargol et l'argyrol sont administrés en instillations urétrales ou oculaires.

– Le *sulfate de zinc* et le sulfate de cuivre sont employés en collyre ou en lotions.

▶ *Les phénols et dérivés* — Ils sont très nombreux ; citons *le phénol* utilisé sous forme d'huile phéniquée ou de glycérine phéniquée ; le *thymol* également employé comme anthelminthique ; l'*eugénol* employé en art dentaire ; le *résorcinol, l'acide picrique.*

▶ *Alcools et aldéhydes* — **L'alcool** n'est ni fongicide ni virucide mais bactéricide (alcool à 70 %) en cas d'application cutanée brève. L'alcool ne doit pas être appliqué sur les épidermes lésés car il facilite la multiplication des bactéries sous le coagulum qu'il entraîne.

Le **formol** est un aldéhyde utilisé pour la désinfection des atmosphères (formol gazeux) et des instruments (formol en solution).

▶ *Les agents tensio-actifs* — Ce sont de bons antiseptiques : *Cétavlon, Biocidan, Mercryl Laurylé, Fongéryl*. Ils ont des emplois étendus pour la désinfection du champ opératoire, le nettoyage de la verrerie et des instruments… Il est dangereux de mélanger les agents tensio-actifs avec des solutions d'hypochlorite (eau de javel) car celles-ci sont alors décomposées et libèrent du chlore gazeux.

ANTISEPTIQUES DES INFECTIONS URINAIRES

Il faut distinguer parmi les infections urinaires les cystites banales, les pyélonéphrites aiguës simples et les infections urinaires à risque ou compliquées. Leur traitement se fait après l'identification du germe responsable (ECBU), par des médicaments prescrits *per os*, rapidement résorbés et éliminés sous forme active dans les urines.

▶ *Les antibiotiques* — L'antibiogramme permet de trouver l'antibiotique le plus adapté pour lutter contre le germe responsable de l'infection urinaire. L'*ampicilline*, le *chloramphénicol*, les *tétracyclines*… sont fréquemment utilisés.

▶ *Les sulfamides (Rufol)* — Ils sont très bien résorbés, vite éliminés à forte concentration dans les urines. On les utilise pour le traitement des affections à colibacilles et le traitement des affections urinaires.

▶ *La nitrofurantoïne (Furadantine)* — C'est un puissant antiseptique contre-indiqué en cas d'insuffisance rénale (polynévrites des membres inférieurs).

▶ *L'acide nalidixique (Négram)* — C'est un produit très actif sur les infections urinaires à germes Gram- (*proteus* en particulier) à doses élevées, supérieures à 100 mg/kg/j. Ce médicament peut entraîner des troubles digestifs, des éruptions cutanées et chez le nouveau-né des accidents d'acidose et d'hypertension intracrânienne. On ne l'utilise pas avant l'âge de trois ans.

▶ *La nitroxoline (Nibiol)* — C'est un produit dont la résorption digestive est bonne, utilisé comme antiseptique urinaire (germes Gram + et –) à la dose quotidienne de 300 à 600 mg. Il colore les urines en jaune.

Le tableau 20.1 récapitule les principales caractéristiques des médicaments des infections urinaires.

Tableau 20.1. Récapitulatif des principaux médicaments des infections urinaires

Dénomination commune	**Spécialités**	**Voie administration**	**Posologie quotidienne**	**Élimination**	**Effets secondaires**	**Actif sur**
Nitroxoline Nitrofurantoïne	*Nibiol* *Furadantine*	*Per os* *Per os*	200 à 400 mg 300 mg	Urines Urines (Intestin) contact	0 0	Gram + Gram – Gram + Gram –
Acide nalidixique	*Négram*	*Per os*	2 à 4 g	Urines	0	Bacilles Gram –
Triméthoprime Sulfaméthoxazole	*Bactrim* *Eusaprim*	*Per os*	2 à 6 g	Troubles urinaires	Allergie Hématopoïèse	Très large

AUTO-ÉVALUATION

1. Quelles sont les indications des sulfamides ?
2. Quelle est la surveillance du traitement par les sulfamides ?
3. Donner quelques exemples d'antiseptiques chlorés et leur utilisation.

21

ANTITUBERCULEUX

ANTITUBERCULEUX MAJEURS

La tuberculose touche environ 10 millions de personnes dans les pays en voie de développement et tue encore 3 millions d'individus par an. En France, on relève environ 10 000 nouveaux cas déclarés chaque année et plus de 1 000 décès annuels. La déclaration de la tuberculose est obligatoire et elle est prise en charge à 100 % par l'assurance maladie. C'est une maladie infectieuse transmissible due au bacille de Koch qui a des aspects cliniques différents selon qu'elle envahit tout l'organisme, ou qu'elle se localise à un tissu (tuberculose pulmonaire, intestinale, osseuse, etc.). Le diagnostic de la tuberculose pulmonaire (localisation la plus fréquente) est effectué par la recherche de bacilles tuberculeux dans les crachats (et non la salive) ou dans le liquide de tubage gastrique.

Alors qu'une possible éradication de la tuberculose était envisageable, l'épidémie de Sida, la pauvreté et l'exclusion sociale remettent en cause cette notion. En effet, la tuberculose atteint environ 10 % des malades atteints de Sida en raison de la résistance immunitaire très diminuée de ces patients. C'est chez ces malades que se retrouve le plus souvent une tuberculose à bacilles résistants.

LA CONDUITE DU TRAITEMENT ANTITUBERCULEUX

Le traitement de la tuberculose est non seulement une mesure de santé individuelle mais aussi une mesure de santé publique en rompant la chaîne de transmission. Il doit être précoce et bien suivi. L'objectif du traitement est de détruire les deux types de population du bacille tuberculeux, l'une à division rapide qui doit être détruite totalement en évitant la formation de mutants résistants, l'autre à développement lent (bacilles dormants) qui peut persister des dizaines d'années et être la cause de rechutes.

Les règles sont strictes et comportent :

1. la pratique d'un antibiogramme pour déceler la résistance du BK ;
2. un bilan clinique et biologique complet du malade ;
3. l'association systématique de 3 antibacillaires majeurs.

LES PRINCIPAUX ANTITUBERCULEUX

► *L'isoniazide (Rimifon)* — C'est un antituberculeux essentiel dont le mécanisme d'action est mal connu. Il est inscrit sur la liste I. On l'utilise dans le traitement des formes aiguës de tuberculose (pulmonaire, intestinale). On doit administrer l'isoniazide à des doses fortes d'emblée, en tenant compte du fait que le médicament est inactivé dans le foie par acétylation. Or, il existe selon leur constitution génétique des acétyleurs lents (50 %) et rapides (50 %). Les acétyleurs rapides inactivent plus rapidement l'antituberculeux que les acétyleurs lents, la dose d'isoniazide devra donc être ajustée pour chaque malade selon son type génétique. À cet effet, on détermine le taux sanguin du médicament 3 heures après administration orale de 5 mg/kg. La dose administrée est d'environ 3 mg/kg pour les acétyleurs lents et de 6 mg/kg pour les acétyleurs rapides. La vitamine B_6 doit accompagner tout traitement car celui-ci favorise l'élimination de vitamine B_6.

On peut l'associer à l'éthambutol *(Dexambutol)*, à la rifampicine *(Rifinah)*, à la rifamycine + pyrazinamide *(Rifater)* pour éviter l'apparition de la résistance des germes et augmenter l'activité du produit.

L'isoniazide peut provoquer des troubles hépatiques, digestifs, cutanés, nerveux et psychiques survenant soit par surdosage chez un sujet acétyleur lent, soit par formation de métabolites toxiques, en particulier en présence d'inducteur enzymatique comme la rifampicine. La vitamine B_6 administrée systématiquement avec le *Rimifon* écarte presque tous les risques d'accidents nerveux. Le produit doit être utilisé avec prudence chez les épileptiques et chez les malades ayant eu des troubles psychiques.

► *La rifampicine (Rifadine, Rimactan)* — Elle est très active dans le traitement de la tuberculose et contre les staphylocoques résistant à la pénicilline. On l'administre *per os*, à des doses moyennes de 600 mg par jour en une seule prise et lorsque l'estomac est vide. Cet antibiotique est parmi les médicaments antituberculeux les

plus efficaces, le traitement peut n'être poursuivi que 9 à 12 mois (au lieu de 18 à 24 mois avec les autres médicaments).
Elle peut entraîner une atteinte hépatique avec rétention biliaire et apparition d'ictère ; l'association de rifampicine avec l'isoniazide est déconseillée, car elle augmente la fréquence des ictères.
Ce médicament doit être contre-indiqué en cas d'hépatite virale et de cytolyse hépatique en général. Enfin, en raison de l'induction enzymatique qu'elle entraîne, la rifampicine rend les contraceptifs oraux inefficaces et augmente son propre catabolisme. Elle est éliminée dans l'urine, les fécès, la salive, les larmes qui sont toutes colorées en rouge. La surveillance biologique (hémogramme, fonction hépatique) est impérieuse.

► *Le pyrazinamide (Pirilène)* — C'est un médicament administré *per os* aux doses de 30 mg/kg. Il est le plus souvent utilisé en association avec l'isoniazide et la rifampicine ; sa toxicité est hépatique et il provoque une hyperuricémie avec manifestations articulaires de goutte.

► *L'éthambutol (Dexambutol, Myambutol)* — L'éthambutol est administré à raison de 25 mg/kg pendant 2 mois. Il est préférable d'associer ce produit à un autre antituberculeux (les associations avec l'isoniazide et la rifampicine semblent donner les meilleurs résultats). Il est actif contre les souches résistantes à l'isoniazide et à la streptomycine.
À fortes doses, l'éthambutol peut provoquer des accidents oculaires : névrite rétrobulbaire bilatérale et dyschromatopsie. La surveillance ophtalmologique (examen du champ visuel et perception des couleurs) est impérieuse pendant le traitement. Ces troubles sont réversibles et disparaissent selon le degré d'atteinte, dans un délai de quelques jours à quelques mois. En raison de la difficulté de la surveillance oculaire, l'administration de l'éthambutol chez l'enfant doit être limitée au maximum.
D'autres troubles ont été signalés avec ce produit : troubles digestifs (diarrhée, vomissements, nausées), neurologiques (vertiges, céphalées, polynévrites) et cutanés. L'insuffisance rénale est une contre-indication.

► *Les associations d'antituberculeux (Rifater, Rifinah)* — Le traitement qui durera 6 à 9 mois comprend 2 phases : une trithérapie qui dure 2 mois et une 2e phase, plus longue, de 4 à 7 mois qui comprendra 2 antituberculeux. Le traitement le plus simple est constitué de *Rifater* (association de rifampicine + isoniazide + pyrazinamide) pendant 2 mois, puis de *Rifinah* (association de rifampicine + isoniazide) pendant 4 mois. S'il existe un risque élevé de résistance, on ajoutera de l'éthambutol les deux premiers mois. Chez le sujet séropositif pour le VIH, on utilise une prophylaxie par isoniazide (5 mg/kg) durant 3 à 6 mois.

L'administration de tous ces médicaments se fait le plus souvent à distance des repas pour améliorer leur résorption digestive. De plus, leur prise en une seule fois permet d'obtenir un pic sérique efficace. Le facteur principal du succès du traitement est l'observance. La résistance du germe au traitement est hélas de pleine actualité. On utilisera alors l'*Ansatipine*.

LA SURVEILLANCE DU TRAITEMENT ANTITUBERCULEUX

Les antituberculeux peuvent provoquer des réactions toxiques sur divers appareils.

- Ils peuvent aggraver une *lésion hépatique* déjà existante. La surveillance porte sur le dosage des transaminases.
- *La surveillance bactériologique* (recherche du BK dans les expectorations) est impérieuse, effectuée tous les 8 à 15 jours.
- *Les réactions de susceptibilité individuelle* apparaissent chez des sujets prédisposés, surtout avec l'éthionamide.
- *Les accidents cérébraux* s'observent parfois avec l'isoniazide, l'éthionamide. Ils se manifestent par des crises convulsives ou par des troubles psychiques.
- *Les polynévrites* s'observent surtout avec l'isoniazide et l'éthionamide en raison de l'action antivitamine B_6 de ces deux médicaments. L'administration de ces médicaments doit être accompagnée de vitamine B_6.

ANTILÉPREUX

Exceptionnelle en Europe, la lèpre ou maladie de Hansen est une maladie infectieuse assez répandue en milieu tropical, caractérisée par des lésions prédominant au niveau de la peau, des muqueuses et des nerfs périphériques, évoluant par poussées aiguës, ou subaiguës irrégulières. Plusieurs variétés sont connues : lèpre tuberculoïde, lèpre lépromateuse et formes indéterminées au stade précoce de la maladie. On évalue à près de 12 000 000 le nombre de lépreux dans le monde, dont près de 7 000 000 en Asie et 5 000 000 en Afrique ; on en trouve 360 000 en Amérique et 52 000 en Europe. Il existe 600 cas en France. C'est une maladie à marche lente avec un bacille peu agressif qui, même mort, va persister dans les tissus pendant plusieurs années. Ces débris bacillaires entretiennent une maladie dysimmunitaire (décharge antigénique). Le traitement de la lèpre tuberculoïde doit être poursuivi 18 mois après guérison clinique. Dans la lèpre lépromateuse, le traitement doit être poursuivi indéfiniment sinon les rechutes surviennent dans les 5 ans. Le traitement est une polychimiothérapie dont la base est une sulfone.

► *Les sulfones (Disulone)* — Elles sont administrées dans les diverses formes de lèpre, par voie locale et orale, à la dose quotidienne de 25 à 50 mg en début de traitement, pour arriver en fin de traitement à des doses quotidiennes de 150 à 200 mg. Pour éviter les incidents d'intolérance, il est préconisé un arrêt d'une semaine toutes les quatre à six semaines. Le traitement doit être suivi pendant une durée de 2 à 4 ans.
Les sulfones sont des produits toxiques provoquant des troubles généraux, sanguins et rénaux. Les tares hépatiques et rénales contre-indiquent formellement les sulfones, car elles peuvent entraîner une hépatonéphrite mortelle.

► *La clofazimine (Lamprène)* — Réservé à l'usage hospitalier, c'est un médicament utilisé aux doses quotidiennes de 100 mg, en général associé à d'autres antilépreux.

► *La rifampicine (Rifadine, Rimactan)* — C'est un médicament très efficace aux doses de 600 mg/j, pendant 3 mois.

AUTO-ÉVALUATION

1. Quelles sont les grandes règles du traitement antituberculeux ?
2. Quelle est la surveillance d'un traitement antituberculeux ?
3. Quelles sont les caractéristiques du traitement par l'isoniazide ?

22

ANTIPARASITAIRES

ANTHELMINTHIQUES

Plus de 2 milliards d'êtres humains sont contaminés par des helminthes (les vers) en raison du manque d'hygiène, de la promiscuité, de l'infestation animale etc. Les maladies provoqués par des vers sont très fréquentes dans les zones tropicales.

On distingue les vers plats ou **plathelminthes**, agents de nombreuses maladies : bilharziose, distomatose, téniasis…, et les vers ronds ou **némathelminthes**, responsables d'affections comme l'oxyurose (due aux oxyures), l'ascaridiose (due aux ascaris), l'anguillulose (due à l'anguillule intestinale).

Les anthelminthiques (communément appelés vermifuges) sont des médicaments qui provoquent l'expulsion des vers intestinaux ou helminthes. Leur choix dépend évidemment du ver parasite car certains anthelminthiques sont spécifiques de certains types de vers.

Le traitement anthelminthique comporte certaines précautions :

– le malade est mis à la diète la veille ;

– un lavement évacuateur, le soir, permettra au médicament, l'intestin étant vide, d'agir avec plus d'efficacité.

LE TRAITEMENT DU TÉNIASIS ET DES PARASITOSES À VERS PLATS *(Plathelminthes)*

Le téniasis, lié à l'infestation par le ténia, provoque des troubles gastro-intestinaux, des troubles nerveux surtout chez l'enfant, et une atteinte de l'état général.

► *La niclosamide (Trédémine)* — C'est un médicament très peu toxique, de très grande valeur qui agit sur les différentes variétés de ténias, utilisé en une seule cure de 2 g en 2 fois à une heure d'intervalle ; les comprimés doivent être mastiqués de manière à parvenir dans l'intestin sous forme pulvérulente, plus active.

LE TRAITEMENT DES PARASITOSES À VERS RONDS (*Némathelminthes*)

Ces parasitoses sont représentées par l'*oxyurose, l'ascaridiase, la filariose…*

► *Le pyrvinium (Povanyl)* — C'est un colorant efficace dans le traitement de l'oxyurose et de l'anguillulose. Il est administré en prise unique, *per os*, à la dose de 5 mg/kg. Une 2ᵉ cure est faite à 15 j. d'intervalle. Il colore les selles en rouge. La tolérance est bonne.

► *Le pamoate de pyrantel (Combantrin)* — Il est actif sur l'ascaris, l'oxyure et l'ankylostome aux doses de 70 mg/kg en prise unique. Il est contre-indiqué dans l'insuffisance rénale, les myasthénies, myopathies et chez la femme enceinte.

ANTI-AMIBIENS

400 millions de personnes dans le monde sont infectées par des amibes. La dysenterie amibienne, surtout répandue dans les régions chaudes, est caractérisée par une inflammation de l'intestin, donnant lieu à des selles fréquentes sanglantes et glaireuses accompagnées de douleurs abdominales. Ce syndrome est dû à l'amibe dysentérique que l'on combat par des médicaments appelés anti-amibiens.

On distingue selon leur mode d'action trois types de médicaments anti-amibiens :

► *Les amœbicides diffusibles* — Administrés *per os* ou par voie injectable, ils sont actifs sur les amibes à localisation tissulaire (amibiases tissulaires). Ils sont donc utilisés dans les formes intestinales aiguës et les complications extra-intestinales.

▶ *Les amœbicides de contact* — Utilisés *per os*, ils ne sont pas absorbés et sont donc uniquement actifs dans la lumière intestinale et utilisés dans les amibiases non tissulaires. Ils sont prescrits dans l'amibiase infestation. L'*Intetrix* est le produit le plus utilisé actuellement, pendant une durée de 10 jours.

▶ *Les amœbicides mixtes* — Ils agissent sur les 2 niveaux à la fois *(Fasigyne, Flagentyl, Flagyl).*

▶ *Le metronidazole (Flagyl)* — Il est utilisé dans la trichomonase vaginale par voie orale (1 g/jour) et locale (ovule). Le *Flagyl* s'est révélé également amœbicide mixte, c'est-à-dire à la fois diffusible et de contact. Il est utilisé *per os* aux doses quotidiennes de 2 g pendant 10 jours dans l'amibiase intestinale et surtout hépatique. Sa toxicité est faible. La consommation d'alcool doit être proscrite car il potentialise les effets de l'alcool. Les contre-indications sont la grossesse, l'allaitement et les vomissements importants.
En pratique la dysentérie amibienne se traite par une cure de 1 à 3 jours de *Fasigyne* ou *Flagentyl* suivie d'*Intétrix* pendant 10 jours.
Par ailleurs, il est indispensable de corriger la flore intestinale grâce à des antibiotiques *(Tétracycline, Rovamycine)* agissant sur la flore microbienne associée.

ANTIPALUDIQUES

Le *paludisme (ou malaria)* est une maladie infectieuse sévissant dans les régions tropicales et intertropicales chaudes et humides, où les conditions climatiques (températures entre 15 et 33° C, humidité à 60 %) sont optimales pour le moustique vecteur. La maladie est due à un hématozoaire, le *Plasmodium*, qui est inoculé par la piqûre de moustiques femelles du genre anophèle. Le paludisme peut être aussi, mais rarement, congénital (passage du parasite à travers le placenta) ou transfusionnel.
Le paludisme est une maladie infectieuse d'importance mondiale : 2 milliards d'individus sont exposés, 300 millions ont les signes cliniques et 2 millions meurent du paludisme tous les ans. La moitié des enfants africains de moins de 3 ans en sont atteints et près d'un million d'entre eux meurent tous les ans. Chaque année, 800 000 voyageurs environ quittent la France pour les pays tropicaux. 7 000 cas de paludisme d'importation et 40 décès par an sont

actuellement recensés en France. Le problème majeur actuel du traitement du paludisme est l'apparition de souches résistantes aux médicaments.

Le paludisme se manifeste, après une incubation silencieuse de 10 à 15 jours, par un accès de fièvre caractéristique qui se décompose en trois stades :

– un stade de grands frissons qui dure une demi-heure à une heure ;
– une ascension thermique à 40° C ou plus qui dure 2 à 4 heures. La sensation de malaise est intense ;
– une crise sudorale intense pendant 2 à 4 heures qui accompagne la défervescence thermique.

Ces premiers accès fébriles sont caractéristiques des espèces parasites car ils apparaissent tous les 2 à 3 jours (pendant environ 10 jours) selon l'espèce :

– la fièvre tierce bénigne (due à *Plasmodium vivax*) ou maligne (due à *P. Falciparum*) qui apparaît un jour sur deux ;
– la fièvre quarte (due à *P. malariae*) apparaît un jour sur trois.

Ultérieurement, ces accès peuvent soit donner lieu à des rechûtes plus ou moins fréquentes (*P. vivax, malariae, ovale*) soit, dans le cas de *P. falciparum*, évoluer à tout instant vers l'accès pernicieux palustre.

C'est pendant cet accès de fièvre qu'est faite la recherche du plasmodium dans le sang, par la technique dite de la **goutte épaisse**, car c'est à ce moment seulement que les formes caractéristiques du parasite sont mises en liberté dans le sang.

Il existe des formes particulièrement graves du paludisme :

– le paludisme de la femme enceinte ;
– le paludisme de l'enfant ;
– l'accès pernicieux à *P. falciparum*, forme maligne comportant une atteinte pluriviscérale (neurologique, hépatique et rénale) nécessitant un traitement d'urgence car il peut entraîner le coma ;
– la fièvre bilieuse hémoglobinurique, rare et correspondant à une hémolyse intravasculaire avec atteinte rénale liée à l'injection de quinine chez des sujets allergiques.

La thérapeutique antipaludique correspond soit à :

– un traitement curatif qui est assuré par les schizonticides (les schizontes sont des formes parasitaires présentes dans les hématies) ;
– un traitement prophylactique qui vise à prévenir les manifestations cliniques par diverses mesures collectives ou individuelles.

CHIMIORÉSISTANCE

Il y a une vingtaine d'années, le traitement du paludisme par la chloroquine *(Nivaquine)* était un traitement simple, efficace et on envisageait même l'éradication de ce fléau avec la mise en œuvre de programmes internationaux. Mais l'apparition d'une résistance de *P. Falciparum* à la chloroquine (il n'y a pas de résistance des deux autres espèces parasites) et d'une résistance des anophèles aux insecticides a totalement bouleversé la situation. Cette résistance s'est rapidement étendue à partir de 1985 à tous les continents. Son mécanisme, encore mal connu, est au moins en partie lié à une sélection de souches naturellement résistantes. Sur le terrain, les résistances apparaissent de façon ponctuelle *« en poches »* entourées de zones de sensibilité.

Pour faciliter la compréhension de cette résistance, les pays endémiques sont classés en 3 zones :

Zone I : Zones sans chloroquinorésistance ou absence de *P. Falciparum*. On utilise la *Nivaquine* seule en prophylaxie.

Zone II : Zones de chloroquinorésistance. On utilise *Nivaquine + Paludrine* en une seule prise au cours d'un repas.

Zone III : Zones de chloroquinorésistance importante et résistance à d'autres antipaludiques (polychimio-résistance). On utilise *Lariam.*

À partir de cette classification, la chimioprophylaxie repose sur la chloroquine seule (pays du groupe I) ou associée au proguanil (groupe II), la méfloquine *(Lariam)* étant utilisée dans le groupe III.

TRAITEMENT CURATIF

▶ *Quinine (Quinimax)* — La quinine, alcaloïde de l'écorce de quinquina, est le seul antimalarique naturel. On administre les sels de quinine (sulfate, chlorhydrate, carbonate) dans le traitement de l'accès palustre (2 à 3 g par jour en doses fractionnées, par voie buccale). C'est le médicament d'urgence par voie intraveineuse dans l'accès pernicieux, car elle a une action rapide et brève. Elle a peu d'intérêt à titre préventif en raison de cette action rapide et brève.

La quinine peut provoquer des troubles chez les sujets prédisposés ou en cas de surdosage car les seuils toxiques sont rapidement atteints : troubles visuels, bourdonnements d'oreilles, urticaire. La zone de sécurité se situe dans une limite de concentration sanguine comprise entre 8 et 15 mg/L d'où l'intérêt de la doser dans le sang. La quinine est plus toxique que les antipaludéens de synthèse mais elle reste un antipaludique important devant l'extension de la chimiorésistance.

▶ *La chloroquine (Nivaquine)* — La résistance des agents du paludisme à la chloroquine est devenue assez importante mais elle est la plus utilisée car elle est bien tolérée. L'atteinte rétinienne est un risque à surveiller. On utilise 0,20 à 0,50 g par jour et par voie orale. L'amodiaquine *(Flavoquine)* est un antimalarique à activité voisine mais peu utilisé à titre curatif.

▶ *La méfloquine (Lariam)* — Elle est très active par voie orale sur les souches résistant à la *Nivaquine*. Elle est indiquée à la dose de 25 mg/kg répartie en 3 prises. Ce médicament doit être réservé au traitement curatif d'accès palustre et à la prophylaxie de sujets se rendant dans des pays de forte résistance à la *Nivaquine*. Il peut entraîner des troubles digestifs et neurologiques et ne doit pas être utilisé chez la femme enceinte. L'extension de son utilisation à titre prophylactique pourrait entraîner le risque d'émergence de souches résistantes.

▶ *L'halofantrine (Halfan)* — Également utilisée par voie buccale, elle est très active sur les souches résistant à la chloroquine aux doses de 25 mg/kg en 3 prises séparées de 8 heures. L'effet toxique le plus préoccupant est le risque de survenues d'arythmies ventriculaires.

▶ *Le proguanil (Paludrine)* — Elle est utilisée *per os* (0,10 à 0,30 g) mais a une action plus lente que la quinine ce qui exclut son utilisation dans les cas graves et de plus, la résistance est élevée. On l'utilise en association avec la *Nivaquine* à titre prophylactique.

▶ *La pyriméthamine (Malocide)* — Elle est utilisée à titre préventif (0,05 g par semaine) ou curatif (0,10 à 0,20 g par jour). Ce médicament, toxique pour la moelle osseuse nécessite une surveillance hématologique. De plus ses effets abortif et tératogène le contre-indiquent de façon absolue chez la femme enceinte.

▶ *Sulfadoxine et pyriméthamine (Fansidar)* — On l'utilise en injection IM unique de 2 ampoules en cas d'intolérance au *Lariam*. Cette injection ne doit pas être répétée. Il existe des cas de résistance ainsi que des intolérances cutanées rares mais graves.

INDICATIONS

▶ *L'accès palustre simple* — On utilisera la *Nivaquine* ou, en cas de souche résistante, *Lariam* ou *Halfan*.

▶ *L'accès pernicieux* — C'est une urgence médicale à traiter en service de réanimation car on ne dispose que de quelques heures avant l'établissement de lésions irréversibles. Le traitement doit toujours être commencé par une perfusion en 3 h de 500 à 600 mg de quinine dans 500 mL de sérum glucosé renouvelée 3 fois. 12 heures après la dernière perfusion, le *Lariam* est prescrit aux doses habituelles. L'exsanguino-transfusion peut être indiquée en cas d'hémolyse sévère et de parasitémie très élevée (> 25 %) avec troubles neurologiques sévères.

TRAITEMENT PROPHYLACTIQUE

Il s'adresse aux habitants des zones d'endémie ainsi qu'aux voyageurs vers ces zones et a pour but de prévenir le paludisme, par des mesures collectives ou individuelles.

► *La prophylaxie collective* — Elle comporte :

– la lutte contre les anophèles adultes par l'utilisation d'insecticides dans les lieux d'habitation et la lutte contre les larves par le traitement chimique des gîtes aquatiques ;
– le traitement prophylactique (ou chimioprophylaxie), très controversé car il est difficile à mettre en œuvre à l'échelle d'un pays et favorise la chimiorésistance. Il doit être fait chez les sujets vulnérables (enfants, femmes enceintes…).

► *La prophylaxie individuelle* — Elle s'adresse aux voyageurs et comporte :

– la protection contre la piqûre d'anophèle (moustiquaires, répulsifs, insecticides) ; les anophèles piquent surtout entre le coucher et le lever du soleil ;
– la chimioprophylaxie, surtout en cas de voyage en zone d'endémie connue. Pour être efficace, cette dernière doit être maintenue pendant tout le séjour et 6 semaines après le retour pour couvrir les incubations éventuelles. Le choix du médicament dépend de la notion de résistance et de la durée du séjour :

• **Séjours brefs** de moins de 3 mois. Dans les pays sans chloroquinorésistance, on utilise la *Nivaquine* à la dose quotidienne de 100 mg. Dans les pays où la résistance est modérée, on utilise l'association chloroquine-proguanil à raison de 200 mg/jour. Dans les pays à forte résistance on utilise le *Lariam*.

• **Séjours supérieurs à 3 mois** ou séjours répétés. Seule la *Nivaquine* peut être utilisée associée parfois au proguanil.

► *Cas particuliers* — Lors de la grossesse sont essentiellement utilisés la *Nivaquine* et le proguanil. Chez le nourrisson, seules la *Nivaquine* et la quinine peuvent être administrées.

VACCINS

Les vaccins sont une immunothérapie active qui a pour but d'induire la production d'anticorps circulants (IgM, IgG) ou de lymphocytes sensibilisés qui protégeront le sujet lors d'un contact ultérieur avec l'agent pathogène.

CLASSIFICATION DES VACCINS

▶ *Anatoxines* — Vaccins antidiphtérique, antitétanique, antibotulique.

▶ *Vaccins inactivés (tués)* — Ils sont antimicrobiens (BCG...) ou antiviraux (antivariolique...). Les vaccins antiviraux peuvent entraîner des fœtopathies et sont contre-indiqués chez la femme enceinte.

▶ *Associations de différents vaccins* — Il y a potentialisation entre un vaccin antiviral et une anatoxine. Par contre, un vaccin antimicrobien doit être administré seul.

INDICATIONS ET CONTRE-INDICATIONS

Le tableau 22.1 (p. 189) établi à partir des notes du Comité d'éducation sanitaire et sociale, présente les principales caractéristiques des vaccins utilisés en France.

La date de chaque vaccination doit être tenue à jour dans le carnet de santé de l'enfant.

Les contre-indications sont définitives : néphropathie chronique, affections cardiovasculaires, affections neurologiques, affections hépatiques décompensées, neuropathies, tous les sujets ne pouvant pas élaborer d'anticorps.

Elles peuvent être temporaires : grossesse, traitement corticoïde ou immunosuppresseur en cours, fièvre, maladies infectieuses.

VACCINATIONS POUR RISQUES PARTICULIERS

• Vaccination contre l'**hépatite B** : nouveau-nés de mère Ag HBs positif, insuffisants rénaux, hémophiles, polytransfusés, entourage familial de sujets Ag HBs positifs, partenaires sexuels de sujets Ag HBs positifs, sujets ayant des partenaires sexuels multiples, toxicomanes utilisant des drogues parentérales.

Tableau 22.1. Calendrier des vaccinations

Âge	Vaccins	Remarques
Dès le 1er mois	BCG	La vaccination BCG précoce est réservée aux enfants vivant dans un milieu à risques. La vaccination par le BCG doit être pratiquée avant l'entrée en collectivité. L'épreuve tuberculinique doit être pratiquée 3 à 12 mois plus tard.
À partir de 2 mois	Diphtérie, tétanos, coqueluche, polio. *Hæmophilus influenzæ* b	3 injections à 1 mois d'intervalle
	Hépatite B	3 injections à 1 mois d'intervalle
À partir de 12 mois	Rougeole, oreillons, rubéole	La vaccination associée rougeole, oreillons, rubéole est recommandée de façon indiscriminée pour les petits garçons et les petites filles. La vaccination contre la rougeole doit être pratiquée plus tôt, à partir de 9 mois pour les enfants vivant en collectivité, suivie d'une revaccination 6 mois plus tard en association avec les oreillons et la rubéole. En cas de menace d'épidémie dans une collectivité d'enfants, on peut vacciner tous les sujets supposés réceptifs, de plus de 9 mois. La vaccination immédiate peut être efficace si elle est faite moins de 3 jours après le contact.
16-18 mois	Diphtérie, tétanos, coqueluche, polio.	Lors du 1er rappel on peut, si nécessaire, faire en un site d'injection séparé, la vaccination associée rougeole, oreillons, rubéole.
	Hæmophilus influenzæ b	*1er rappel*
	Hépatite B	*4e injection*
Avant 6 ans	BCG*	La vaccination par le BCG doit être pratiquée pour l'entrée en collectivité. L'épreuve tuberculinique doit être pratiquée 3 à 12 mois plus tard.

* Après 2 vaccinations par le BCG réalisées par voie intradermique, les sujets qui ont une intradermoréaction à la tuberculine négative sont considérés comme ayant satisfait aux obligations vaccinales.

Tableau 22.1. Calendrier des vaccinations (suite)

Âge	Vaccins	Remarques
6 ans	Diphtérie, tétanos, polio. Rougeole, oreillons, rubéole Hépatite B	*2e rappel* La vaccination associée rougeole, oreillons, rubéole est recommandée chez les enfants n'ayant pas encore été vaccinés. L'entrée à l'école est une bonne occasion de vacciner éventuellement le même jour que pour diphtérie, tétanos, polio et (ou) BCG. *1er rappel*
11-13 ans	Diphtérie, tétanos, polio Oreillons Rubéole Hépatite B BCG*	Pour les enfants non vaccinés et n'ayant pas eu la maladie. Pour toutes les filles, en primo ou en revaccination. Soit 1 injection de rappel si la vaccination complète a été pratiquée dans l'enfance, soit un schéma complet (en 3 ou 4 injections : *cf.* première page). Les sujets aux tests tuberculiniques négatifs, vérifiés par IDR, seront vaccinés ou revaccinés.
16-18 ans	Diphtérie, tétanos, polio Rubéole pour les jeunes femmes non vaccinées Épreuve tuberculinique suivie du BCG en cas de négativité*	La vaccination contre la rubéole est recommandée, par exemple lors d'une visite de contraception ou prénuptiale ; la sérologie préalable et postvaccinale n'est pas utile. Il est nécessaire de s'assurer de l'absence d'une grossesse débutante (1er mois) et d'éviter toute grossesse dans les 2 mois suivant la vaccination, en raison d'un risque tératogène théorique. Si la sérologie prénatale est négative ou inconnue, la vaccination devra être pratiquée immédiatement après l'accouchement, avant la sortie de la maternité.
18-60 ans	Tétanos, polio Hépatite B Rubéole	Tous les 10 ans. Tous les 5 ans. Pour les femmes non vaccinées et non immunisées en âge de procréer.
À partir de 70 ans	Tétanos, polio Vaccination antigrippale	Tous les 10 ans. Annuelle.

* Après 2 vaccinations par le BCG réalisées par voie intradermique, les sujets qui ont une intradermoréaction à la tuberculine négative sont considérés comme ayant satisfait aux obligations vaccinales.

• Vaccination **grippale** tous les ans : insuffisances cardio-vasculaires et respiratoires ainsi que chez les sujets drépanocytaires.
• Vaccination **pneumococcique** tous les 5 ans pour les sujets splénectomisés et les drépanocytaires.
• Vaccination contre l'**hépatite A** : voyageurs en zone d'endémie, civils et militaires séjournant outre-mer, toxicomanes, sujets ayant des partenaires sexuels multiples.
• Vaccination contre la **typhoïde** : voyageurs en zone d'endémie.
• Vaccination contre la **fièvre jaune** : chez les voyageurs et en particulier chez les résidents en zone d'endémie, à partir de l'âge de 6 mois. Les femmes enceintes pourront être vaccinées après leur délivrance, sauf circonstances épidémiologiques particulières. La vaccination contre la fièvre jaune **est obligatoire en Guyane**.

AUTO-ÉVALUATION

1. Qu'appelle-t-on chimiorésistance ? Développer cette notion à propos du paludisme.
2. Intérêt de l'examen dit de la goutte épaisse.
3. Comment se fait le traitement prophylactique du paludisme ?

23

MÉDICAMENTS DU SIDA

Le Sida (en anglais AIDS) est un déficit immunitaire décrit en 1981 aux États-Unis, provoqué par des rétrovirus à ARN (VIH I et VIH II) qui infectent les lymphocytes CD_4 et toutes les cellules capables d'exprimer le récepteur CD_4. Dans la cellule, le virus se transforme grâce à une enzyme, la transcriptase inverse, en ADN proviral qui s'insère dans le génome de la cellule. La diminution progressive du nombre de lymphocytes CD_4 altère l'immunité cellulaire et entraîne des infections opportunistes. On estime à 34 millions le nombre de personnes infectées dans le monde dont les 2/3 vivent en Afrique subsaharienne. En France, 120 000 personnes sont infectées par le VIH, le nombre de contaminations nouvelles est de 5 000 à 6 000 par an et 600 personnes en meurent chaque année.
L'infection se transmet selon 3 modes : sexuel (plus de 90 % des contaminations), sanguin (transfusions sanguines, inoculations de drogues par seringues infectées), ou encore de la mère à l'enfant pendant la grossesse, pendant l'accouchement, et par l'allaitement. Dans environ 20 % des cas, les mères infectées non traitées ont un enfant contaminé. Les contacts non sexuels ou non sanguins (entourage, personnel médical) avec des sujets infectés n'entraînent pas de risque de contamination.
Le diagnostic se fait en recherchant la présence d'anticorps dans le sérum (test de dépistage). Le diagnostic direct est la détection de l'antigène P24 mis en évidence avant l'apparition d'anticorps et permettant ainsi une détection précoce.
L'évolution de l'infection est appréciée sur des critères biologiques avec la surveillance de la baisse progressive des lymphocytes CD_4 circulants (la normale étant de 700 par mm^3) et du rapport CD_4/CD_8 (normale = 1). La prophylaxie comporte différents aspects :

– la prévention de la transmission sexuelle ;
– la prévention de la transmission sanguine ;

– déconseiller les grossesses chez les patientes séropositives ;
– la prévention des soignants et des personnels de laboratoire (gants, blouse, lunettes, décontamination des instruments, etc.).

Il n'existe pas de traitement curatif ; les médicaments ralentissent le processus de réplication virale, ce qui améliore la qualité et l'espérance de vie des patients.

L'objectif du traitement est la baisse maximale de la charge virale. Les médicaments anti-VIH ont comme cible 2 enzymes clés de la réplication intracellulaire du virus : la transcriptase inverse et la protéase. Le traitement antirétroviral doit être puissant mais tenir compte du risque toxique. La trithérapie de référence associe 2 nucléosides et une antiprotéase ; d'autres associations sont à l'étude. Le choix du traitement initial conditionne les possibilités ultérieures en raison de l'existence d'une résistance croisée entre molécules d'une même classe. La prise en charge thérapeutique des patients atteints de Sida repose sur quatre éléments :

1. Un traitement antirétroviral en association avec des antiprotéases, volet essentiel, car il combat le virus et a pour but d'obtenir une diminution de la réplication virale, l'objectif étant d'obtenir une inhibition totale et durable de cette multiplication. Une thérapeutique antirétrovirale est mise en œuvre lorsque le patient a moins de 200 CD_4. La trithérapie comportant une antiprotéase est utilisée :
Invirase : 1 800 mg/24 h + *Norvir* : 600 mg deux fois par 24 h + *Crixivan* : 800 mg trois fois par 24 h.
2. La surveillance des infections opportunistes et leur traitement ou mieux leur prévention par une prophylaxie primaire dès que le chiffre des CD_4 atteint 200.
3. Un traitement des syndromes tumoraux (syndrome de Kaposi) par chimiothérapie.
4. La prise en charge psychologique et sociale du patient.

LES INHIBITEURS DE LA TRANSCRIPTASE INVERSE OU ANTIRÉTROVIRAUX

Actuellement six antirétroviraux, analogues nucléosidiques inhibant une enzyme, la transcriptase reverse, sont utilisés : la zidovudine ou AZT *(Rétrovir)*, la didanosine ou ddl *(Videx)*, la zalcitabine ou ddC *(Hivid)*, la stavudine ou d4T *(Zerit)*, la lamivudine ou 3TC *(Épivir)*, l'abacavir *(Ziagen)*. Le tableau page 195 présente les caractéristiques de la posologie, des effets indésirables des antirétroviraux actuellement utilisés. *Viramune* et *Sustiva* sont des inhibiteurs non nucléosidiques également utilisés.

En inhibant la transcriptase inverse du VIH, ils retardent l'apparition d'infections opportunistes et augmentent la survie. Une résistance apparaît assez rapidement avec les inhibiteurs de la transcriptase inverse, ce qui a entraîné l'utilisation d'associations de 2 antirétroviraux *(Combivir)* ou de 3 antirétroviraux *(Trizivir)* qui agissent en synergie et facilitent la compliance des patients. D'autres trithérapies sont également utilisées : 2 antirétroviraux et 1 antiprotéase ou 3 inhibiteurs de la transcriptase inverse (2 nucléosidiques et 1 non nucléosidique). Les effets secondaires sont faits d'anémie, neutropénie, myopathie et nausées.

LES INHIBITEURS DE PROTÉASES OU ANTIPROTÉASES

Les antiprotéases agissent sur la réplication du virus dans les cellules infectées et sur les lymphocytes CD4 activés produisant du virus *(Invirase, Crixivan, Norvir, Fortovase, Viracept, Agenerase)*. Ils ont l'inconvénient d'une tolérance digestive parfois médiocre et de nombreuses interactions médicamenteuses. Leur administration nécessite une surveillance hématologique mais également une surveillance de la glycémie, des triglycérides et des transaminases, en raison du risque hépatique.

Des associations de *Norvir* à doses faibles avec une autre antiprotéase *(Invirase, Agenerase, Crixivan...)* permettent de diminuer les doses et la fréquence d'administration.

LE TRAITEMENT DES INFECTIONS OPPORTUNISTES

Elles sont dues à la baisse de l'immunité cellulaire entraînant une plus grande sensibilité à l'égard de certains germes comme le pneumocoque et surtout à la réactivation d'agents pathogènes présents dans l'organisme et normalement contrôlés par l'immunité. Ce sont des agents appelés opportunistes qui peuvent être des virus, des bactéries, des champignons ou des parasites. Du fait de la généralisation des thérapies, l'incidence des infections opportunistes a chuté.

La *pneumocystose pulmonaire* est traitée par le clotrimoxasol, médicament efficace mais mal toléré, utilisé aux doses de 800 mg par jour pendant 21 jours, la pentamidine par voie intraveineuse (4 mg/kg/jour). La *toxoplasmose cérébrale* est traitée par une association de pyriméthamine et de sulfathiazine. La *cryptoccocose neuro-méningée* est traitée par de l'amphotéricine B seule ou associée à la 5-fluorocytosine

Tableau 23.1. Médicaments antirétroviraux (nucléosides)

Dénomination commune	Spécialités	Posologie	Effets indésirables	Contre-indications
AZT Zidovudine	*Rétrovir*	500 mg/j en 2 à 3 prises	Anémie, neutropénie, myalgies, pigmentation unguéale	Hémoglobinémie < 7,5 g/100 mL Neutropénie < 750/mm^3
ddI Didanosine	*Videx*	≥ 75 kg : 600 mg/j 50-74 kg : 400 mg/j 35-49 kg : 200 mg/j en 2 prises	Neuropathies, pancréatites, diarrhée, nausées, vomissements	
ddC Zalcitabine	*Hivid*	> 45 kg : 2 250 mg/j 35-45 kg : 1 125 mg/j en 3 prises	Neuropathies, pancréatites, ulcérations buccales, troubles digestifs	Neuropathie périphérique préexistante
d4T Stavudine	*Zerit*	< 60 kg : 60 mg/j ≥ 60 kg : 80 mg/j en 2 prises	Neurotoxicité, hépatotoxicité, nausées, diarrhée	
3TC Lamivudine	*Épivir*	300 mg/j en 2 prises	Association avec AZT : anémie, leucopénie, troubles digestifs	
Abacavir	*Ziagen*	600 mg/j en 2 prises	Hypersensibilité (5 % des patients)	

(Ancotil). Le traitement de la *tuberculose* obéit aux règles de traitement habituel : quadrithérapie puis bithérapie pendant neuf mois à un an. L'*infection à cytomégalovirus* est traitée par le genciclovir et le phoscarnet. Le traitement des *syndromes tumoraux*, c'est-à-dire du sarcome de Kaposi, est réalisé par une chimiothérapie : bléomycine, adriamycine, vincristine, vinblastine.

AUTO-ÉVALUATION

1. Citer 4 médicaments antirétroviraux et leur mécanisme d'action.
2. Qu'est-ce qu'une antiprotéase ?
3. Qu'est-ce que la trithérapie du sida ?
4. Quels sont les principes du traitement des infections opportunistes ?

6e partie

MÉDICAMENTS ANTICANCÉREUX

24

CHIMIOTHÉRAPIE DU CANCER

PRINCIPES GÉNÉRAUX DU TRAITEMENT

Les cancers correspondent à une prolifération cellulaire anormale qui échappe aux phénomènes de régulation. Cette transformation en cellules cancéreuses est une mutation génétique aboutissant à une prolifération des cellules qui entraîne des troubles locaux et à distance (métastases).

Chez l'homme, les décès dus au cancer bronchopulmonaire (16 % des décès par cancer) occupent la première place, suivi du cancer de l'estomac (12 % des décès par cancer). *Chez la femme* le cancer du sein (15 % des décès par cancer) occupe la première place, suivi du cancer de l'intestin (12 % des décès par cancer).

Il n'existe pas de médicaments anticancéreux actifs uniquement sur les cellules tumorales et ne touchant pas les cellules saines. Les médicaments anti-cancéreux agissent, en effet, en s'opposant à la multiplication cellulaire, que cette multiplication soit normale (tissu germinal, tissu hématopoïétique) ou néoplasique. *Tous les produits utilisés sont donc nocifs aussi bien sur les tissus normaux (surtout ceux dont les cellules se divisent continuellement comme le tissu germinal et le tissu hématopoïétique) que sur les tissus néoplasiques.*

ÉTIOLOGIE DES CANCERS

Si on ne connaît pas encore la cause ou les cause(s) précise(s) du cancer, l'expérimentation a cependant permis de montrer qu'un certain nombre de facteurs (dont les effets s'additionnent probablement) sont cancérogènes.

▶ *Facteurs de l'environnement* — Environ 70 % des cancers humains sont attribués à l'existence dans l'environnement de substances mutagènes ou cancérogènes et à des facteurs physiques (rayonnements). On connaît la fréquence élevée des leucémies chez les sujets soumis à des radiations (industrie atomique ou explosions atomiques), ou après radiothérapie. La catastrophe de Tchernobyl en 1986 a entraîné une forte augmentation des cancers thyroïdiens. Enfin, la fréquence des cancers de la peau (carcinomes et mélanomes) est élevée chez les sujets trop exposés aux radiations ultraviolettes du soleil.

▶ *Facteurs génétiques* — Il existe une prédisposition génétique au cancer. Certains cancers sont héréditaires : 30 % des cas de rétinoblastomes, 10 % des cas de cancer rectocolique.

▶ *Facteurs chimiques* — Des produits très divers (organiques, minéraux, composés aromatiques) sont à l'origine des cancers de la peau. On en observe chez des sujets manipulant des produits contenant de l'arsenic (mineurs, vignerons, pelletiers), ou travaillant au contact d'eaux riches en arsenic. L'amiante entraîne des mésothéliomes.

Les cancers de la vessie sont assez fréquents chez les ouvriers manipulant des matières colorantes, riches en β-naphtylamine. Les cancers associés à l'usage du tabac ont des localisations diverses : cancer de la cavité buccale, du pharynx, du larynx, de l'œsophage, des bronches et, de façon inattendue, cancer de la vessie (il existe dans l'urine des fumeurs des quantités élevées d'orthoaminophénol à propriétés cancérogènes).

▶ *Facteurs diététiques* — Certains déséquilibres alimentaires augmentent la prévalence des cancers. L'apparition de cancers est fréquente chez les sujets atteints de maladie de Biermer (cancer de l'estomac), dans les populations soumises à des déséquilibres nutritionnels (cancer du foie).

La prise exagérée d'alcool favorise l'apparition de cancers des voies aérodigestives supérieures et de l'œsophage. Enfin, signalons les cancers du foie dus à une toxine sécrétée par un champignon *(Aspergillus flavus)* sur les arachides qui sont stockées.

▶ *Facteurs hormonaux* — Les cancers du sein sont plus fréquents chez les femmes célibataires ou qui se sont mariées tard, chez les femmes qui ont eu peu d'enfants ou qui ne les ont pas allaités. Inversement, les cancers de l'utérus sont plus fréquents chez les femmes mariées jeunes et ayant de nombreux enfants.

LES MODALITÉS D'ADMINISTRATION DES MÉDICAMENTS ANTINÉOPLASIQUES

Un traitement anticancéreux a pour but de détruire toutes les cellules néoplasiques — ou le maximum d'entre elles — afin d'obtenir une rémission de durée aussi longue que possible. Un traitement est efficace s'il permet une prolongation maximum de la survie du patient ; s'il n'entraîne aucune amélioration, le traitement doit être modifié.

Trois modalités d'administration sont possibles selon les médicaments :

– administration continue à petites doses quotidiennes ;

– administration intermittente à fortes doses ; les résultats obtenus sont meilleurs dans ce cas. Chaque administration ne doit être effectuée qu'après retour à la normale de la leucocytose ;

– administration modulée par des pompes programmables (chronothérapie).

La chimiothérapie ne détruit jamais 100 % des cellules tumorales : l'association de médicaments antinéoplasiques permet de meilleurs résultats, mais elle ne doit pas être faite de produits ayant des effets toxiques similaires qui s'additionneraient. On associe souvent à la chimiothérapie, l'immunothérapie et la radiothérapie que nous étudierons à la fin de ce chapitre.

LES FACTEURS DE CROISSANCE

L'administration de facteurs de croissance en parallèle avec l'utilisation des antinéoplasiques permet d'administrer des doses très fortes de chimiothérapie susceptibles d'augmenter les taux de rémission et/ou de survie. Les patients recevant les facteurs de croissance présentent une récupération des neutrophiles et des plaquettes plus rapide que les patients non traités par les facteurs de croissance. Trois facteurs de croissance hématopoïéitiques ont fait l'objet d'études cliniques importantes :

– le facteur de croissance des colonies de granulocytes-macrophages (GM-CSF) stimule la croissance des leucocytes, en particulier des granulocytes, des macrophages et des monocytes ;

– le facteur de croissance des colonies de granulocytes (G-CSF) stimule la moelle osseuse en augmentant la production de granulocytes ;

– l'interleukine III (IL-III) stimule la production et la différenciation de nombreux types de cellules sanguines.

Ils sont employés soit avant la chimiothérapie afin d'accroître la résistance médullaire à la myélosuppression, soit après la chimiothérapie comme prophylaxie systématique.

LA RÉSISTANCE AUX MÉDICAMENTS ANTICANCÉREUX

Les cellules néoplasiques sont dites **sensibles** à un produit, lorsque celui-ci inhibe leur prolifération à des concentrations qui altèrent peu les cellules normales. Elles sont dites **résistantes** lorsque leur prolifération est inhibée à des concentrations élevées qui sont également toxiques pour les tissus normaux (en particulier la moelle osseuse, l'épithélium intestinal et les tissus nerveux). On peut distinguer plusieurs types de résistance :

- **La résistance naturelle ou primaire** : cas des tumeurs résistantes d'emblée à tous les produits antinéoplasiques.
- **La résistance secondaire absolue** : cas des tumeurs initialement sensibles à la chimiothérapie, qui deviennent ensuite résistantes à tous les médicaments anticancéreux.
- **La résistance secondaire spécifique** : cas des tumeurs qui deviennent résistantes à toute une famille de médicaments anticancéreux, mais qui restent sensibles aux antinéoplasiques d'autres familles.
- **La résistance due à une mutation**, apparue par hasard chez quelques cellules ; les mutants obtenus sont insensibles au médicament antinéoplasique, ce qui rend nécessaire le changement du produit par un autre produit de classe différente.

LES INDICATIONS CLINIQUES DES ANTINÉOPLASIQUES

Les médicaments antinéoplasiques sont utilisés :

- **Dans le traitement des leucémies et d'autres néoplasies des cellules hématopoïétiques** : leucémies aiguës lymphoblastique et myéloblastique, leucémie aiguë monocytaire, leucémie lymphoïde chronique, leucémie myéloïde chronique, histiocytose X, myélome multiple des os, macroglobulinémie primaire de Waldenström.
- **Dans le traitement des hématosarcomes** : hématosarcomes (maladie de Hodgkin, réticulosarcomes, lymphosarcomes, maladie de Burkitt, maladie de Brill-Symmers).
- **Dans le traitement des tumeurs** : cancers de la prostate, du sein, de l'endomètre, du col utérin ; cancers des glandes endocrines (de l'ovaire, du testicule, de la corticosurrénale) ; cancers de l'appareil urinaire ; cancers de l'appareil digestif (cancers de l'estomac, du pancréas, des glandes salivaires, du côlon et du rectum, du foie) ; cancers des bronches et des poumons ; cancers des tissus nerveux ;

cancers de la peau ; tumeurs osseuses (ostéosarcome, sarcome d'Ewing, métastases osseuses).

LES EFFETS INDÉSIRABLES DES ANTINÉOPLASIQUES

Tous les antinéoplasiques inhibent les divisions cellulaires des cellules saines comme des cellules cancéreuses. Ils sont donc toxiques pour tous les tissus ou les cellules se renouvelant rapidement. Certaines de ces toxicités leur sont communes.

► *L'atteinte hématologique est la plus fréquente* — Les trois lignées sanguines peuvent être atteintes (leucopénie, parfois agranulocytose, thrombopénie avec risque d'hémorragie, anémie). On observe même parfois une aplasie médullaire globale.

► *L'effet oncogène* — Certains médicaments antinéoplasiques (*Alkéran, Chloraminophène, Endoxan, Améthycine...*) sont susceptibles par eux-mêmes, en raison de leur très grande toxicité, d'induire chez le patient une maladie maligne, par exemple survenue d'une leucémie secondaire. On dit qu'ils sont oncogènes ou leucémogènes.

► *L'immunodépression* — C'est une manifestation presque constante de la chimiothérapie anticancéreuse qui favorise le risque d'infections, virales en particulier.

► *L'atteinte des tissus reproducteurs* — Elle entraîne oligospermie, azoospermie, aménorrhée. Un effet tératogène a été montré avec les agents alkylants, le méthotrexate, lorsqu'ils sont administrés en début de grossesse.

► *L'effet hyperuricémiant* — Il est observé lors d'administration d'allopurinol et d'urate oxydase, en cas de traitements à fortes doses.

► *L'effet émétisant* peut s'observer avec tous les dérivés nitrés mais surtout la cyclophosphamide et les nitroso-urées, le cisplatine.

► *L'alopécie* est fréquente mais toujours réversible. Elle s'observe surtout avec *Adriamycine*, *Taxol*, *Vincristine*.

LES MÉDICAMENTS ANTINÉOPLASIQUES

Selon leur mécanisme d'action, on distingue :

– les médicaments qui interfèrent avec la biosynthèse des acides nucléiques et des protéines ;

– les médicaments qui interfèrent avec la duplication de l'ADN, la transcription et la traduction ;
– les médicaments qui agissent sur le fuseau mitotique.

On distingue six grands groupes de médicaments :
– les médicaments agissant sur le fuseau mitotique ;
– les agents alkylants ;
– les analogues structuraux ou antimétabolites ;
– les substances extraites des microorganismes ;
– les hormones stéroïdes ;
– les produits divers de synthèse.

Le tableau 24.1 présente les principaux mécanismes d'action des antinéoplasiques.

Tableau 24.1. Substances anticancéreuses

Anticancéreux	Principales substances	Indications
I. Interférant avec la biosynthèse des acides nucléiques et des protéines		
– Antagonistes de l'acide folique	Méthotrexate	LAL, ostéosarcome tumeurs solides
– Analogues des purines	Mercaptopurine Thioguanine	LAL, LMC LAM
– Analogue des pyrimidines	Fluorouracile Cytarabine	Cancer du sein et digestifs LAM, LAL
– Inhibiteurs de la synthèse protéique	L-Asparaginase	LAL
II. Interférant avec la duplication de l'ADN, la transcription, la traduction		
– Agents alkylants		
– Interférant avec la transcription		
III. Agissant sur le fuseau mitotique		
– Alcaloïdes de la pervenche	Vinblastine Vincristine	Lymphomes LA, Hodgkin
– Dérivés de la Podophyllotoxine	Vépéside	LA, lymphomes

LAL = Leucémie aiguë lymphoblastique ; LAM = Leucémie aiguë myéloblastique ; LMC = Leucémie myéloïde chronique ; LA = Leucémie aiguë

Les médicaments agissant sur le fuseau mitotique

Certains alcaloïdes extraits de plantes agissant sur le fuseau, en bloquant les divisions des cellules en métaphase, sans affecter la synthèse d'ADN (acide désoxyribonucléique). Ce sont les antifusoriaux.

▶ *Les alcaloïdes de la pervenche* — Quatre alcaloïdes isolés de la pervenche sont efficaces : la vinblastine *(Velbé)* la vincristine *(Oncovin)*, la vindésine *(Eldisine)* et la Vinorelbine *(Navelbine)*. On les emploie par voie veineuse aux doses de 0,25 mg/kg par semaine chez l'adulte et 0,50 mg/kg par semaine chez l'enfant. La vinblastine est efficace dans la maladie de Hodgkin, dans les tumeurs du sein, des bronches et du pancréas. La vincristine est efficace dans le lymphosarcome et la leucémie aiguë lymphoblastique. La *Navelbine* est efficace dans le cancer bronchique non à petites cellules. La neurotoxicité est fréquente avec ces produits.

▶ *Les taxanes* — On utilise *Taxol* et *Taxotère* dans le cancer œsophagien ou du pancréas inopérables. La toxicité est médullaire.

Les agents alkylants

Ce sont des produits susceptibles d'introduire un groupement alkyle sur l'ADN formant ainsi des ponts stables entre les chaînes d'ADN qui ne peuvent plus se séparer et jouer leur rôle dans la mitose. Ces médicaments agissent donc en altérant la structure moléculaire de l'ADN. Ce groupe comprend :

▶ *Les moutardes à l'azote* — Ce sont des analogues de sulfure d'éthyle dichloré (appelé encore ypérite ou gaz moutarde). L'action de ces différents produits serait due à leur transformation en éthylène-immonium.

L'action antimitotique puissante de ces produits, se manifestant sur tous les tissus, est gênante au niveau des muqueuses du tractus digestif (vomissements, diarrhées) et de la moelle osseuse (leucopénie, thrombocytopénie). Plusieurs médicaments sont utilisés :

• **La chlorméthine** est administrée par voie veineuse pendant 2 à 4 jours aux doses de 5 à 10 mg/m^2, par cures à 3 semaines d'intervalle, dans le traitement de la maladie de Hodgkin (indication essentielle en association avec la vincristine, la procarbazine, la prednisone connue sous le nom de protocole MOPP). Elle est également utilisée dans les réticulosarcomes, les lymphosarcomes et les cancers épidermoïdes du poumon. Il est essentiel d'injecter le produit aussitôt après l'avoir mis en solution.

• **Le chlorambucil** *(Chloraminophène)* est employé *per os* dans le traitement de la leucémie lymphoïde chronique, dans la maladie de Hodgkin et les lymphopathies chroniques. Il possède aussi des propriétés immunosuppressives par dépression des lymphocytes B. Des effets leucémogènes ont été rapportés après usage prolongé.
• **La cyclophosphamide** *(Endoxan)* est administrée *per os* ou par voie intraveineuse dans le traitement des lymphosarcomes et des cancers de l'ovaire et du sein ; elle permet également d'obtenir des rémissions chez des malades atteints de leucémie aiguë, même si celle-ci est résistante aux antimétabolites et aux stéroïdes. Ce médicament présente la particularité d'être à la fois un dépresseur de l'immunité cellulaire (lymphocyte T) et humorale (lymphocyte B). Il est utilisé comme immunodépresseur dans le rejet de greffe, les collagénoses, les glomérulonéphrites. Il présente un risque de carcinogenèse à long terme.
• **Le melphalan** *(Alkéran)* s'administre par voie veineuse ou *per os*, en cures de 7 jours séparées par des périodes de repos de même durée. On l'utilise dans le traitement du myélome multiple, de la macroglobulinémie primitive, des réticulosarcomes et du cancer de l'ovaire. L'aplasie myéloïde est la complication la plus fréquente du traitement. C'est un des médicaments anticancéreux pour lequel un effet oncogène a été observé avec la survenue de leucémies secondaires. Ce risque doit donc être pris en compte en cas d'utilisation prolongée. Le risque est évalué à 5 % après 5 ans.

► *Les sels de platine* — Le cisplatine *(Cisplatyl)* et le carboplatine (*Paraplatine*) sont utilisés en perfusion veineuse dans le traitement du cancer de l'ovaire et du testicule. La toxicité aiguë est essentiellement digestive et rénale.

Les analogues structuraux ou antimétabolites

Ce sont des antagonistes des bases puriques et pyrimidiques qui interviennent dans la synthèse des acides nucléiques. Un médicament antagoniste est un composé dont la formule chimique ressemble à un métabolite déterminé (ou à un coenzyme), se substitue à celui-ci dans une chaîne métabolique et inhibe ainsi la suite de la réaction. L'action des analogues est généralement lente, et la durée d'administration doit être longue.

► *Les antagonistes de l'acide folique (Méthotrexate)* — Les antifoliques agissent en empêchant la formation d'acide tétrahydrofolique qui intervient dans la synthèse des bases puriques et pyrimidiques. Le méthotrexate est un antagoniste puissant de l'acide folique, utilisé dans le traitement des leucémies aiguës lymphoblastiques par voie buccale (0,2 mg/kg/24 h) ou parentérale (10 à 30 mg, 2 à 3 fois par semaine) sur les cancers mammaires et testiculaires, sur l'ostéosarcome et le choriocarcinome.

La toxicité des antifoliques (neurotoxicité, lésions de la muqueuse buccale) est nette à partir du 15e jour du traitement. En cas de surdosage, l'antidote est l'acide folinique, administré par voie intramusculaire ou intraveineuse (3 à 6 mg toutes les 6 heures). Les salicylés augmentent le taux plasmatique de méthotrexate. Il est donc recommandé aux patients traités de ne pas absorber de salicylés pendant 48 h.

▶ *Les analogues des purines*

• **La 6-mercapto-purine** *(Purinéthol).* Elle interfère dans le métabolisme des purines, empêchant ainsi la synthèse d'adénine et guanine, bases puriques entrant dans la constitution des acides nucléiques. Le *Purinéthol* est employé *per os* aux doses quotidiennes de 2,5 à 5 mg/kg dans les leucémies aiguës. De plus, c'est un dépresseur des lymphocytes T, utilisé donc comme immunodépresseur.

• Un dérivé voisin, **l'azathioprine** *(Imurel)* est utilisé comme immunodépresseur : il est transformé dans l'organisme en 6-mercapto-purine.

▶ *Les analogues des pyrimidines* — Ils inhibent la synthèse des bases pyrimidiques qui interviennent dans la synthèse des acides nucléiques.

• **La 5-fluoro-uracile** (*5-FU*) inhibe l'incorporation de la thymidine dans les acides nucléiques. On l'administre en perfusion veineuse très lente dans les cancers du tube digestif, les cancers du sein, les cancers cutanés et de la vulve, aux doses quotidiennes de 10 à 15 mg/kg.

• **La cytarabine** *(Aracytine)* perturbe la synthèse de la désoxycytidine et de l'ADN. Elle est administrée en perfusion veineuse lente dans les leucémies aiguës myélo et lymphoblastiques.

Les substances extraites des micro-organismes

▶ *Les antibiotiques* — Certains antibiotiques ont une activité cytostatique et sont utilisés comme antinéoplasiques.

• **La bléomycine** *(Bléomycine)* est utilisée dans les cancers épidermoïdes ORL, le cancer de la vessie, le lymphome non hodgkinien. Le risque majeur est l'installation d'une fibrose pulmonaire qui s'installe progressivement et est souvent fatale. Il faut éviter de dépasser pour cette raison 200 mg/m^2.

• **La mitomycine** *(Amétycine)* est utilisée dans les cancers de l'estomac, de l'ovaire, de la tête et du cou. On l'emploie par voie intraveineuse aux doses quotidiennes de 4/100 de mg/kg. Elle est leucémogène à long terme.
• **La daunorubicine** *(Cérubidine)* est employée par voie veineuse dans les leucémies aiguës lymphoblastiques et myéloblastiques ; la grande toxicité du produit pour la moelle osseuse nécessite que le traitement soit effectué dans des chambres stériles, exemptes de germes. Des accidents cardiaques graves sont observés dans les traitements de longue durée d'où la nécessité d'une surveillance échographique du cœur. Ce médicament est contre indiqué en cas d'anomalie cardiaque clinique ou électrocardiographique.

► *L'asparaginase (Kidrolase)* — Extraite à partir des cultures de colibacilles *(Escherichia coli)*, elle entraîne une diminution de l'asparagine nécessaire au développement des cellules. On l'administre dans les leucémies lymphoblastiques. Ce médicament entraîne des accidents surtout allergiques et hépatiques. L'existence des mutants résistants peut limiter son efficacité.

Les hormones et analogues hormonaux

► *Les glucocorticoïdes (Cortancyl, Hydrocortancyl, Médrol, Dilar, Celestène, Betnesol)* — Fréquemment utilisés chez les cancéreux, ils ont une action atrophiante sur les tissus lymphoïdes et semblent agir en détruisant les lymphocytes d'une part, et en inhibant les mitoses de la lymphocytopoïèse d'autre part. On emploie le *Cortancyl* dans la leucémie aiguë.

► *Les androgènes (Androtardyl)* — Ils sont utilisés comme freinateurs de la prolifération tumorale dans certains épithéliomas mammaires. Ils freinent la sécrétion hypophysaire de gonadostimulines et s'opposent ainsi aux estrogènes dont on connaît le rôle favorisant dans l'évolution des cancers mammaires.

► *Les estrogènes (Distilbène)* — Ce sont les médicaments les plus efficaces dans les cancers de la prostate et le cancer du sein en post-ménopause.

► *Les progestatifs (Lutéran...)* — Ils peuvent être utilisés dans le cancer de l'endomètre et le cancer du sein en post-ménopause.

► *Les peptides analogues de la LH-RH* — Ils ont été proposés dans le cancer de la prostate avec métastases osseuses. Ils ont un effet agoniste de la LH-RH (c'est-à-dire le même effet que la LH-RH) : on observe une stimulation initiale puis une inhibition de la sécrétion de LH d'où résulte une diminution, en deux à quatre semaines, des taux sanguins de testostérone. On les administre par voie sous-cutanée, quotidiennes (*Suprefact, Decapeptyl, Lucrin*), ou toutes les quatre semaines (*Énantone, Zoladex*).

Les produits divers de synthèse

▶ *L'aminoglutéthimide (Orimétène)* — C'est un inhibiteur puissant de la biosynthèse des hormones corticosurrénaliennes employé dans les cancers surrénaliens. C'est un produit toxique, utilisé aux doses de 1 g par jour *per os*, qui entraîne très rapidement une insuffisance corticosurrénale. Il est également utilisé dans le cancer métastatique avancé du sein.

▶ *La guanyl-hydrazone (Natulan)* — Elle est employée par voie veineuse dans les leucémies aiguës myéloblastiques et promyélocytaires.

▶ *L'hydroxyurée (Hydrea)* — Elle est active dans la leucémie myéloïde chronique, par voie orale ou par voie veineuse.

LA SURVEILLANCE DU TRAITEMENT

Elle doit se faire une ou plusieurs fois par semaine.

▶ *Sur le plan clinique* — On surveillera les modifications caractérielles, les troubles digestifs, la courbe thermique, l'état du malade (pâleur, décoloration conjonctivale, état de la bouche, examen des veines…).

▶ *Sur le plan biologique* — On surveillera :

– l'anémie : elle requiert des transfusions de culots globulaires si l'hémoglobine est inférieure à 7 g/L ;

– la leucopénie : presque toujours constante, celle-ci ne doit pas être inférieure à 3 000 leucocytes par mm^3. Si le chiffre est inférieur à 2 500, le traitement doit se faire en milieu hospitalier. En cas d'infection, les antibiotiques sont largement prescrits ;

– la thrombopénie peut être corrigée par une transfusion de plaquettes ;

– les accidents de type goutteux sont évités par l'adjonction au traitement d'inhibiteurs de la synthèse d'acide urique (*Zyloric…*) ou d'urico-éliminateurs ;

– les complications rénales (élévation de la créatinine) ou hépatiques nécessitent une hospitalisation pour bilan et arrêt du produit.

– La fièvre nécessite (surtout chez un malade aplasique) un traitement antibiotique.

► *Fréquence des complications* — Elle est très variable selon les produits :

– les complications hématologiques sont communes à tous les produits sauf la vincristine, la bléomycine et, dans une certaine mesure, le cisplatine ;
– les complications rénales, très importantes avec le cisplatine se retrouvent également avec le méthotrexate et la mytomicine ;
– les complications pulmonaires sont très importantes avec la bléomycine. On la trouve également avec la mytomicine le CCNU et le BCNU ;
– les complications cardiaques se retrouvent avec les anthracyclines (doxorubicine) ;
– les complications neurologiques sont le fait du cisplatine, des alcaloïdes de la pervenche (vincristine, vinblastine) ;
– les complications digestives sont le fait du cisplatine ;
– les diarrhées s'observent avec le 5-FU.

IMMUNOSUPPRESSEURS

► *La réponse immunitaire* — On distingue schématiquement deux types de réponse immunitaire :

• **L'immunité humorale.** Elle est liée à la production d'anticorps spécifiques par les *lymphocytes B* après une stimulation par un antigène. Ce type d'immunité paraît en cause dans le lupus érythémateux disséminé, certaines glomérulonéphrites, certaines anémies hémolytiques.
• **L'immunité spécifique à médiation cellulaire.** Le *lymphocyte T* intervient dans ce type d'immunité et son rôle paraît prédominant dans les rejets de greffe, dans la polyarthrite rhumatoïde.

Les immunosuppresseurs seront donc des médicaments utilisés lorsque l'« origine immunitaire » d'une maladie est évoquée ; on choisira le médicament déprimant de façon sélective tel ou tel type d'immunité à l'origine de la maladie.

► *Les agents alkylants* qui sont dépresseurs des lymphocytes B (c'est-à-dire de l'immunité humorale) : *Endoxan, Chloraminophène.* Ils ont été étudiés avec les anticancéreux.

► *Les antimétabolites* qui sont dépresseurs des lymphocytes T (c'est-à-dire de l'immunité cellulaire) : *Imurel, Purinéthol, Méthotrexate*... Ils ont été étudiés avec les anticancéreux.

▶ *Le sérum antilymphocytaire (antilymphocytes T)* — Il est obtenu par immunisation du cheval contre les lymphocytes humains.

▶ *La ciclosporine (Sandimmun, Néoral)* — C'est un médicament majeur de la thérapeutique immuno-suppressive utilisé dans les greffes de moelle osseuse et la transplantation d'organes dont elle diminue nettement les risques de rejet. Elle est aussi utilisée dans certaines maladies auto-immunes (psoriasis, polyarthrite rhumatoïde, uvéite, syndromes néphrotiques). Elle est administrée par voie orale à la dose de 6 à 14 mg/kg/j en 2 prises, et par voie veineuse de 3 à 5 mg/kg/j. Elle possède de nombreux effets indésirables, en particulier néphrotoxiques (10 à 15 % des cas). De nombreux autres effets sont observés : hypertension artérielle, œdème, risque de lymphome, troubles gastro-intestinaux, hypertrophie gingivale, paresthésie. La surveillance se fait par le dosage du médicament dans le sang (80 à 250 ng/mL) et de la créatinine pour suivre la fonction rénale. Les interactions médicamenteuses sont nombreuses avec la ciclosporine et doivent être étroitement surveillées.

▶ *Le tacrolimus (Prograf)* — C'est un nouvel immunosuppresseur, de plus en plus utilisé, dont le mécanisme d'action est très proche de celui de la ciclosporine.

▶ *La surveillance du traitement* — Le traitement par ce type de médicaments est poursuivi en moyenne 4 à 8 mois. Le délai d'action des immunosuppresseurs est d'environ 2 mois. Le traitement corticoïde est souvent associé pour contrôler le phénomène inflammatoire. La surveillance portera sur :

• **Les complications immédiates** d'ordre hématologique (anémie, leucopénie, thrombopénie), ou en rapport avec une surinfection bactérienne, orale ou mycotique.

– Les troubles endocriniens sont fréquents : *aménorrhée* chez la femme pendant toute la durée du traitement, avec arrêt de l'ovulation. Celle-ci reprend quelques mois après l'arrêt du traitement.

– Chez l'homme, une azoospermie s'installe après quelques semaines de traitement. Elle peut être définitive en cas de traitement prolongé.

• **Les complications retardées** sont rares mais graves : survenue possible de lymphomes malins, leucoses, cancers viscéraux. La surveillance doit être donc régulière même très longtemps après l'arrêt du traitement.

Tableau 24.2. Anticancéreux : les alkylants

Produit	Nom de spécialité	Présentation	Mode d'administration	Toxicité
Cyclophosphamide	*Endoxan*	Comp. 50 mg Amp. 100 mg Flacons 500 mg	Voie buccale mais peu actif IM ou IV ; jamais localement car inactif	Hématologique surtout leucopénie. Troubles digestif bénins inconstants. Cystite hémorragique. Alopécie.
Chlorambucil	*Chloraminophène*	Comp. à 2 mg	Voie buccale	Maniement relativement aisé sous contrôle de la NFS.
Busulfan	*Myléran*	Comp. à 2 mg	Voie buccale	Leucopénie modérée. Pigmentation cutanée. Aménorrhée. Rarement diarrhée.
Melphalan	*Alkéran*	Comp. à 2,5 mg	Voie buccale	Hématologique importante et souvent retardée.
Tri-éthylène phosphoramide	*Thiotépa*	Amp. de 15 mg + solvant	IV lente, im ou locale	Hématologique. Possible alopécie. Cystite hémorragique.
Les nitroso-urées				
Carmustine BCNU	*Bicnu*	Flacon de 100 mg	IV	Hématologique surtout thrombopénie retardée et effet cumulatif. Troubles digestifs, toxicité digestive, hépatique et neurologique.
Lomustine CCNU	*Bélustine*	Gélule à 40 mg	*Per os*	Identique à la toxicité de la Carmustine.

Tableau 24.2. Anticancéreux : les alkylants (suite)

Produit	Nom de spécialité	Présentation	Mode d'administration	Toxicité
Les agents apparentés				
Mitomycine	*Amétycine*	Flacon de 2 mg Flacon de 10 mg	Intratubulaire Intravésical	Hématologique importante. Troubles digestifs et muqueux. Fièvre. Alopécie. Toxicité rénale. Fibrose pulmonaire. Syndrome uréohémolytique.
Procarbazine	*Natulan*	Gélule à 50 mg Amp. à 250 mg	*Per os* IV	Troubles digestifs et cutanéo-muqueux. Hématologique. Alopécie. Allergie cutanée. Troubles neuropsychiques.
Dacarbazine	*Déticène*	Flacon de 100 mg	IV	Hématologique très modérée. Troubles digestifs très importants. Syndrome pseudo-grippal.
Cisplatine	*Cisplatine* *Paraplatine*	Flacon de 10 mg Flacon de 25 mg Flacon de 50 mg	IV Intrapéritonéal	Hématologique modérée. Troubles digestifs importants. Insuffisance rénale prévenue par hyperhydratation. Hypokaliémie. Hypomagnésémie. Hypocalcémie. Neuropathies périphériques (y compris la 8e paire). Convulsions (enfants).

Tableau 24.3. Anticancéreux : les intercalants

Produits	Nom de spécialité	Présentation	Mode d'administration	Toxicité
Actinomycine D	*Lyovac-cosmegen*	Flacon de 0,5 mg	Intratubulaire	Toxicité hématologique importante. Troubles digestifs importants. Toxicité muqueuse et cutanée. Alopécie. Interaction toxique très importante avec la radiothérapie. Veinotoxicité.
Doxorubicine	*Adriblastine* *Doxorubicine* *Dakota*	Flacon de 10 mg Flacon de 50 mg	Intratubulaire Intraartériel	Toxicité hématologique, muqueuse. Troubles digestifs. Alopécie. Veinotoxicité. Toxicité cardiaque précoce et surtout toxicité cumulative par cardiomyopathie. Dose totale cumulative 550 mg/m^2
Daunorubicine	*Cérubidine*	Flacon de 20 mg	Intratubulaire	Idem doxorubicine. Dose totale cumulative 900 mg/m^2.
Amsacrine	*Amsidine*	Amp. à 75 mg	Perfusion	Hématologique. Digestive et muqueuse. Alopécie. Toxicité cardiaque précoce (troubles du rythme pouvant être prévenus par correction de l'hypokaliémie).

Tableau 24.3. Anticancéreux : les intercalants (suite)

Produits	Nom de spécialité	Présentation	Mode d'administration	Toxicité
Aclarubicine	*Aclacinomycine*	Flacon de 20 mg	Intratubulaire	Hématologique. Digestive et muqueuse. Toxicité cardiaque pré-coce (correction des hypokaliémies).
Zorubicine	*Rubidazone*	Flacon de 50 mg	Intratubulaire	Hématologique importante. Digestive. Muqueuse importante. Alopécie. Veinotoxicité. Cardiotoxicité précoce (nécessité d'une surveillance stricte de la kaliémie) et cumulative. Dose totale cumulative : 1 800 mg/m^2.
Mitoxantrone	*Novantrone*	Flacon de 20 mg Flacon de 25 mg	Intratubulaire	Hématologique. Digestive et muqueuse. Alopécie. Veinotoxicité. Cardiotoxicité faible en comparaison avec les drogues précitées, mais certainement cumulative. Dose totale cumulative : 120 à 160 mg/m^2.

Tableau 24.4. Anticancéreux : les antimétabolites

Produits	Nom de spécialité	Présentation	Mode d'administration	Toxicité
Méthotrexate	*Ledertrexate* sans conservateur pour injection intrathécale *Méthotrexate*	Amp. à 5mg Amp. à 25mg Amp. à 50mg Comp. à 2,5mg Flacon 5 mg 20 mg 500 mg, 1 000 mg, 5 000 mg	*Per os* IM IV Intrathécal *Per os* IM IV Intraartérielle	Hématologique. Digestive. Muqueuse importante. Allergie cutanée. Hépatique aiguë et chronique. Rénale à forte dose prévenue par l'hyperhydratation et l'alcalinisation. À forte dose, toxicité hématologique prévenue par l'administration d'acide folinique. Neurotoxicité cumulative en injections intrathécales. Pneumopathie d'hypersensibilité.
5-fluoro-uracile	*Fluoro-uracile* *Éfudix*	Amp. à 250 mg Crème dermique à 5 %	IV, IM Intrapéritonéal Intraartériel Application locale	Hématologique modérée. Digestive et muqueuse importante. Neurologique aiguë. Conjonctivites aiguës et chroniques. Cardiaque.
Cytosine arabinoside	*Aracytine* *Cytarbel*	Amp. à 100 mg Flacon de 500 mg	IV Sous cutané Intrathécal	Hématologique. Digestive et muqueuse cutanée. Fièvre. Conjonctivite. Hépatique. Syndrome pseudo grippal. Neurotoxicité à forte dose ou en intrathécal.
6 mercaptopurine	*Purinéthol*	Comp. à 50 mg	*Per os*	Hématologique. Digestive et muqueuse modérée. Hépatique. Immunodépression. Réduire la dose en cas d'association avec l'allopurinol.

Tableau 24.5. Anticancéreux : les antifusoriaux

Produits	Nom de spécialité	Présentation	Mode d'administration	Toxicité
Vinblastine	*Velbé*	Flacon de 10 mg	Perfusion	Hématologique surtout leucopénie. Troubles digestifs. Alopécie. Mucite. Neurologique modérée. Veinotoxicité.
Vincristine	*Oncovin*	Flacon de 1 mg	Intratubulaire	Hématologique très modérée. Alopécie. Neurotoxicité périphérique cumulative. Iléus paralytique. SIHAD Veinotoxicité.
Vindésine	*Eldisine*	Flacon de 1 mg et 4 mg	Intratubulaire	Hématologique surtout leucopénie. Neurotoxicité moins sévère que celle de la Vincristine. Troubles digestifs. Veinotoxicité.
Vinorelbine	*Navelbine*	Flacons 10 et 50 mg	Perfusion	Toxicité médullaire, nausées, vomissements
Téniposide	*Véhem-Sandoz*	Amp. à 50 mg	Perfusion	Hématologique surtout neutropénie. Anaphylaxie possible.
Étoposide	*Vépéside*	Gélules à 100 mg Amp. à 100 mg	*Per os* Perfusion	Hématologique surtout neutropénie. Troubles digestifs modérés. Neurotoxicité modérée.
Paclitaxel	*Taxol*	Flacons de 30 mg	Perfusion	Toxicité médullaire. Troubles du rythme cardiaque. Neuropathies. Vomissements.

Tableau 24.6. Anticancéreux : les autres agents

Produits	Nom de spécialité	Présentation	Mode d'administration	Toxicité
Bléomycine (Sulfate)	*Bléomycine*	Flacon de 15 mg	IV IM	Pneumopathie interstitielle pouvant évoluer vers la fibrose pulmonaire. Fièvre. Hypersensibilité immédiate. Toxicité cutanée. Dose totale cumulative : 450 mg[1].
Hydroxycarbamide	*Hydréa*	Comp. à 500 mg	*Per os*	Hématologique. Toxicité digestive modére, cutanée. Neurotoxicité.
L. Asparaginase	*Kidrolase*	Flacon de 10 000 U	IV IM	Troubles digestifs. Fièvre. Toxicité hépatique. Hypersensibilité immédiate. Anaphylaxie. Troubles de la coagulation : diminution de synthèse du fibrinogène, de l'antithrombine III. Hypoinsulinémie. Pancréatites aiguës. Neurotoxicité centrale. Il n'y a pas d'allergie croisée entre les deux types d'Asparaginase.
Mithtramycine	*Mithracine*	Flacon de 2 500 microg.	Perfusion	Hématologique en particulier thrombopénie. Digestive. Hépatique. Rénale. Neurotoxicité centrale. Troubles de l'hémostase.

1. Impératif : à signaler en cas d'anesthésie (oxygénothérapie).

Tableau 24.7. Anticancéreux : les hormones et antihormones

Produits	Nom de spécialité	Présentation	Mode d'administration	Toxicité
			Corticoïdes	
Méthyl-Prédnisolone	*Médrol* *Solu-Médrol*	Comp. à 4 mg Flacon de 20 mg Flacon de 40 mg Flacon de 120 mg Flacon de 500 mg	*Per os* IV IM	Troubles hydroélectrolytiques (hypokaliémie, rétention hydrosodée). Toxicité digestive (ulcères œsogastroduodénaux, pancréatite). Troubles endocriniens (diabète, croissance, syndrome cushingoïde, insuffisance hypophyso-surénalienne). Toxicité ostéomusculaire (ostéoporose, ostéonécrose, fracture, myopathie, amyotrophie). Toxicité dermatologique, ophtalmologique, neurologique, métabolique. Immunodépression (infections parasitaires, mycosiques, bactériennes).
Prednisolone	*Solupred*	Comp. à 5 mg Comp. à 20 mg Solution 1 mg/20 gouttes	*Per os*	
Prednisone	*Cortancyl*	Comp. 1 mg Comp. à 5 mg	*Per os*	
Dexaméthasone	Décadron Dectancyl Soludécadron	Comp. à 0,5 mg Comp. à 0,5mg Flacon de 5 mg Flacon de 15 mg Amp. à 4mg Amp. à 20mg	*Per os* *Per os* IV IV IM	

Tableau 24.7. Anticancéreux : les hormones et antihormones (suite)

Produits	Nom de spécialité	Présentation	Mode d'administration	Toxicité
		Androgènes		
Énanthate de testostérone	*Androtardyl*	Amp. à 250 mg	IM	Virilisation chez la femme. Gynécomastie Dyspareunie. Acné. Rétention hydrosodée. Hypercalcémie. Toxicité hépatique (cholestase et cytolyse). Potentialisation de l'effet des anti-vitamines K. Contre-indiqués en cas de grossesse.
Fluoxymestérone	*Halotestin*	Comp. à 2 mg Comp. à 5 mg	*Per os*	
		Estrogènes		
Diéthystilbœstrol	*Distilbène*	Comp. à 1 mg Comp. à 25 mg	*Per os*	Hypertension artérielle. Accidents thromboemboliques. Cholestase hépatique. Hyperlipidémies. Diabète. Céphalées. Troubles de la vision. Adénome hépatique. Galactorrhée. Mastodynie. Mastopathie bénigne ou maligne. Aggravation d'une comitialité. Rétention hydrosodée. Métrorragies. Gynécomastie. Atrophie testiculaire. Hypercalcémie. Contre-indiqués en cas de grossesse. Induction enzymatique
Éthinylestradiol	*Éthinylœstradiol*	Glossettes à 10 microgrammes Comp. à 50 microgrammes Comp. à 500 microgrammes	*Per os*	

Tableau 24.7. Anticancéreux : les hormones et antihormones (suite)

Produits	Nom de spécialité	Présentation	Mode d'administration	Toxicité
Progestatifs				
Médroxyprogestérone	*Farlutal 500* *Prodasone* 200	Flacon de 500 mg Comp. à 200 mg	IM *Per os*	Ictère cholestatique. Insuffisance veineuse des membres inférieurs. Hypertension artérielle, rare. Risque thrombophlébitique. Acné. Aménorrhée. Hyperpilosité. Séborrhée. Prise de poids. Troubles gastro-intestinaux.
Noréthistérone	*Primolut-Nor*	Comp. à 10 mg	*Per os*	
Antiandrogènes				
Cyprotérone	*Androcur*	Comp. à 50 mg	*Per os*	Idem progestatifs. Chez l'homme : gynécomastie, impuissance, inhibition de la spermatogenèse. Insuffisance surrénalienne au stress.
Antiestrogènes				
Tamoxifène	*Nolvadex*	Comp. à 10 mg Comp. à 20 mg	*Per os*	Aménorrhée. Dysménorrhée. Kyste ovariens. Nausées. Bouffées de chaleur. Prurit. Métrorragies. Contre-indiqué en cas de grossesse.

Tableau 24.7. Anticancéreux : les hormones et antihormones (suite)

Produits	Nom de spécialité	Présentation	Mode d'administration	Toxicité
Anticorticosurrénaliens				
Aminoglutéthimide	*Orimétène*	Comp. à 250 mg	*Per os*	Troubles digestifs. Somnolence. Ataxie rare. Toxicité hématologique rare. Hypothyroïdie. Induction enzymatique. Insuffisance surrénalienne prévenue par l'administration d'hydrocortisone. Hypoaldostéronisme pouvant être prévenue par l'administration d'un minéralocorticoïde
Antigonadotropes				
Triptoréline	*Décapeptyl*	Amp. à 0,1 mg Amp. à 3,75 mg (retard)	Sous cutané IM	Bouffées de chaleur. Baisse de la libido. Impuissance. Accentuation des signes cliniques en début de traitement (douleurs, dysurie, troubles neurologiques) pouvant être prévenue par l'administration transitoire d'un antiandrogène.
Leuproréline	*Lucrin*	Flacon de 5 mg	Sous cutané	
Buséréline	*Suprefact*	Flacon de 6 mg Solution de 100 microgrammes		

PRINCIPES DE LA RADIOTHÉRAPIE

La radiothérapie est le traitement des affections cancéreuses par des rayonnements ionisants : radiothérapie externe, curiethérapie, radiothérapie métabolique. Comme la chimiothérapie, elle a pour but de détruire les cellules cancéreuses en essayant de respecter au maximum les cellules saines. Pour cela il faudra choisir avec soin la dose de rayonnement et avoir toujours à l'esprit que les rayonnements X et γ ont une action élective sur les tissus en voie de croissance qui sont les plus radiosensibles : les cancers car ils sont formés de cellules en voie de prolifération mais également les tissus sains dont les cellules se divisent continuellement, comme le tissu germinal et le tissu hématopoïétique. Une tumeur peut être très radiosensible ou au contraire radiorésistante et dans ce cas la dose élevée de rayonnement, nécessaire pour la combattre, sera également nocive pour les tissus normaux. L'unité de dose d'irradiation est le gray (Gy). La dose dépend de la dimension de la tumeur, de sa localisation et de l'objectif curatif, palliatif ou symptomatique. Le rythme classique des irradiations curatives est de une séance quotidienne de 2 Gy, 5 fois par semaine.

La radiothérapie externe

Les champs d'irradiation varient selon le type de la tumeur, le type de l'appareil et les organes sensibles du voisinage qu'il faut éviter (radiothérapie de contact, ou superficielle, ou pénétrante).

La curiethérapie

Elle correspond à l'implantation de sources radioactives dans la tumeur ou au contact de celle-ci. Elle est réservée aux tumeurs de petit volume, la meilleure indication étant le cancer du col de l'utérus, du sein et de la langue. L'hospitalisation est réalisée pendant la durée d'application.
Les isotopes radioactifs sont employés sous forme de fils ou de grains que l'on place au sein même de la tumeur. C'est la *radiothérapie interstitielle*. On utilise essentiellement des aiguilles de radium de 2 mm de diamètre et des aiguilles ou des fils de radioéléments artificiels de diamètre inférieur (1/10 de mm). Les aiguilles sont retirées après quelques jours d'application. Pour des

irradiations limitées, on peut utiliser des émetteurs β purs : grains d'*yttrium* **90** ou aiguilles résorbables de **phosphore 32 colloïdal**.

La radiothérapie métabolique

Si le tissu cancéreux fixe électivement un radio-isotope ou une molécule marquée avec un élément radioactif, on peut réaliser ainsi une irradiation sélective du tissu néoplasique : ***radio-iode*** utilisé dans certains cancers thyroïdiens ; ***radiophosphore*** utilisé dans le traitement des leucémies chroniques et des polyglobulies mais d'emploi difficile car il a une affinité pour les organes sanguinoformateurs.
Les radioéléments sous forme colloïdale ont également un intérêt : ***or radioactif*** colloïdal injecté dans les séreuses (plèvre, péritoine), ***radiophosphate de chrome*** dans la vessie.

Les applications de la radiothérapie

La dose optima doit être concentrée au niveau de la lésion, les tissus sains devant être épargnés au maximum. La radiothérapie est employée :
– dans les cancers de la peau : rayons peu pénétrants centrés sur la lésion. Si ces cancers n'ont pas une étendue trop importante, ils régressent sous l'effet des rayons X ou du radium ;
– dans les cas de tumeurs profondes : rayons pénétrants (les rayons mous sont éliminés par un filtre). La dose de rayons X doit être étalée dans le temps pour éviter les risques de radiodermite grave.

Les incidents et accidents de la radiothérapie

Plusieurs risques sont à envisager et leurs manifestations devront donc être dépistées dans le cadre de la surveillance :
– radiodermite qui est grave lorsqu'elle est due à un filtrage insuffisant ; elle est par contre normale en fin de traitement et guérit alors assez facilement ;
– poussées thermiques par réveil d'une infection latente d'une tumeur ;
– fistulisation de l'œsophage et du rectum, en particulier après destruction d'une tumeur qui occupait toute l'épaisseur d'une paroi ;
– phénomènes toxiques généraux lors d'une irradation trop rapide d'une tumeur très radiosensible, comme un lymphosarcome ;
– complications liées à l'irradiation de tissus sains ;
– anémie et agranulocytose ;
– mal des rayons avec nausées, vertiges, etc.

AUTO-ÉVALUATION

1. Quelles sont les grandes modalités d'administration des anticancéreux ?
2. Quels sont les différents types de résistance aux anticancéreux ?
3. Quels sont les effets secondaires des anticancéreux ?
4. Définir agent alkylant, analogue structural. Donner 2 exemples pour chaque classe.
5. Définir immunité humorale et cellulaire.
6. Quelle est la surveillance biologique du traitement anticancéreux ?

7e partie

MÉDICAMENTS DE L'INFLAMMATION ET DES RÉACTIONS TISSULAIRES

25

ANTI-INFLAMMATOIRES

La réaction inflammatoire est la réponse normale de l'organisme à des agressions d'origine immunitaire ou non. C'est une réaction du tissu conjonctif et des vaisseaux. Les maladies inflammatoires sont les maladies rhumatismales (polyarthrite rhumatoïde, rhumatisme articulaire aigu (RAA), spondylarthrite ankylosante), les collagénoses (périartérite noueuse, lupus érythémateux) et les inflammations localisées (eczéma, psoriasis...).
Il existe deux grandes catégories de médicaments anti-inflammatoires : les anti-inflammatoires non stéroïdiens ou AINS et les stéroïdes.

ANTI-INFLAMMATOIRES NON STÉROÏDIENS (AINS)

Les anti-inflammatoires non stéroïdiens (AINS) forment un groupe hétérogène de médicaments destinés à contrôler les effets de la réaction inflammatoire (rougeur, œdème, chaleur, douleur) quelle que soit son origine.
Ils agissent en inhibant la synthèse des prostaglandines et possèdent des propriétés anti-inflammatoires mais aussi antalgiques et antipyrétiques. Leurs effets indésirables sont communs en partie : incidents digestifs pouvant atteindre 20 % des sujets traités, réactions d'hypersensibilité, accidents hématologiques, rénaux, neurosensoriels et psychiatriques.
Ils sont tous contre-indiqués dans l'ulcère gastro-duodénal, les syndromes hémorragiques, l'allergie, la grossesse et les infections non contrôlées. Les principales formes orales des AINS destinées à l'adulte sont portées dans le tableau p. 231-232.

L'aspirine et les dérivés salicylés

L'activité anti-inflammatoire se manifeste plus lentement que l'action analgésique et est apparente à des doses de 3 à 4 g/24 h en prises fractionnées. Son étude a été faite dans le chapitre consacré aux analgésiques-antipyrétiques.

L'acétylsalicylate de lysine *(Aspégic)* est administré en intramusculaire ou intraveineuse aux doses quotidiennes de 1 à 4 g.

La phénylbutazone et ses dérivés

La phénylbutazone *(Butazolidine)* est un anti-inflammatoire utilisé à des doses quotidiennes de 0,50 à 1 g par voie buccale et par voie rectale dans la spondylarthrite ankylosante, la crise de goutte, les poussées aiguës des grands rhumatismes inflammatoires, les poussées congestives des arthroses et les tendinites. La dose administrée ne doit pas dépasser 3 g par semaine. Elle est inscrite sur la liste I.

Son emploi exige une surveillance attentive en raison des accidents qu'elle provoque, plus fréquents chez la femme et chez le vieillard :

• **Accidents digestifs** (10 à 20 % des cas) tels que gastralgies, troubles dyspeptiques, hémorragies occultes. Elle peut réveiller un ulcère avec risque de perforation et peut même créer une ulcération. Elle est rigoureusement contre-indiquée en cas d'ulcère gastro-duodénal.

• **Accidents sanguins** : leucopénie et risque d'agranulocytose. Ce médicament augmente les risques d'hémorragies chez un sujet soumis à un traitement anticoagulant.

• **Œdèmes** : on peut observer l'apparition d'œdèmes et une hausse tensionnelle. On établira dans ce but des courbes de poids, on surveillera la diurèse, et la tension artérielle sera prise régulièrement. L'alimentation sera strictement désodée.

• **Accidents rénaux** : hématuries isolées, aggravation d'une néphropathie préexistante.

• **Contre-indications et surveillance** :

– syndrome inflammatoire accompagnant un foyer infectieux non contrôlé ;
– ulcère gastro-duodénal même ancien ;
– hémopathies ;
– insuffisance cardiaque ou rénale ;
– grossesse et période de lactation ;
– porphyrie ;
– faire un régime sans sel pendant le traitement.

Tableau 25.1. Principales formes orales destinées à l'adulte des AINS

Dénomination commune internationale	Spécialités	Liste	Présentations	Rythme d'administration (par jour)	Posologie quotidienne moyenne (entretien)	Posologie quotidienne maximale (attaque)
Aspirine	*Aspégic*	–				6 g
Acétylsalicylate		–	Sachets poudre	2-3		
de lysine	*Solupsan*		0,5-1 g			6 g
Carbasalate	*Dolobis*	–	Cp eff 0,5-1 g		0,5-1 g	1,5 g
calcique						
Ibuprofène	*Brufen*	II	Cp 400 mg	3	1 200-1 600 mg	2 400 mg
	Advil ou Nurofen		Cp 200 mg	≤ 6		1 200 mg
			Cp 100 mg-Gél			
Kétoprofène	*Profénid*	II	50 mg	2-3	150 mg	300 mg
	Bi-Profénid	II	Cp 150 mg	2	150 mg	300 mg
	Toprec	II	Cp 25 mg	2-3		150 mg
Fénoprofène	*Nalgésic*	II	Cp 300 mg	3-4	900 mg	1 500 mg
Flurbiprofène	*Cébutid*	II	Cp 100 mg	2-3	200 mg	300 mg
Naproxène	*Naprosyne*	II	Cp 250-500 mg	1-2	500 mg	1 000 mg
	Apranax	II	Sach 250-500 mg	1-2	500 mg	1 000 mg
Acide tiaprofénique	*Surgam*	II	Cp 100 mg	3	300-400 mg	600 mg
Alminoprofène	*Minalfène*	II	Cp 150 mg	3	450-600 mg	900 mg
Acide niflumique	*Nifluril*	II	Gél 250 mg	2-3	750 mg	1 500 mg
Acide méfénamique	*Ponstyl*	II	Gél 250 mg	3	1 000 mg	1 500 mg

Cp : comprimés ; Gél : gélules ; Sach : sachet poudre ; Cp eff : comprimé effervescent

Tableau 25.1. Principales formes orales destinées à l'adulte des AINS (suite)

Dénomination commune internationale	Spécialités	Liste	Présentations	Rythme d'administration (par jour)	Posologie quotidienne	
					moyenne (entretien)	maximale (attaque)
Diclofénac	*Voldal ou Voltarène*	II	Cp 25-50 mg	2-3	75-100 mg	150 mg
Indométacine	*Indocid*	I	Gél 25 mg	3	50-150 mg	150-200 mg
	Chrono-Indocid	I	Gél 75 mg	1-2	75 mg	150 mg
Sulindac	*Arthrocine*	I	Cp 100 mg	1-3		400 mg
Étodolac	*Lodine*	I	Cp 100-200 mg	1-2	200 mg	400 mg
			Cp 100-200 mg	2-3	400 mg	600 mg
Piroxicam	*Feldène*	I	Gél 10-20 mg	1-2	10-20 mg	30-40 mg
Ténoxicam	*Tilcotil*	I	Cp 100 mg	1	10 mg	20 mg
Phénylbutazone	*Butazolidine*	I	Cp 100 mg	2-3	100-300 mg	600 mg

Cp : comprimés ; Gél : gélules ; Sach : sachet poudre ; Cp eff : comprimé effervescent

L'indométacine *(Indocid, Chrono-Indocid)*

C'est un anti-inflammatoire très puissant (environ 50 fois plus que la phénylbutazone) prescrit à la dose moyenne de 75 à 150 mg/24 h chez l'adulte, en gélules, suppositoires ou suspension buvable. On l'associe souvent aux corticoïdes. On l'utilise surtout dans le traitement des crises de goutte aiguë (200-300 mg par 24 heures) et de la spondylarthrite ankylosante. On l'utilise aussi dans les syndromes gynécologiques, stomatologiques, ORL, etc.

• **Les incidents observés** sont :
– digestifs (gastralgies, nausées, vomissements…) ;
– nerveux (céphalées, vertiges…) : ces troubles apparaissent en début de traitement et disparaissent spontanément ou après réduction des doses ;
– allergiques (éruptions, asthme).

• **Les contre-indications** sont formelles pour :
– l'ulcère gastro-duodénal ;
– les colites, en particulier la rectocolite hémorragique ;
– la femme enceinte et l'enfant ;
– l'allergie aux salicylés et aux médicaments indolés.

Des précautions sont à prendre en cas de traitement anticoagulant. Son dérivé, l'*Arthrocine*, est mieux toléré mais a une activité anti-inflammatoire plus faible.

Les dérivés propioniques *(Brufen, Profénid, Toprec, Cébutid, Naprosyne, Surgam)*

Leurs propriétés anti-inflammatoires sont inférieures à celles de la phénylbutazone et de l'indométacine. Leurs effets antalgiques sont par contre supérieurs de même que la tolérance.

Les inhibiteurs de la cyclo-oxygénase de type 2 (Cox-2) ou Coxibs

La Cox-1 est une cyclo-oxygénase physiologique alors que la Cox-2 est induite par les phénomènes inflammatoires. Deux médicaments (*Vioxx* et *Célébrax*), en inhibant la Cox-2, sont anti-inflammatoires. Ils entraînent moins d'effets digestifs graves mais ont les mêmes effets extradigestifs que les AINS classiques.

Les sels d'or *(Allochrysine, Ridauran)*

• **Intérêt des sels d'or.** Ils ont une seule véritable indication : la polyarthrite rhumatoïde, en cure de 3 mois pendant lesquels la dose totale administrée sera inférieure à 1,20 g. Après un intervalle de 6 à 9 mois, on peut reprendre à nouveau la même posologie.

• **Surveillance du traitement.** Ils nécessitent une surveillance étroite (au moins mensuelle) du sang, des urines et des phanères qui permettra de prévenir deux types d'accidents qui surviennent chez 20 % des patients :

1. *Des accidents précoces mais rares* : asthénie, courbatures, augmentation de la température, aurides précoces (c'est-à-dire accumulation d'or en un point de l'organisme).

2. *Des accidents tardifs plus fréquents et plus graves* : accidents sanguins graves (agranulocytose, purpura, aplasie médullaire), nerveux (chorée, polynévrites...), cutanés (érythèmes, dermites, érythrodermie exfoliatrice, alopécie), digestifs (stomatite, dyspepsie, diarrhée...), rénaux (néphrite), pulmonaires (surtout en cas d'antécédents tuberculeux).

• **Contre-indications.** Elles sont nombreuses : hémopathies, affections pulmonaires, affections rénales, lupus érythémateux disséminé, psoriasis, allergies diverses.

ANTI-INFLAMMATOIRES STÉROÏDIENS : LES GLUCOCORTICOÏDES

Les glucocorticoïdes sont représentés par les hormones naturelles sécrétées par la corticosurrénale, la cortisone et l'hydrocortisone et par des produits synthétiques.

Ils ont une action antiallergique, anti-œdémateuse et anti-inflammatoire plus puissante que les AINS.

Avant l'étude systématique des principaux corticoïdes, nous donnerons quelques généralités applicables à chacun d'eux.

ACTIONS DES GLUCOCORTICOÏDES

Les corticoïdes ont de nombreux effets qu'il est important de connaître car ils permettent de comprendre la surveillance du traitement et les effets secondaires.

• *Action anti-inflammatoire* : l'agression du tissu conjonctif entraîne une « *réaction inflammatoire* » c'est-à-dire une réaction vasculaire avec nécrose et suppuration. Les corticoïdes sont parmi les anti-inflammatoires les plus puissants.

• *Action immunosuppressive* : ils agissent sur les lymphocytes T et les lymphocytes B.

• *Action hyperglycémiante* : ils transforment les protides en glucides et sont donc hyperglycémiants.

• *Hypercatabolisme des protides* : ils augmentent le catabolisme protidique ce qui entraîne une augmentation de l'urée sanguine, terme ultime de la dégradation des protides.

• *Action hyperlipémiante* par augmentation de la synthèse hépatique des triglycérides.

• *Rétention hydrosodée* : ils provoquent l'élimination rénale de potassium et la rétention du sodium et de l'eau d'où résulte un risque d'œdème.

• *Déminéralisation osseuse* par inhibition de l'absorption intestinale du calcium ce qui explique la décalcification osseuse et les fractures observées lors du traitement au long cours par les corticoïdes.

• *Action sur l'hypophyse* : ils diminuent la sécrétion d'ACTH (hormone de l'antéhypophyse), l'activité thyroïdienne et l'activité sexuelle.

• *Système nerveux central* : ils ont une action euphorique et, dans les cas les plus graves, conduisent à un état d'excitation important.

• *Estomac* : ils provoquent une hypersécrétion d'acide chlorhydrique avec des risques d'ulcères.

INDICATIONS DES CORTICOÏDES

Les actions pharmacologiques très variées que nous venons d'étudier font que les corticoïdes ont de nombreux emplois en thérapeutique, dans des domaines aussi divers que :

• *La maladie d'Addison* et les insuffisances surrénaliennes : on associe à la cortisone ou à l'hydrocortisone un minéralocorticoïde (désoxycorticostérone ou 9 α–fluorohydrocortisone).

• *Les maladies rhumatismales* : on les utilise avec succès dans toutes les maladies où l'on observe une réaction inflammatoire : rhumatisme articulaire aigu ou RAA, polyarthrite rhumatoïde. Les corticoïdes sont parmi les anti-inflammatoires les plus puissants.

• *Les collagénoses* : lupus érythémateux, périartérite noueuse.

• *Les allergies* : asthme, eczémas, etc.

• *Les hémopathies* : la cortisone est employée dans le traitement des leucoses aiguës et chroniques et dans la maladie de Hodgkin.

• *En cancérologie*, on administre également des corticoïdes.

• *Les états septicémiques*, les *méningites purulentes*, la *tuberculose*, les *hépatites virales*, sont justiciables des corticoïdes.

Le tableau 25.2 donne les principales indications thérapeutiques des glucocorticoïdes en pathologie non surrénalienne.

Tableau 25.2. Principales indications thérapeutiques des glucocorticoïdes en pathologie non surrénalienne

Rhumatologie	Polyarthrite rhumatoïde Rhumatisme articulaire aiguë
Maladies du collagène	Lupus érythémateux disséminé — sarcoïdose — périartérite noueuse
Allergies	Asthme — œdème de Quincke — urticaire
Chocs	Anaphylactiques — septiques
Néphrologie	Syndrome néphrotique à lésions glomérulaires minimes
Hématologie	Leucémies — purpura thrombocytopénique — maladie de Hodgkin — anémies hémolytiques
Dermatologie	Pemphigus — prurits — dermatoses atopiques
Ophtalmologie	Iridocyclites — uvéites — kératites
Hépatologie	Cirrhoses — hépatites chroniques actives auto-immunes
Immunologie	Greffes

PRINCIPES D'UTILISATION DES CORTICOÏDES

Les modalités d'administration recommandées sont la prise orale unique le matin vers 8 heures car elle seule permet de limiter l'action freinatrice des corticoïdes sur l'axe hypothalamo-hypophyso-surrénalien. En cas de forte posologie, les doses peuvent être fractionnées en deux prises avec la principale posologie à 8 heures du matin et l'autre dans l'après-midi, par exemple 2/3 à 8 heures et 1/3 à 15 heures.

Les conséquences métaboliques et hormonales de la corticothérapie doivent être recherchées et prévenues par :

– des mesures diététiques : régime désodé, limitation des sucres d'absorption rapide, régime riche en laitage, apport de sels de potassium ;

– des mesures hygiéniques : une activité physique régulière est recommandée ;

– des mesures thérapeutiques qui ont pour but de prévenir l'ostéoporose cortisonique (par exemple 1 g de calcium par jour avec ou sans vitamine D ; ou 50 µg de fluor par jour avec vitamine D et calcium) ;

– la prévention de la maladie ulcéreuse gastro-duodénale est réalisée par des pansements gastriques (sels d'aluminium) et les anti-acides *(Sucralfalt)*. Ils doivent cependant être pris à distance de la prise des corticoïdes car ils sont susceptibles de limiter l'absorption intestinale des corticoïdes.

INCIDENTS ET ACCIDENTS DE LA CORTICOTHÉRAPIE

Lorsque les corticoïdes sont pris à doses excessives, ou lors d'une corticothérapie au long cours, on peut observer des troubles :

• *Le risque infectieux* dû à des germes banals, à des champignons ou au bacille tuberculeux, est accru car les corticoïdes diminuent la défense de l'organisme aux infections en inhibant les réactions immunitaires. Le risque tuberculeux est important, et l'on peut voir évoluer une tuberculose pulmonaire au cours d'un traitement corticoïde.

• *Un hypocorticisme et même une aplasie surrénale* sont les risques essentiels des traitements prolongés ou à doses excessives. Une corticothérapie prolongée (> 1 mois) ne doit jamais être arrêtée brutalement car les corticoïdes inhibent la sécrétion d'ACTH. Le sevrage doit être progressif, sur plusieurs semaines. L'hypocorticisme survient soit immédiatement à l'arrêt du traitement soit au contraire longtemps après l'arrêt du traitement (parfois même 2 ans après !) à l'occasion d'une agression quelconque. En schématisant et pour fixer les esprits, 20 mg de *Cortancyl*, administrés pendant 20 jours, peuvent entraîner une insuffisance corticosurrénalienne susceptible de se révéler dans les 2 ans suivant l'arrêt de la corticothérapie (règle des 3 deux). La corticosurrénale pourra être relancée à nouveau par injection d'ACTH.

• *L'augmentation du catabolisme protidique* est responsable de l'*ostéoporose*. Ces accidents comptent parmi les plus redoutables des accidents métaboliques. On y fait face grâce à un régime hyperprotidique avec des anabolisants de synthèse et l'administration de calcium et vitamine D.

• *Les accidents digestifs* : les gastralgies et brûlures sont très fréquentes, mais les plus redoutables sont les perforations gastro-duodénales. Les corticoïdes peuvent non seulement réveiller un ulcère mais également le créer. Les antécédents ulcéreux contre-indiquent formellement les corticoïdes. On associera systématiquement à la corticothérapie des anti-acides (*Maalox, Smecta*).

• *Altérations cardiovasculaires et rénales* : la rétention hydrosaline entraîne des œdèmes avec prise de poids, surtout importante avec la cortisone et l'hydrocortisone. La *triamcinolone* présente, au contraire, une action diurétique.

L'*hypokaliémie* (baisse du potassium sanguin) s'observe avec tous les corticoïdes pris à fortes doses et sur une longue durée ; on note alors des troubles cardiaques, une myasthénie, et des crampes musculaires auxquels on remédiera par une supplémentation en potassium.

• *Altérations métaboliques* : l'assimilation importante des graisses due aux corticoïdes entraîne l'*obésité* et une *hypercholestérolémie*. Le régime sera pauvre en graisses. Les corticoïdes sont *hyperglycémiants* et ils peuvent entraîner — bien que rarement — un *diabète cortisonique bénin* chez des sujets héréditairement prédisposés.

• *Troubles du comportement* : nervosité, insomnie. Les corticoïdes peuvent avoir une *action euphorique* aboutissant à un véritable état psychotique.

• *Le retard de croissance* est particulièrement net chez l'enfant traité. Il est préférable pour cette raison d'employer une corticothérapie alternée un jour sur deux.

• Le *risque tératogène* semble peu important mais il vaut mieux éviter les corticoïdes chez une femme enceinte.

SURVEILLANCE DU TRAITEMENT

Certaines précautions sont indispensables.

▶ *Avant le traitement* — On dépistera :

– l'ulcère gastro-duodénal : la contre-indication est formelle en raison du risque de perforation ;
– le diabète sucré peut être aggravé sous corticoïdes ;
– l'insuffisance rénale ;
– l'hypertension et les maladies cardio-vasculaires ;
– les antécédents psychiques ;
– la tuberculose : le risque de réveil d'une tuberculose est établi et justifie une radiographie thoracique de dépistage avant traitement ;
– l'ostéoporose, complication très grave, doit être prévenue.

▶ *Pendant le traitement*

• **Surveillance clinique.** On surveillera de très près :
– le poids corporel, la diurèse et la tension artérielle ;
– les modifications du psychisme ;
– les radiographies de l'estomac (ulcères) et de la colonne vertébrale (ostéoporose).

• **Surveillance biologique.** On surveillera :
– la glycémie et la glycosurie surtout si le malade a une tendance au diabète. Le diabète est une contre-indication aux corticoïdes ;

– la vitesse de sédimentation qui permet de juger l'amélioration et de régler ainsi la posologie ;
– le dosage du cholestérol sanguin qui est intéressant chez des sujets athéroscléreux ;
– l'état fonctionnel de l'axe hypothalamo-hypophyso-surrénalien.

• **Le régime**. Il doit être pauvre en glucides et en lipides et riche en protides en raison du catabolisme important de ceux-ci.

Le régime doit être, selon les cas, sans sel ou modérément salé, pour éviter la rétention de chlorure de sodium et d'eau. L'existence d'œdèmes ou d'hypertension exige la prescription d'un régime désodé strict.

• **Des médicaments préventifs** sont prescrits en même temps que les corticoïdes.

– Les sels de potassium (1 à 3 g par jour) remédient à la fuite urinaire de potassium provoquée par les corticoïdes et l'hypokaliémie qui en résulte.
– En diminuant la résistance de l'organisme aux infections, les corticoïdes peuvent favoriser l'apparition d'une infection ; les antibiotiques permettent de lutter contre les incidents infectieux intercurrents.
– L'acidité gastrique est neutralisée par des anti-acides (*Maalox...*).
– Si le malade est insomniaque, on lui administre des hypnotiques et des tranquillisants ; pour éviter l'insomnie il est préférable de ne pas donner de corticoïdes après 16 heures.
– L'hormone mâle (100 mg par mois) combat le catabolisme protidique et protège le cortex surrénal.
– La prévention de l'ostéoporose, en cas de traitement prolongé, s'obtient par complémentation en calcium et vitamine D (*Calciforte, Dédrogyl*).

CORTICOÏDES NATURELS

Ce sont la *cortisone* et l'*hydrocortisone* (ou cortisol), hormones élaborées par la corticosurrénale. On utilise l'acétate de cortisone et l'acétate d'hydrocortisone, tous deux inscrits sur la liste I.

• **L'acétate de cortisone** est utilisé par voie buccale ou par voie générale, à des doses de 20 à 30 mg par jour. On peut également l'administrer par voie locale (collyres, pommades, gouttes, aérosols).

• **L'acétate d'hydrocortisone** est administré par voie buccale, par voie intra-articulaire (solution à 25 mg par mL) et par voie locale (collyres, pommades, etc.). Son action anti-inflammatoire est un peu plus puissante que celle de la cortisone.

• **L'hémisuccinate d'hydrocortisone** est une forme soluble dans l'eau, d'action rapide, utilisée par voie intraveineuse. C'est une corticothérapie d'urgence chez les malades dans le coma ou en état de collapsus cardio-vasculaire (25 à 600 mg).

CORTICOÏDES SYNTHÉTIQUES

La cortisone et l'hydrocortisone possèdent de nombreux effets secondaires ; on a donc essayé de préparer par synthèse des médicaments possèdant toutes leurs propriétés sans en avoir les inconvénients. Ils sont tous inscrits sur la liste I.

• **La prednisone** *(Cortancyl)* a une activité anti-inflammatoire supérieure à celle de la cortisone. On l'utilise à des doses de 20 à 30 mg par jour.

• **La prednisolone** *(Hydrocortancyl, Solupred)* a les mêmes propriétés que le précédent. On l'administre par voie intramusculaire aux doses de 5 à 25 mg par jour.

• **La triamcinolone** *(Kenacort)* est utilisée à faibles doses. Elle provoque une diminution de l'appétit, ce qui est d'un grand intérêt pour les sujets obèses traités aux corticoïdes. De plus elle est diurétique. Elle est active dans l'asthme rebelle.

• **La dexaméthasone** *(Décadron, Dectancyl)* est très active par voie parentérale.

• On peut encore citer comme corticoïdes de synthèse : *Médrol, Betnesol, Célestène, Synalar...*

En conclusion, les corticoïdes sont des médicaments très utilisés en thérapeutique dans des domaines très variés ; leur emploi cependant doit être contrôlé avec rigueur en raison des accidents qu'ils peuvent provoquer. La corticothérapie aggrave en effet :

- le diabète sucré ;
- l'ulcère gastro-duodénal (risques de perforation) ;
- les infections chroniques de la tuberculose ;
- l'hypertension et les maladies cardio-vasculaires ;
- les antécédents psychiques ;
- l'insuffisance rénale ;
- la corticothérapie entraîne, enfin, une ostéoporose.

De plus, il ne faut jamais arrêter brusquement un traitement aux corticoïdes ; l'arrêt doit se faire progressivement en diminuant les doses de 1 mg toutes les 2 à 3 semaines. On pourra également stimuler la surrénale par injection d'ACTH.

Tableau 25.3. Tableau récapitulatif des principaux corticoïdes

Nom commun	Spécialités	Voie d'administration	Doses d'entretien par 24 h et par voie orale
Naturels			
Cortisone	*Cortisone*	Orale	50-75 mg
Hydrocortisone	*Hydrocortisone*	Orale et locale	
Synthétiques			
Prednisone	*Cortancyl*	Orale	5-20 mg
Prednisolone	*Hydrocortancyl*	Orale	5-20 mg
	Solupred		
Méthylprednisolone et sels	*Médrol*	Orale	4-16 mg
	Solumédrol	IM-IV	
Triamcinolone	*Kenacort*	Orale	4-16 mg
Dexaméthasone	*Décadron*	Orale	0,5-1 mg
	Dectancyl	Orale	
Béthaméthasone	*Célestène*	Orale	0,5-2 mg
	Betnesol	IV	
Divers	*Synalar*	Locale	

AUTO-ÉVALUATION

1. Quelles sont les actions physiologiques des corticoïdes ?
2. Définir les accidents de la corticothérapie.
3. Quelle est la surveillance clinique et biologique du traitement corticoïde ?
4. Quelles sont les principales indications des corticoïdes ?
5. Donner 3 exemples de familles différentes d'AINS.

26

MÉDICAMENTS DE LA GOUTTE

La goutte est secondaire à une élévation de la concentration sanguine de l'acide urique (supérieure à 70 mg/L), ce qui favorise sa cristallisation dans les tissus sous forme de microcristaux (tophus) d'urate de sodium, responsables d'arthrites microcristallines aiguës ou accès de goutte. Cet excès peut être lié à une hyperproduction ou à un défaut d'élimination. La goutte est une maladie grave dominée par le risque rénal. Sa prévalence atteint 2 % après 60 ans. Son pronostic a été très amélioré par le traitement actuel.
Un point fondamental : les corticoïdes ne doivent pas être utilisés dans le traitement de la goutte, car à l'arrêt de la corticothérapie, on observe des récidives de crise, et leur utilisation rend la goutte plus difficile à traiter.

TRAITEMENT DE LA CRISE AIGUË

Ce traitement doit être précoce et à posologie suffisante. Trois médicaments sont majeurs dans le traitement de l'accès de goutte.

► *La colchicine (Colchicine Houdé, Colchimax)* — On l'utilise, *per os*, à des doses de 3 mg en prises fractionnées le premier jour puis à des doses inférieures les jours suivants. La colchicine maintient le pH à une valeur élevée interrompant ainsi la précipitation cristalline. La prise quotidienne de 1 mg de colchicine exerce en outre un effet préventif sur les récidives, surtout marquées lors des premiers mois d'un traitement hypo-uricémiant.
Les effets secondaires de la colchicine sont assez nombreux : intolérance digestive et surtout diarrhée. Dans ce cas, on prescrira une association de colchicine avec de la poudre d'opium *(Colchimax)*. D'autres indications très importantes sont apparues : l'efficacité de la colchicine dans le traitement de la maladie périodique aux doses de 1

à 2 mg/j ; son effet préventif sur le développement de l'amylose ; enfin des résultats encourageants dans la maladie de Behcet.

Son emploi est *contre-indiqué* :

– chez le sujet présentant une intolérance digestive avec diarrhée et douleurs gastriques, ou présentant une affection digestive ;

– chez le sujet âgé ou hypertendu car la survenue de diarrhée dans ce cas peut avoir des conséquences redoutables (collapsus cardio-vasculaire, hypokaliémie...) ;

– chez la femme enceinte.

▶ *La phénylbutazone (Butazolidine)* — Elle est employée *per os* ou par voie rectale aux doses de 600 mg à 1 g le premier jour, puis à des doses inférieures les jours suivants. Elle a une action anti-inflammatoire et uricosurique. Elle est contre-indiquée en cas d'ulcère gastro-duodénal, de cirrhose, de syndrome hémorragique, d'insuffisance rénale. Il est utile de mentionner sur l'ordonnance la nécessité d'arrêter le traitement en cas de douleurs gastriques ou d'hémorragies.

▶ *L'indométacine (Indocid)* — Elle est utilisée à des doses de l'ordre de 100 à 200 mg par 24 heures par voie orale ou rectale. L'ulcère gastro-duodénal est une contre-indication formelle.

TRAITEMENT DE FOND

Il a pour but d'éviter le retour des crises ou de réduire leurs fréquences ; ce traitement est d'application difficile car il s'agit d'un traitement à vie qui exige une parfaite collaboration du malade. Il repose sur le régime et les médicaments hypo-uricémiants.

Le régime

Il est indispensable car certains aliments sont riches en purines dont le catabolisme donne naissance à l'acide urique. On réduira donc :

– les abats, les gibiers, le ris de veau, les sardines, les anchois, les crustacés, le caviar... générateurs d'acide urique ; la restriction protidique et lipidique et un régime hypocalorique (en cas d'obésité) sont conseillés ;

– l'alcool sous toutes ses formes doit être supprimé car il diminue l'élimination urinaire d'acide urique ;

– la nécessité d'une diurèse alcaline abondante (2 à 3 litres par 24 heures) est impérieuse pour faciliter l'élimination de l'acide urique (eaux minérales de Vichy, Vittel, Évian et eau bicarbonatée).

Les médicaments hypo-uricémiants

Leur but est de ramener le taux d'uricémie à des taux inférieurs à 60 mg/L (360 µmol/L). Le traitement de fond doit être commencé au moins un mois après un accès goutteux et doit toujours être associé pendant 1 à 3 mois à la colchicine ou à un traitement anti-inflammatoire car il favorise la survenue de nouveaux accès. En effet, les antigoutteux peuvent produire des réactivations de crises aiguës de goutte. Pour éviter ces inconvénients, on peut associer la colchicine aux uricosuriques et aux inhibiteurs de la synthèse d'acide urique.

► *Les uricosuriques ou urico-éliminateurs (Désuric)* — Ils favorisent l'élimination de l'acide urique en inhibant sa réabsorption tubulaire rénale (uricosuriques). On les utilise par voie buccale à des doses moyennes de 200 à 400 mg par 24 h. Ils peuvent provoquer des accidents secondaires : coliques néphrétiques, réactivation des accès de goutte et surtout lithiase urinaire, en raison d'une précipitation uratique dans l'urine. L'insuffisance rénale et les antécédents de colique néphrétique sont donc des contre-indications. Le malade doit boire beaucoup pour ces raisons et les urines devront être alcalinisées (citrate ou carbonate de sodium).

Certaines associations médicamenteuses doivent être évitées lors d'un traitement par les uricosuriques : l'aspirine et les salicylés inhibent leur action ; les antivitamines K et la phénylbutazone ont un effet uricosurique parasite ; les diurétiques sulfamidés provoquent une rétention d'acide urique.

► *Les inhibiteurs de la biosynthèse de l'acide urique* — Ces médicaments ont l'avantage de pouvoir être administrés en cas d'insuffisance rénale et ne favorisent pas la lithiase urique comme les uricosuriques. On utilise :

– l'allopurinol *(Zyloric)* par voie buccale aux doses de 300 à 400 mg/j ;
– l'urate-oxydase *(Uricozyme)* qui dégrade l'acide urique, est utilisée par voie intramusculaire (1 000 U par 24 heures).

► *Les anti-inflammatoires* — La phénylbutazone, l'oxyphénylbutazone, la colchicine sont utilisées comme médicaments adjuvants dans le traitement de fond. Leur étude a été faite précédemment.

► *Les médicaments contre-indiqués* — Un certain nombre de médicaments peuvent favoriser des crises de goutte car ils possèdent une action hyperuricémiante : les extraits de foie ; la vitamine B_{12} ; les antibiotiques (pénicillines et auréomycine notamment) ; certains diurétiques (*Lasilix*) ; certains antituberculeux (*Pyrilène, Dexambutol*).

AUTO-ÉVALUATION

1. Qu'est-ce qu'un uricosurique ? Exemples.
2. Quels sont les médicaments contre-indiqués lors de la goutte ?
3. Quel est le traitement de la crise aiguë de goutte ?

27

ANTIHISTAMINIQUES

L'histamine est, avec la sérotonine, une des principales amines (appelées *autacoïdes*) libérées dans certaines réactions allergiques comme l'urticaire, l'asthme, les éruptions cutanées prurigineuses, le choc anaphylactique, la rhinite spasmodique. Les antihistaminiques sont des médicaments qui s'opposent aux effets de l'histamine, substance localisée en particulier au niveau de cellules du tissu conjonctif, les mastocytes.

ACTIONS PHYSIOLOGIQUES DE L'HISTAMINE

• L'histamine agit sur deux types de récepteurs : *les récepteurs* H_1 (bronches, intestin, glandes salivaires, médullosurrénale) et *les récepteurs* H_2 (estomac, cœur, mastocytes, leucocytes basophiles). Ces deux types de récepteurs se retrouvent au niveau du SNC, des vaisseaux et des capillaires. À chaque type de récepteurs correspond une famille de médicaments bloquants : antihistaminiques H_1 ou H_2.
• Elle intervient dans les phénomènes d'allergie (urticaire, asthme, migraines…) et d'anaphylaxie.
• Elle contracte les fibres lisses.
• Elle provoque une stase sanguine au niveau des capillaires, avec hémoconcentration et un syndrome connu sous le nom de « choc histaminique ».
• Elle excite la sécrétion gastrique ; cette propriété est mise à profit dans le test à l'histamine, pour obtenir un suc gastrique riche et pur aux fins d'analyse.

Antihistaminiques H_1

Leur action est surtout préventive et ils sont inefficaces si l'histamine inonde les récepteurs. Ils bloquent les effets bronchiques et vasculaires de l'histamine. On les utilise dans le traitement de diverses formes d'allergie (urticaire, prurits, rhinites allergiques).

▶ *La prométhazine (Phénergan)* — Très active, elle a également des propriétés hypnotiques et antalgiques. On l'utilise *per os*, par voie parentérale ou localement, à des doses quotidiennes de 25 à 100 mg dans l'urticaire, les eczémas, le rhume des foins, les allergies médicamenteuses. Sa durée d'action est de 8 à 12 heures.
À doses importantes, le *Phénergan* provoque des phénomènes d'excitation avec délire et agitation qui seront traités par des sédatifs.

▶ *D'autres antihistaminiques* H_1 sont utilisés par voie orale : *Théralène, Polaramine, Primalan, Lomudal.*

Antihistaminiques H_2

▶ *La cimétidine (Tagamet)* — C'est un antihistaminique H_2 spécifique qui inhibe l'hyperacidité gastrique et est donc utilisé dans les ulcères gastriques et duodénaux, le syndrome de Zollinger-Ellison, les gastrites aux doses quotidiennes de 1 g/j. en une seule prise au coucher. Les effets secondaires sont faits de tachycardie et gynécomastie. Après arrêt du traitement une hypersécrétion chlorhydrique peut survenir par un phénomène de rebond. Des épisodes confusionnels ont été décrits. Elle potentialise les antivitamines K.

▶ *Les molécules voisines (Azantec, Raniplex)* sont utilisées contre l'hyperacidité gastrique.

▶ Citons l'association antihistaminique-théophilline utilisée dans le traitement du mal des transports *(Dramamine, Nautamine...).*

▶ La cyproheptadine *(Périactine)* est un orexigène (stimulant de l'appétit). Elle freine, de plus, les sécrétions hormonales antéhypophysaires et a été proposée dans le traitement de la maladie de Cushing.

CONTRE-INDICATIONS ET SURVEILLANCE DU TRAITEMENT

Ce sont essentiellement : le glaucome, l'hypertrophie de la prostate, la grossesse. On surveillera la formule sanguine.
Certaines associations médicamenteuses sont à éviter : les barbituriques, les sédatifs, les IMAO, les neuroleptiques, la réserpine, les boissons alcoolisées.

AUTO-ÉVALUATION

1. Quelles sont les indications des antihistaminiques ?
2. Donner un exemple d'antihistaminique H1 et H2 et leurs indications respectives.

8e partie

MÉDICAMENTS DE L'APPAREIL CARDIO-VASCULAIRE ET RÉNAL

28

MÉDICAMENTS DU CŒUR

CARDIOTONIQUES

Les cardiotoniques sont les médicaments de l'insuffisance cardiaque ; ils améliorent la contraction et le débit cardiaques chez l'insuffisant cardiaque.

Les cardiotoniques majeurs sont des hétérosides retirés de la feuille de digitale (digitaline et digoxine) ou des graines de strophantus (ouabaïne).

Ces médicaments se fixent sur le cœur : ils renforcent, régularisent et ralentissent les battements du cœur malade *(règle des trois R).*

Ces médicaments ont une double action :

• Sur le cœur : ils se fixent sur le cœur, puis ralentissent le rythme cardiaque. La fixation de la digitaline est très importante ce qui peut entraîner une accumulation du médicament et des effets toxiques.

• Sur le rein : on observe une vasodilatation, ce qui accroît la diurèse ; les cardiotoniques sont donc des *diurétiques indirects.*

La surveillance de ces médicaments porte surtout sur la tension artérielle.

Les digitaliques

► *Digitoxine (Digitaline, Digoxine)* — La *Digitaline* est extraite de la feuille de digitale. Elle figure sur la liste I.

• **Indications.** La digitaline est utilisée dans le traitement des insuffisances cardiaques et des troubles du rythme : asystolie et hyposystolie, insuffisances valvulaires, tachyarythmie…

• **Administration.** On l'administre surtout par voie buccale à des doses qui ne doivent pas dépasser 1 mg par prise et par 24 heures en raison des risques d'accumulation ; l'absorption par voie orale est lente et l'efficacité est maximum en 6 à 24 heures. Chez l'enfant, la dose est de 20 µg/kg et par jour.

En cas d'urgence, on l'administre par voie intraveineuse, la voie intramusculaire étant à proscrire en raison de son action irritante.

• **Conduite du traitement.** C'est un cardiotonique majeur qui présente l'inconvénient de se fixer d'une manière irréversible sur le myocarde d'où la nécessité d'éviter les traitements prolongés à haute dose. Le traitement aura pour but de réaliser une digitalisation rapide le premier jour du traitement, puis de trouver, par tâtonnements, la dose d'entretien qui permet de maintenir le rythme entre 60 et 70.

• **Contre-indications.** Elle est contre-indiquée dans :

– la tachycardie ventriculaire ;
– les troubles de conduction auriculo-ventriculaire ;
– le pouls lent ;
– la bradycardie, le bigéminisme ;
– le choc chirurgical ;
– la digitaline est peu recommandée dans l'infarctus du myocarde.

Tous les médicaments qui augmentent l'excitabilité myocardique doivent être proscrits lors d'un traitement digitalique, en particulier l'éphédrine et l'*Isuprel.*

• **Surveillance du traitement.** Le risque majeur d'un traitement digitalique est l'accumulation du produit sur le cœur avec des troubles toxiques. On surveillera :

• *Les troubles digestifs* : les premiers signes toxiques sont des signes gastro-intestinaux (nausées, douleurs abdominales, vomissements). Ils incitent à rechercher les signes cardiaques d'intoxication.

• *L'électrocardiogramme* : en cas de troubles de la conduction auriculo-ventriculaire ou d'extrasystoles ventriculaires nombreuses, le traitement doit être arrêté.

• *Le pouls* : en cas d'accumulation de digitaline dans l'organisme, on note une bradycardie au-dessous de 60 et l'apparition d'un pouls bigéminé, c'est-à-dire l'alternance d'une pulsation forte normale suivie d'une pulsation faible qui correspond à une extrasystole ventriculaire. La thérapeutique doit alors être immédiatement interrompue.

Pour éviter cette digitalisation du cœur, il est fondamental de faire le traitement digitalique en cures discontinues.

• *Certains facteurs* sensibilisent le cœur à la digitaline ; c'est le cas de l'hypercalcémie, de l'hypokaliémie, de l'adrénaline.

Tableau 28.1. Les cardiotoniques majeurs

Nom commun	Spécialité	Voie	Dose d'entretien	Latence	Durée d'action
Digitoxine	*Digitaline*	Orale	0,05-0,2 mg	2 h	10 j
Digoxine	*Digoxine*	Orale	0,25-1 mg	1 h	2 j

ANTI-ARYTHMIQUES

Les troubles du rythme sont fréquents en pathologie cardiaque : tachycardie, arythmie, extrasystole, fibrillations auriculo-ventriculaires.
On utilise comme régulateur du rythme cardiaque soit un appareillage électrique qui stimule le cœur (pacemaker), soit des médicaments qui augmentent ou diminuent l'excitabilité cardiaque, selon le cas. Ils sont utilisés dans la prophylaxie et le traitement des arythmies.

Les médicaments diminuant l'excitabilité cardiaque

► *La quinidine (Sérécor)* — La quinidine a des propriétés antiarythmiques remarquables, aux doses de 1 à 3 g par 24 heures, *per os*, en prises réparties toutes les 4 à 6 heures. Elle est indiquée, à doses modérées, dans le traitement des extrasystoles, associée à des barbituriques *(Natisédine)*. La surveillance du traitement porte sur les troubles digestifs : les vomissements sont les premiers symptômes de l'intoxication ; les troubles neurologiques : céphalées, agitation ; les troubles du nerf optique (flou de la vision, diplopie) et du nerf acoustique (vertiges, bourdonnements d'oreilles) ; les troubles cardiovasculaires : ils sont précoces et peuvent persister longtemps.

► *La Propafénone (Rythmol)* — Elle possède des propriétés proches de celles de la quinidine. On l'utilise par voie orale aux doses quotidiennes de 300 à 900 mg/24 h.

► *L'amiodarone (Cordarone)* — Elle est utilisée dans les tachycardies sinusales, les fibrillations auriculaires, en cures discontinues aux doses quotidiennes orales de 0,60 g en doses d'attaque et 0,20 g en doses d'entretien. On l'utilise aussi dans l'angor et les insuffisances coronariennes. Elle est contre-indiquée dans les troubles de la thyroïde.

► *La lidocaïne (Xylocaïne)* — C'est le meilleur antiarythmique d'urgence dans les arythmies ventriculaires au stade aigu de l'infarctus du myocarde. On l'utilise en dose de charge (300 mg par voie IV) suivie d'une perfusion d'entretien.

Les médicaments augmentant l'excitabilité cardiaque

► *Le chlorhydate d'isoprénaline (Isuprel)* — Il est administré par voie perlinguale et en perfusion intraveineuse dans le traitement du pouls lent permanent, des troubles du rythme apparaissant dans les premiers jours qui suivent un infarctus, et du syndrome de Stokes-Adams.

VASODILATATEURS CORONARIENS ET ANTI-ANGOREUX

L'insuffisance coronarienne a comme cause la plus fréquente l'athérosclérose des artères coronaires avec difficulté pour les coronaires d'assurer les besoins du cœur en oxygène (hypoxie myocardique). Ce phénomène s'objective par la douleur angineuse qui traduit l'insuffisance coronarienne et par des troubles de l'électrocardiogramme. La douleur d'angor apparaît lorsque les besoins du myocarde en oxygène sont supérieurs aux efforts de la circulation coronaire. Les facteurs de risque sont le tabac, tous les troubles du métabolisme lipidique, l'obésité, l'hypertension artérielle, le diabète, la sédentarité, le stress et l'hérédité. Ces risques se cumulent.

Le traitement de ces troubles comporte d'abord un mode de vie tranquille et une alimentation légère pour éviter la prise de poids et des moyens thérapeutiques :

- anticoagulants et fibrinolytiques pour éviter la thrombose ;
- médication anti-athéromateuse (hypocholestérolémiants) ;
- médicaments dilatateurs des coronaires et anti-angineux que nous étudierons ici.

► *La trinitrine et les dérivés nitrés (Natispray, Lénitral)* — Ce sont des vasodilatateurs puissants à diffusion spontanée, médicaments de choix de la douleur angineuse. Le malade croque une ou deux dragées au moment ou en prévision des crises (3 à 20 mg selon l'intensité des crises), ou un spray (1 à 2 pulvérisations). L'action se fait sentir en 1 à 2 minutes et dure 30 minutes. Ces médicaments sont inscrits sur la liste I. Ils sont contre-indiqués dans le glaucome.

Des dérivés nitrés à action prolongée assurent tout au long de la journée une prophylaxie des crises d'angor (*Risordan*, *Corvasal Lénitral*). La trinitrine par voie transcutanée *(Nitriderm TTS)* possède une action rapide et évite la destruction hépatique.

► *Les IMAO (Marsilid)* — Les inhibiteurs de la mono-amine-oxydase peuvent être utilisés en cardiologie comme antiangineux et dilatateurs des coronaires. L'angine de poitrine sévère (plus de 5 crises quotidiennes) semble l'indication élective. On surveillera de façon très stricte la pression artérielle, l'hypotension artérielle étant le trouble le plus fréquent et le plus dangereux. En cas de douleur thoracique, il faut proscrire le Dolosal, car l'association peut provoquer des collapsus. Un long développement sur les IMAO se trouve dans le chapitre des antidépresseurs auquel on se reportera.

► *Les inhibiteurs calciques (Tildiem, Adalate, Isoptine, Vastarel)* — Ils inhibent l'entrée du calcium dans la cellule myocardique ou musculaire lisse artérielle. Or le calcium est indispensable à la contraction du muscle cardiaque ou artériel lisse. On les utilise dans l'angor d'effort, l'angor de Prinzmetal, l'angor instable. Les effets secondaires sont faits de bouffées vasomotrices, céphalées, hypotension orthostatique.

► *Les β-bloquants* — Ils sont utilisés dans le traitement de l'insuffisance coronarienne, des troubles du rythme et de l'hypertension artérielle. Leur étude est faite dans le chapitre des antihypertenseurs.

AUTO-ÉVALUATION

1. Qu'est-ce qu'un digitalique ? Exemples.
2. Quelle est la surveillance du traitement par les digitaliques ?
3. Quelle est l'indication des dérivés nitrés ?
4. Qu'est-ce qu'un anti-angoreux ?

29

ANTIHYPERTENSEURS

La pression artérielle normale chez l'adulte est une tension dont la systolique est inférieure à 140 mm Hg et la diastolique inférieure à 90 mm Hg. Au-delà, il y a hypertension artérielle, qui concerne en France 8 millions de personnes. Elle s'accompagne de céphalées, vertiges, perturbations sensorielles (mouches volantes). Elle est le plus souvent essentielle, sans cause apparente, alors que les HTA secondaires à une autre pathologie sont plus rares. L'HTA multiplie par 3 le risque d'infarctus du myocarde, par 4 celui d'accident vasculaire cérébral, par 6 celui d'insuffisance cardiaque. Dans la majorité des cas, l'HTA essentielle apparaît entre 40 et 60 ans. La nécessité d'un traitement chronique implique une bonne observance ce qui est le cas de seulement un hypertendu sur deux.

Préalablement au traitement, quelques règles hygiéno-diététiques sont essentielles :

- la suppression des facteurs de risque (tabac, alcool) ;
- les médicaments tranquillisants si besoin ;
- le régime hyposodé plus ou moins rigoureux selon le cas. Seulement 30 % des hypertendus sont sensibles au sel. Pour les 70 % restants, un régime hyposodé est inutile ;
- l'activité physique régulière.

Les antihypertenseurs sont des médicaments symptomatiques qui font baisser la tension artérielle sans toucher à la cause de la maladie. L'objectif essentiel du traitement est, grâce à la normalisation des chiffres tensionnels, la prévention des complications cardiovasculaires, en particulier l'accident vasculaire cérébral et l'infarctus du myocarde. Les médicaments antihypertenseurs doivent être administrés au long cours et à doses suffisantes pour ramener les chiffres tensionnels à la normale. On a souvent recours à l'association de plusieurs antihypertenseurs.

Les β-bloquants *(Avlocardyl, Lopressor, Visken, Trasicor, Ténormine, Sectral)*

Les β-bloquants, inhibiteurs β-adrénergiques ou adrénolytiques β sont efficaces dans toutes les formes d'hypertension essentielle et sont un des deux traitements de référence avec les diurétiques. En bloquant les récepteurs adrénergiques β, ils empêchent la noradrénaline de s'y fixer (voir le chapitre consacré aux sympathomimétiques). Leur chef de file est le **propranolol** *(Avlocardyl)* administré aux doses quotidiennes de 40 à 80 mg *per os* au début pouvant atteindre 320 mg/24 h. Les β-bloquants sont utilisés comme traitement de référence des cardiopathies ischémiques (angor, infarctus), dans les HTA labiles et les HTA à taux de rénine élevé, dans l'insuffisance coronarienne et les troubles du rythme. La prescription systématique d'un agent β-bloquant au décours d'un infarctus du myocarde réduit de 20 à 30 % la mortalité, la fréquence de récidives, et la fréquence des morts subites.

• *Les effets secondaires* sont constitués par des troubles de la conduction, une diminution de l'adaptation à l'effort, l'asthénie et même des tendances dépressives.
• *Les contre-indications* sont l'asthme, l'insuffisance cardiaque et respiratoire, les antécédents d'ulcère gastro-duodénal, le diabète mal équilibré, le syndrôme de Raynaud, la grossesse.
• *La surveillance* portera sur la tension artérielle et le rythme cardiaque (bradycardie fréquente), l'ECG (trouble de la conduction), l'état respiratoire, la tolérance digestive.
• Certains médicaments ne doivent pas être associés (anesthésiques, neuroleptiques, insulines...).

Les inhibiteurs de l'enzyme de conversion (IEC)

C'est une classe de médicaments importante dans le traitement de l'hypertension artérielle et de l'insuffisance cardiaque. Les IEC inhibent l'enzyme responsable de la conversion de l'angiotensine I inactive en angiotensine II puissant vasoconstricteur et qui favorise la sécrétion d'aldostérone. Le blocage de l'enzyme de conversion entraîne :

– *sur le plan clinique :* la suppression des effets hypertenseurs de l'angiotensine II et la potentialisation des effets vasodilatateurs et natriurétiques de la bradykinine ;
– *sur le plan biologique :* la diminution de l'activité de l'enzyme de conversion, l'augmentation de l'activité rénine plasmatique et du taux d'angiotensine I, la baisse des taux d'angiotensine II et d'aldostérone.

Ces médicaments sont utilisés dans le traitement de l'insuffisance cardiaque, de l'hypertension artérielle essentielle et rénovasculaire par sténose d'une artère rénale. Les IEC diminuent la mortalité des patients après un infarctus du myocarde. Il existe une contre-indication absolue : la sténose bilatérale de l'artère rénale.

• **Captopril** *(Lopril).* Il est utilisé aux doses quotidiennes de 50 mg *per os* dans le traitement de l'hypertension grave en cas d'échec des thérapeutiques habituelles et dans le traitement de l'insuffisance cardiaque répondant mal aux digitaliques et aux diurétiques. Son usage peut entraîner de la toux, des troubles du goût réversibles, une protéinurie et une neutropénie.

• **Énalapril** *(Renitec).* Il est utilisé *per os* aux doses quotidiennes de 10 à 20 mg dans l'hypertension rénovasculaire, l'insuffisance cardiaque congestive. Il peut être associé à l'hydrochlorothiazide *(Co-Rénitec).* Son usage peut entraîner de la toux, des troubles gastro-intestinaux, des troubles de la fonction rénale (augmentation de l'urée et de la créatinine plasmatiques).

Les inhibiteurs calciques *(Tildiem, Isoptine, Adalate, Amlor)*

L'inhibition de l'entrée du calcium dans la fibre lisse vasculaire entraîne une vasodilatation et une chute de la pression artérielle. Les 2 indications majeures des inhibiteurs calciques sont l'hypertension artérielle et l'insuffisance coronarienne (85 % d'efficacité dans l'angor spastique). Leur utilisation est très intéressante dans les hypertensions sévères, dans les hypertensions artérielles à prédominance systolique, fréquentes chez le vieillard, enfin en cas de contre-indication aux β-bloquants et aux diurétiques.
L'*Adalate* en administration sublinguale est rapidement efficace dans le traitement des poussées hypertensives paroxystiques.

Les diurétiques

C'est le traitement antihypertenseur de référence avec les β-bloquants. Seuls, ils sont capables de contrôler environ 20 % des HTA essentielles. Ils agissent en entraînant une déplétion hydrosodée puis ils diminuent la réactivité vasculaire. Ils sont souvent utilisés avec d'autres antihypertenseurs dont ils potentialisent l'action. On utilise les thiaziques et les antialdostérones. Leur étude complète a été faite au chapitre des diurétiques auquel on se reportera.

La réserpine *(Tensionorme)*

Alcaloïde du rauwolfia elle exerce une activité hypotensive modérée et douce et une action neurosédative très marquée aux doses quoti-

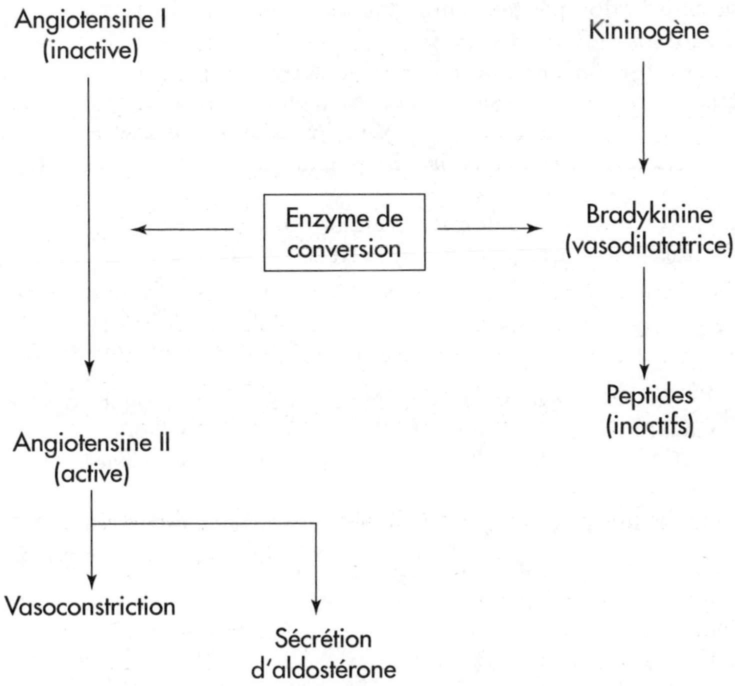

diennes de 1 à 15 mg. On surveillera le risque d'ulcère gastroduodénal car la réserpine stimule la sécrétion d'acide chlorhydrique par l'estomac et le risque d'obésité.

La méthyldopa *(Aldomet)*

L'*Aldomet* est un antihypertenseur majeur, efficace sur toutes les formes de l'hypertension permanente, utilisé à des doses orales de 250 mg à 1 g par jour. On observe parfois des troubles d'hypotension orthostatique (vertiges, éblouissements) qui disparaissent en diminuant la posologie. Bien toléré, ce médicament est intéressant en cas d'insuffisance rénale associée.
Les dépressions et l'insuffisance hépatique sont des contre-indications. Il figure sur la liste des médicaments essentiels de l'OMS.

La clonidine *(Catapressan)*

La clonidine inhibe le tonus sympathique en particulier au niveau du cœur. Les effets antihypertenseurs apparaissent rapidement lors de

l'administration par voie intramusculaire ou buccale aux doses quotidiennes de 150 à 300 µg.
Les effets secondaires sont faits de somnolence, asthénie, bradycardie, larmoiements, congestion nasale, réactivation d'ulcères gastro-intestinaux. Les antécédents de psychose dépressive grave sont une contre-indication. Comme elle est hyperglycémiante, son emploi chez le diabétique doit être prudent.
La surveillance du traitement comporte la prise régulière de la tension artérielle et la recherche des effets secondaires.

AUTO-ÉVALUATION

1. Donner 3 exemples d'antihypertenseurs appartenant à des familles différentes.
2. Comment un inhibiteur de l'enzyme de conversion est-il antihypertenseur ?
3. Qu'est-ce qu'un inhibiteur calcique ? Exemples.
4. Donner un exemple de médicament inhibiteur β-adrénergique.

30

DIURÉTIQUES

Le rein est l'un des principaux organes qui contribuent au maintien à leur valeur normale des constantes physiologiques de l'individu car il intervient dans l'élimination des déchets azotés et de nombreuses substances ; le maintien de l'équilibre acido-basique ; le métabolisme des électrolytes. La sécrétion urinaire joue donc un rôle de premier plan dans les fonctions d'excrétion.

RAPPEL PHYSIOLOGIQUE

Le rein est constitué d'une succession d'organites élémentaires, les néphrons, réunis par un tissu interstitiel. Chaque rein contient environ 1 000 000 de néphrons. Chaque néphron comporte deux parties :

– *le glomérule de filtration* ;

– *le tube urinifère* constitué de deux parties, la partie proximale du tube (tube contourné) et la partie distale, séparées par l'anse de Henle.

La formation de l'urine comporte trois phases :

► *La filtration glomérulaire* — Le glomérule laisse filtrer les petites molécules comme l'eau, les sels et le glucose et retient les grosses molécules comme les protéines. La filtration dépend de la pression artérielle : une hypotension réduit la diurèse, une hypertension l'augmente.

► *La réabsorption tubulaire* — C'est un phénomène actif se produisant au niveau du tube urinifère et qui porte sur l'eau et les matières dissoutes : glucose, sodium, potassium, chlorures, etc.

Mais le rein ne peut plus réabsorber certaines substances quand elles se trouvent dans le sang en trop grande quantité ; il y a un seuil de réabsorption de ces substances, c'est-à-dire une concentration limite au-delà de laquelle le rein n'intervient plus. La substance se retrouve alors dans l'urine.

C'est ainsi que normalement le glucose est réabsorbé : il n'y a donc pas de présence de glucose dans l'urine normale, mais quand la concentration du glucose dans le sang est supérieure à 1,60 ou 1,70 g par litre, le rein ne peut plus réabsorber cet excès de glucose qui se retrouve dans l'urine. Il faut donc retenir qu'une glycosurie positive affirme une glycémie au moins égale à 1,60 ou 1,70 g par litre, exception faite du diabète rénal.
La filtration glomérulaire et la réabsorption tubulaire sont contrôlées par trois facteurs : la pression artérielle au niveau du glomérule règle la filtration glomérulaire ; l'aldostérone, hormone corticosurrénalienne, favorise la réabsorption tubulaire du sodium ; l'hormone antidiurétique ou ADH, sécrétée par l'hypothalamus et stockée dans la post-hypophyse, agit au niveau du tube urinifère.

▶ *L'excrétion tubulaire* — Les tubes urinifères synthétisent certaines substances qui sont déversées dans l'urine ou qui passent dans le sang (rénine par exemple). La formation de l'urine est conditionnée par les trois phases : filtration glomérulaire, réabsorption et sécrétion tubulaire.

LES PRINCIPAUX DIURÉTIQUES

Les diurétiques augmentent la diurèse en provoquant une élimination rénale accrue de sodium. Un tel diurétique est appelé alors « natriurétique » ou « salidiurétique ».
L'indication majeure des diurétiques est le traitement des œdèmes (œdèmes cardiaque, trophique, orthostatique, néphrotique) et la phase initiale du traitement de l'hypertension.

▶ *L'eau et les sucres*

• **L'eau.** Elle est le premier et le plus simple des diurétiques. Il est facile d'observer que plus on absorbe d'eau, plus le volume urinaire est important (si le rein est normal).
• **Les sucres** (glucose, saccharose, mannitol, lactose) ont également un effet diurétique, en provoquant un appel de l'eau tissulaire vers le plasma pour pallier l'hyperosmolarité qu'ils déterminent.

▶ *Les médicaments hypokaliémiants*

• **L'hydrochlorothiazide** *(Esidrex)* et **les salidiurétiques** *(Fludex)* augmentent l'élimination urinaire du chlorure de sodium et de potassium. On les administre aux doses de 25 à 100 mg par jour. Leur durée d'action est de 9 h. Ils sont inscrits sur la liste II.

L'inconvénient majeur des salidiurétiques est la baisse du potassium sanguin (hypokaliémie) due à l'élimination urinaire importante de cet ion, entraînant des paralysies hypotoniques des membres et une tendance au collapsus. Pour éviter cet accident, il est nécessaire de prendre, *per os*, 2 à 3 g par jour de chlorure de potassium (*Potassium, NatiK*). D'autres risques sont possibles : accidents dus aux susceptibilités individuelles ; risques de crise de goutte chez des sujets prédisposés ; risques d'hyperglycémie après un traitement de longue durée.

• **Le furosémide** *(Lasilix).* Le furosémide est un salidiurétique d'action rapide, puissante et brève dont les caractéristiques sont les suivantes : la quantité de sodium excrétée est importante ; la diurèse induite est très importante ; il reste efficace en cas d'insuffisance rénale avancée ; il est actif dans les diabètes insipides néphrogéniques.
Il est utilisé à des doses moyennes de 50 à 100 mg/24 heures dans les mêmes indications que les autres salidiurétiques auxquelles on peut ajouter l'OAP, l'insuffisance rénale aiguë, les crises aiguës hypercalcémiques. À dose élevée, l'oreille interne peut être atteinte avec risque de surdité.

• **L'acétazolamide** *(Diamox)* est peu utilisé pour son effet diurétique, ses principales indications étant les poussées aigues de glaucome, les œdèmes cérébraux et le traitement symptomatique du mal des montagnes.

► *Les corticoïdes (Cortancyl)* — Ils augmentent la diurèse en inhibant la sécrétion d'hormone antidiurétique (ADH) sécrétée par l'hypothalamus et stockée dans la post-hypophyse. On utilise le *Cortancyl*, aux doses de 20 à 30 mg par jour. La surveillance est stricte (voir *Anti-inflammatoires,* p. 229).

► *Les antialdostérones* — **Les spironolactones (ou spirolactones)** n'ont une action diurétique qu'en présence d'un excès d'aldostérone (hyperaldostéronisme primaire ou secondaire). Leur indication principale est donc l'hyperaldostéronisme primaire (syndrome de Conn) ou lié à la prise de diurétiques thiazidiques. On les utilise dans le traitement de l'hypertension artérielle, les œdèmes (cirrhose, syndrome néphrotique, insuffisance cardiaque). Ce sont des diurétiques « épargneurs de potassium », donc hyperkaliémiants. L'effet diurétique est d'installation lente et progressive.
On emploie l'*Aldactone* (liste II) par voie buccale, aux doses quotidiennes de 400 à 600 mg. Son action est puissante mais s'installe lentement et se prolonge 3 à 4 jours après l'arrêt du traitement. L'association d'*Aldactone* et de benzothiazide *(Aldactazine)* permet

une augmentation de l'action diurétique, tout en diminuant la fuite potassique.
Les complications observées lors de l'utilisation des spironolactones sont essentiellement l'hyperkaliémie et l'acidose métabolique qui sont surtout à craindre en cas d'insuffisance rénale. On a également observé des gynécomasties avec impuissance chez l'homme et des troubles des règles chez la femme.

▶ *Amiloride (Modamide)* — Il a le même effet que les antialdostérones, on l'utilise en association *(Modurétic, Moducren)*.

LES INDICATIONS DES DIURÉTIQUES

Les diurétiques ont pour indication majeure l'œdème cardiaque, hépatique ou rénal et l'hypertension artérielle.

• **L'hypertension artérielle.** Les diurétiques sont indiqués dans toutes les formes d'hypertension artérielle : à eux seuls ils peuvent ramener le chiffre de la tension artérielle à la normale dans près d'un tiers des HTA permanentes. De plus, ils potentialisent l'action des hypotenseurs qui leur sont associés.
Dans l'insuffisance rénale chronique, l'insuffisance rénale aiguë et l'hypercalcémie aiguë, le furosémide *(Lasilix)* est utilisé avec succès.
• **L'œdème rénal.** On administre dans ce cas les corticoïdes *(Cortancyl)*.
• **L'œdème hépatique.** On a recours aux corticoïdes en traitement d'attaque, puis à l'*Aldactone* (œdème des cirrhotiques).
• **L'œdème cardiaque.** Chez le cardiaque, l'élimination d'eau et de sel dans les urines provoque une amélioration. Le traitement des insuffisances cardiaques chroniques fait appel aux salidiurétiques. La prise de chlorure de potassium est, nous l'avons vu, nécessaire pour pallier le risque d'hypokaliémie.

LES ACCIDENTS ET LA SURVEILLANCE DU TRAITEMENT

▶ *Les accidents* — Ils peuvent être fréquents :

– déshydratation en cas de surdosage ou de drogues trop actives. Il est nécessaire dans ce cas de redonner de l'eau et du sel ;
– déséquilibres électrolytiques : le risque *d'hypokaliémie* avec les salidiurétiques est évité par la prise de potassium ;
– on observe également parfois une *hyponatrémie* et une *hypochlorémie* ;

– des *infections urinaires* sont favorisées par l'alcalinisation des urines ;
– la *goutte*, le *diabète* contre-indiquent les thiazidiques *(Esidrex)*.

▶ *La surveillance* — La surveillance d'un malade soumis aux diurétiques comporte :
– la courbe de poids : le patient devra se peser très régulièrement ;
– la courbe de diurèse : un diurétique doit augmenter la diurèse, sinon son usage est dangereux ;
– la disparition des œdèmes ;
– la mesure de la pression artérielle et du pouls en position couchée et debout afin de rechercher une éventuelle hypotension orthostatique ;
– la surveillance biologique : elle est nécessaire en cas de traitement de longue durée et porte sur :
- le bilan électrolytique : on surveille l'hyponatrémie, l'hypokaliémie, la réserve alcaline ; l'apparition de faiblesse ou de crampes musculaires suggère une déplétion en sodium et potassium ;
- l'électrocardiogramme pour surveiller la déplétion en potassium ;
- la glycémie et l'acide urique, en particulier lors d'un traitement aux thiazidiques *(Esidrex)* ;
- l'urée sanguine pour vérifier l'intégrité rénale..

AUTO-ÉVALUATION

1. Qu'est-ce qu'un anti-aldostérone ? Exemples.
2. Qu'est-ce qu'un salidiurétique ? Exemples.
3. Quelles sont les indications des diurétiques ?
4. Quelle est la surveillance du traitement diurétique ?

31

NORMOLIPÉMIANTS

En France, 20 % de la population adulte présente des anomalies lipidiques. Ces *hyperlipidémies* peuvent être secondaires, en rapport avec un diabète, une hypothyroïdie, une insuffisance rénale, un syndrome néphrotique, une atteinte hépatique ou un traitement par des corticoïdes ou des œstrogènes de synthèse. Les *hyperlipidémies primaires* ou essentielles n'ont pas de cause apparente. La mise en évidence d'une forte corrélation entre le taux de cholestérol plasmatique et le développement de l'athérosclérose coronaire, puis la survenue d'une cardiopathie ischémique, a conduit à l'utilisation de médicaments diminuant les concentrations plasmatiques de cholestérol et de triglycérides. Ces médicaments, appelés pour cette raison *normolipémiants* ou *hypolipémiants*, sont prescrits avec un double objectif :

– prévenir le risque vasculaire lié à l'athérome, car les accidents vasculaires surviennent plus précocement chez les sujets hyperlipidémiques, surtout chez ceux atteint d'hypercholestérolémie. Le cholestérol peut représenter 75 % des lipides contenus dans les lésions athéroscléreuses. Un certain nombre de facteurs de risque cardiovasculaire ont été identifiés : antécédents familiaux d'athérosclérose précoce ou d'anomalies lipidiques, âge, sexe masculin, tabagisme, HTA, diabète, obésité, HDL inférieure à 0,35 g/L, Lp(a) supérieure à 0,45 g/L ;

– prévenir les complications extra-cardiaques ou extra-vasculaires (pancréatite, troubles digestifs…).

Les objectifs thérapeutiques sont fondés sur le taux de LDL cholestérol :

– En prévention primaire chez l'adulte jeune de moins de 35 ans qui n'a pas de facteur de risque, le taux de LDL doit être inférieur à 1,90 g/L. Chez les sujets ayant un seul facteur de risque, les LDL doivent être inférieures à 1,60 g/L ; elles doivent être inférieures à 1,30 g/L s'il y a 2 facteurs de risque ou plus.

– En prévention secondaire, l'objectif est de s'approcher d'une concentration de LDL de 1 g/L.

LES LIPIDES SANGUINS ET LEUR CLASSIFICATION

Nature des lipides sanguins

Les lipides sanguins comprennent essentiellement :

– le cholestérol total (cholestérol libre + cholestérol estérifié) ;
– les triglycérides ;
– les phospholipides (lécithines) ;
– les acides gras libres saturés et insaturés.

Tous ces lipides sont solubilisés dans le sang par liaison à une protéine synthétisée par le foie (apoprotéine A, B, C, D, E). Le tout forme une molécule appelée *lipoprotéine* dont il existe 4 groupes. Au concept des hyperlipidémies s'est donc substitué celui des hyperlipoprotéinémies.

Classification des lipoprotéines

Il existe quatre groupes de lipoprotéines qui diffèrent par leur vitesse de migration à l'électrophorèse et par leur densité :

– les chylomicrons véhiculent les triglycérides apportés par l'alimentation (lipides exogènes) ;
– les VLDL (Very Low Density Lipoproteins ou lipoprotéines de très basse densité), essentiellement fabriquées par l'intestin et le foie, transportent les triglycérides d'origine endogène ;
– les LDL (Low Density Lipoproteins ou lipoprotéines de basse densité) sont issues essentiellement du catabolisme des VLDL ; elles représentent plus de 50 % des lipoprotéines circulantes. On appelle improprement « mauvais cholestérol », le cholestérol lié aux LDL ;
– les HDL (High Density Lipoproteins ou lipoprotéines de haute densité) sont un mélange hétérogène de particules de haute densité se formant au niveau du foie et de l'intestin aux dépens du catabolisme des VLDL et des chylomicrons. On appelle improprement « bon cholestérol », le cholestérol lié aux HDL.

Parmi ces lipoprotéines, deux groupes ont une signification pronostique opposée :

– les concentrations du cholestérol lié aux LDL et d'apoprotéine B sont proportionnées aux risques et donc marqueurs athérogènes ;

– les concentrations du cholestérol lié aux HDL et d'apoprotéine A sont des facteurs de protection coronaire.

Le rapport apoprotéine A1 (non athérogène)/apoprotéine B (athérogène) serait actuellement le meilleur indice d'athérogénicité.

LES HYPERLIPOPROTÉINÉMIES

Un sujet est normolipidémique quand le cholestérol est inférieur à 2 g/L et les triglycérides sont inférieurs à 1,30 g/L. Dans les autres cas, il existe une hyperlipidémie qu'il faut évaluer en raison des risques de complications (athérosclérose ou pancréatite aiguë). En cas d'hypertriglycéridémie, on recherche un des facteurs favorisant l'apparition de triglycérides en quantités abondantes : intolérance au glucose dont l'existence à elle seule entraîne un risque important d'athérosclérose, diabète, surpoids, consommation excessive d'alcool.

En cas d'hyperlipidémie mixte, du fait de l'existence simultanée d'une concentration élevée de triglycérides, on recherche également les facteurs favorisant l'apparition de triglycérides en quantités abondantes.

Classification internationale des hyperlipoprotéinémies

Cette classification permet de différencier six types pathologiques :

– le type I : hyperchylomicronémie exogène (elle dépend des graisses apportées par l'alimentation), elle est exceptionnelle ;

– le type IIa : augmentation des LDL (hypercholestérolémie familiale pure) ;

– le type IIb : augmentation des LDL et des VLDL (hyperlipidémie mixte) ;

– le type III : dys-β-lipoprotéinémie, elle est exceptionnelle ;

– le type IV : augmentation des VLDL ;

– le type V : augmentation des chylomicrons et des VLDL, elle est exceptionnelle.

Le tableau 31.1 détaille les caractéristiques des hyperlipoprotéinémies.

Traitement des hyperlipidémies

Le traitement des hyperlipidémies primitives comprend avant tout des règles diététiques, associées ou non à des médicaments normolipémiants.

Tableau 31.1. Caractéristiques des hyperlipoprotéinémies

Types	Classe de lipoprotéine augmentée	Fréquence relative en %	Caractéristiques cliniques
I	Chylomicrons	0,1	Xanthomatose éruptive
IIa	LDL	50	Xanthomatose polymorphe
IIb	LDL et VLDL		Xanthomatose inconstante
III	Apoprotéine anormale	3	Xanthomes tubéreux
IV	VLDL	40	Xanthomatose éruptive
V	Chylomicrons et VLDL	7	Xanthomatose éruptive

• **Règles diététiques.** *En cas d'hypercholestérolémie*, on réduira les graisses saturées et les éléments riches en cholestérol. *En cas d'hypertriglycéridémie endogène*, on réduira l'apport glucidique et l'alcool. *En cas d'hypertriglycéridémie exogène*, le régime doit être (et c'est le seul cas) hypolipidique avec moins de 15 g de graisses par 24 heures.

• **Indications des médicaments hypolipémiants.** Il existe deux grandes classes d'hypolipémiants :

– les inhibiteurs de la synthèse du cholestérol (fibrates, statines) ;
– les inhibiteurs de l'absorption digestive des lipides (cholestyramine).

▶ *Les fibrates (Lipanthyl, Lipanor, Befizal)* — Ils inhibent la synthèse du cholestérol et des acides gras. Leur action ne s'observe qu'après plusieurs semaines de traitement à raison de 1 à 3 g/jour. On les utilise dans les hypertriglycéridémies endogènes pures ou associées à une hypercholestérolémie. Ils entraînent une baisse de 10 % environ du taux de cholestérol et de 30 % environ du taux des triglycérides. Dans l'hypercholestérolémie essentielle leur effet est modéré. Leur tolérance est bonne le plus souvent ; on peut cependant observer des troubles digestifs, des urticaires, des alopécies. Ils sont inscrits sur la liste II.

La grossesse, l'insuffisance hépatique ou rénale, la lithiase vésiculaire sont des contre-indications. Ils potentialisent l'action des antivitamines K dont la posologie doit être donc réduite en cas d'association.

► *Les statines (Zocor, Vasten, Elisor)* — Elles diminuent fortement le cholestérol. Elles sont utilisées en prise unique de 10 mg le soir. La surveillance du traitement comprend un dosage des enzymes hépatiques.

► *La cholestyramine (Questran)* — C'est une résine qui augmente l'élimination fécale du cholestérol en empêchant son absorption intestinale. Elle est utilisée *per os* aux doses de 12 à 24 g par jour. Elle entraîne une constipation qui aboutit souvent à l'arrêt du traitement.

► *Surveillance du traitement* — Le traitement doit être poursuivi indéfiniment. La surveillance comporte le suivi de la tolérance clinique, de l'adhésion au régime alimentaire, de l'évolution des dépôts lipidiques extravasculaires. La surveillance biologique comporte le dosage des différentes lipoprotéines et des triglycérides en fonction du trouble en cause.

Tableau 31.2. Les principaux médicaments normolipémiants

Nom commun	Spécialités	Posologie quotidienne	Mécanisme d'action
Fibrates	*Lipanthyl*	0,30 g	Inhibiteurs de la synthèse du cholestérol
Cholestyramine	*Questran*	12-24 g	Inhibiteur de l'absorption digestive des lipides

AUTO-ÉVALUATION

1. Définir une lipoprotéine.
2. Donner la classification des lipoprotéines.
3. Quelles sont les 3 grandes classes de médicaments hypolipémiants et leur mécanisme d'action ?

32

LE PLASMA ET SES FRACTIONS UTILISÉS EN THÉRAPEUTIQUE

La transfusion sanguine est une thérapeutique qui repose sur l'utilisation de dérivés sanguins. Le sang total est fractionné en **dérivés sanguins labiles** (concentrés de globules rouges, de plaquettes, de leucocytes) et en **médicaments issus du fractionnement du plasma**.

Le sang est un liquide rouge constitué d'une partie incolore, le plasma, qui tient en suspension les éléments figurés. On peut utiliser en thérapeutique le plasma humain desséché, des fractions du plasma telles que les albumines, les gamma-globulines et le fibrinogène ou encore les éléments figurés eux-mêmes.

Les deux principaux groupes sanguins sont le système ABO et le système Rhésus. Les sujets AB sont receveurs universels de culots globulaires, les sujets O sont donneurs universels de culots globulaires.

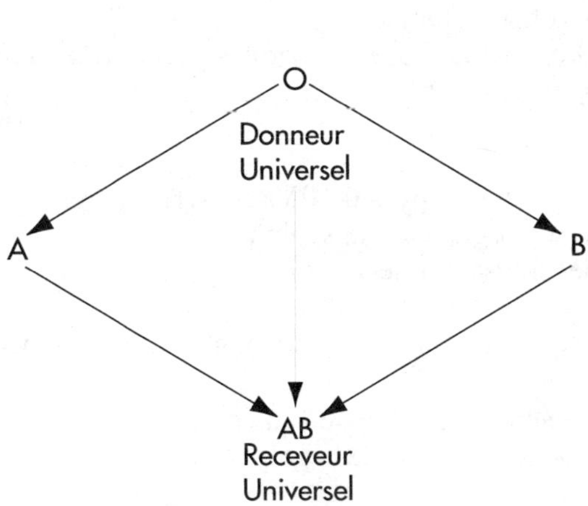

La conduite à tenir devant une hémorragie massive dépend de trois situations cliniques :

1. si la perdition est inférieure à 30 % de la masse sanguine, on utilisera uniquement des solutés macromoléculaires à durée d'action longue pour lutter contre l'hypovolémie *(Hydroxyéthylamidon)* ;

2. si la perdition est de 30 à 50 % de la masse sanguine, on aura recours à l'albumine et aux concentrés globulaires ;

3. si l'hémorragie est supérieure à 50 %, on fera appel aux produits corrigeant les troubles de l'hémostase : plasma frais congelé, plaquettes, etc.

Le sang conservé

Le sang est prélevé sur des donneurs volontaires, puis stocké et conservé avant son emploi.

• **Choix des donneurs.** Les donneurs de sang sont des volontaires âgés de 18 à 60 ans :

– leur taux d'hémoglobine ne doit pas être inférieur à 12 p. cent ;

– ils ne doivent être porteurs d'aucun germe pathogène transmissible : sida, syphilis, paludisme, hépatites virales… ;

– la fréquence des prélèvements de sang ne doit pas être supérieure à 5 fois par an chez les hommes et 3 fois par an pour les femmes.

• **Prélèvement du sang.** 300 à 400 mL de sang sont prélevés sur un sujet sain, à jeun, dans des poches stériles en plastique. Le sang est recueilli sur anticoagulant et est agité pendant toute la durée du prélèvement. On ajoute parfois au sang du glucose, ce qui assure le maintien en vie des hématies. Après le prélèvement, un certain nombre d'examens sont effectués sur le sang prélevé :

1. Détermination du groupe sanguin et du facteur Rhésus.
2. Dosage de l'hémoglobine.
3. Vérification de l'absence de germes aérobies et anaérobies, de germes cryophiles, de champignons.
4. Détection de l'antigène HBs (hépatite B) et détection des anticorps anti-HBc.
5. Détection des anticorps anti-HIV, anti-$HTLV_1$, et anti-$HTLV_2$.
6. Dépistage sérologique de la syphilis.
7. Dosage des transaminases.
8. Détection des anticorps anti-HCV.

• **Étiquetage.** Chaque poche doit être munie d'une étiquette mentionnant :

– le nom et le numéro de téléphone de l'établissement agréé de transfusion sanguine responsable de la préparation ainsi que le code à barre correspondant ;

– la date de péremption ;
– la désignation du produit (nom du produit et origine humaine) avec son code à barre correspondant ;
– le numéro d'identification et de lot permettant d'établir le lien entre le produit fini et le ou les donneurs qui y ont contribué ainsi que le code à barre correspondant ;
– les conditions de conservation ;
– s'il y a lieu, la mention « *injecter au moyen d'un dispositif comprenant un filtre* » ;
– s'il s'agit d'un produit contenant les éléments figurés, le groupe du système ABO et le groupe du système Rh.

Une deuxième série de renseignements devra également y figurer à moins que la superficie de l'étiquette ne le permette pas, auquel cas ces renseignements devront figurer sur une notice complémentaire :

– adresse de l'établissement de transfusion ;
– s'il y a lieu, le nombre de prélèvements individuels ayant servi à préparer le lot ;
– s'il s'agit d'un produit sec, la quantité et la nature du solvant nécessaire à sa reconstitution et la mention « *perfuser immédiatement et en une seule fois après reconstitution* » ;
– les conditions particulières à chaque produit.

En cas de doute quelconque sur un flacon de sang, on ne devra jamais l'utiliser.

• **Conservation du sang.** Le sang est conservé au réfrigérateur à + 4° pendant une période maximum de 10 jours. En effet, avec le temps, de nombreuses modifications apparaissent : ainsi, l'activité phagocytaire des leucocytes diminue de moitié au bout de 5 jours ; une hémolyse apparaît vers le 15ᵉ jour de conservation (le sang ne doit alors plus être utilisé) ; au bout de trois semaines, il ne reste plus que 75 p. cent des plaquettes.

Habituellement, pour remédier à ces inconvénients, le sang total est utilisé dans un délai de 8 à 10 jours. Si le flacon est soumis à des prélèvements, il ne devra pas rester hors du réfrigérateur pendant plus de 30 minutes.

• **Emplois.** Ils sont très nombreux : hémorragies, hémopathies, états de choc, ictères et anémies hémolytiques du nouveau-né (exsanguino-transfusion). L'indication élective est le choc hémorragique.

Le plasma humain citraté desséché

• **Préparation.** Le plasma humain citraté desséché est obtenu par déshydratation de la fraction liquide recueillie par aphérèse ou par

centrifugation du sang humain total rendu incoagulable par addition d'un anticoagulant.
Le prélèvement du sang et les conditions de prélèvement sont identiques à celles que nous avons étudiées plus haut. La centrifugation est réalisée le plus tôt possible après le prélèvement afin de séparer plasma et éléments figurés.
Pour assurer une bonne neutralisation des isohémagglutinines, on fait un mélange des plasmas de donneurs différents. Les plasmas mélangés sont ensuite répartis aseptiquement dans des flacons. Les plasmas sont alors séchés par une opération appelée lyophilisation.
À tous les stades de la fabrication, des contrôles de stérilité sont effectués.

• **Essais.** Le plasma humain desséché obtenu doit répondre à de nombreux essais :
– il doit être soluble dans l'eau, sans donner de précipité ;
– le pH de la solution doit être égal à 7 ;
– les taux d'hémoglobine, d'isohémagglutinines, de protéines totales, de potassium, doivent être vérifiés ;
– il doit être stérile et apyrogène.

• **Étiquetage.** L'étiquetage doit mentionner : nom et adresse du fabricant, mode d'emploi, conservation, date limite de péremption. Pour les injections par voie strictement intraveineuse, la mention spéciale suivante est portée : « à perfuser dans la demi-heure qui suit la mise en solution à l'aide d'un nécessaire muni d'un filtre à mailles fines ».

• **Conservation.** Le plasma doit être conservé sous vide ou sous azote à une température inférieure à 25 °C, dans des récipients de verre, gradués, stériles, bouchés et scellés.

• **Emplois.** Au moment de l'emploi, le plasma desséché est remis en solution dans l'eau distillée stérile et apyrogène, livrée en même temps que le plasma. On obtient 350 mL de plasma reconstitué qui doit être utilisé dans les 4 heures qui suivent la reconstitution.

Le plasma ne remplace pas les culots globulaires, car il ne contient pas les éléments figurés. Il sert surtout à rétablir la masse sanguine et le taux de protéines. On l'utilise dans les états de choc traumatiques, chirurgicaux ou infectieux, dans les brûlures étendues.
On peut observer des accidents allergiques (dus à l'injection de protéines) ou des risques, rares, d'hépatite virale.

Le plasma humain frais congelé

Il provient d'un seul donneur ou d'un pool. Le plasma est mis à congeler dans les 6 heures qui suivent le prélèvement, puis conservé à – 30 °C. L'étiquette doit mentionner le volume du produit, le groupe sanguin ABO et Rh du donneur, la mention « *à utiliser dans les 6 heures suivant la décongélation* ». Le plasma frais congelé peut être viro-atténué (inactivation des virus enveloppés).

Les fractions du plasma utilisées en thérapeutique

On peut par des méthodes de fractionnement séparer du plasma les protéines qu'il contient :

• **L'albumine** est extraite du sérum, du plasma ou du sang placentaire humain. Certains sels sont ajoutés comme stabilisants (mendélate ou caprylate de sodium) ; la solution stabilisée et ensuite chauffée pendant 10 heures à 60 °C afin d'inactiver le virus B de l'hépatite. L'albumine peut se conserver sous forme lyophilisée pendant 10 ans. On l'utilise par voie intraveineuse dans le traitement des hypoprotéinémies aiguës et chroniques (cirrhoses, carences protéiques...), des syndromes néphrotiques, des œdèmes cérébraux. Les injections doivent toujours être pratiquées par voie intraveineuse ; la vitesse d'injection ne doit pas dépasser 2 mL par minute. On surveillera la tension artérielle et la surcharge protidique.

• **Les immuno-globulines**. Elles représentent le support des anticorps. On distingue les immuno-globulines polyvalentes et les immuno-globulines spécialisées préparées à partir de plasma de donneurs hyperimmunisés (coqueluche, rougeole, oreillons...). On les administre par voie intramusculaire et jamais par voie intraveineuse ; l'étiquetage est très précis pour éviter les erreurs. Elles se conservent à + 4 °C pendant 3 ans.

Les indications des immuno-globulines sont préventives. On les administre à titre préventif dans les cas suivants :

– *Rougeole* : injection préventive le 6e jour après le contact avec un rougeoleux. On utilise ces immuno-globulines chez les enfants très jeunes qui ont un mauvais état général.

– *Rubéole* : surtout chez les femmes enceintes ; elles doivent être administrées le plus vite possible.

– *Poliomyélite, coqueluche, variole, oreillons, scarlatine, hépatite épidémique* : elles sont administrées à titre préventif et parfois curatif.

– Dans les *agamma-globulinémies* chez des enfants ayant des infections récidivantes, on administre des immuno-globulines deux fois par semaine.

– Dans le traitement de certaines *allergies*, on utilise des immuno-globulines d'origine placentaire, sélectionnées pour leur pouvoir protecteur contre l'histamine (allerglobuline).

• **Le fibrinogène**. C'est une protéine qui a un rôle essentiel dans la coagulation administrée uniquement par voie intraveineuse dans l'afibrinogénémie congénitale et dans les fibrinolyses aiguës médicales, chirurgicales ou obstétricales. Le fibrinogène est présenté sous forme d'une poudre sèche (2 g) qui doit être mise en solution au moment de l'emploi dans 200 mL de soluté glucosé à 3 %.

• **La fraction PPSB**. C'est la fraction du plasma qui contient la prothrombine, la proconvertine, le facteur Stuart et le facteur antihémophilique B. On l'utilise chez les insuffisants hépatiques qui présentent des troubles graves de la coagulation et dans les accidents hémorragiques dus aux antivitamines K ; elle est administrée par injection intraveineuse lente.

• **La fraction CSB**. Elle contient les mêmes facteurs sauf la prothrombine ; elle est indiquée dans l'hémophilie B et dans les déficits congénitaux en proconvertine et en facteur Stuart.

Les substituts du plasma

• **La gélatine dénaturée** *(Plasmion, Haemaccel)*. Elle est préparée à partir du collagène de l'os. Elle présente des inconvénients nombreux : troubles de la coagulation, augmentation de la vitesse de sédimentation, fausse protéinurie.

• **Le polyvinyl-pyrrolidone** (PVP). C'est un composé de synthèse présenté en flacons de 500 mL.

• **Les dextrans** *(Rhéomacrodex, Hémodex)*. Ce sont des produits de polymérisation du glucose obtenus sous l'influence de micro-organismes. On utilise surtout les dextrans de faible poids moléculaire. Quelques cas d'insuffisance rénale ont été rapportés.

Risques de la transfusion

On distingue les risques immédiats ou à court terme et ceux à long terme.

• **Risques à court terme** : ce sont les accidents immunologiques : hémolyse aiguë ou retardée, hyperthermie, réaction allergique.

• **Risques à long terme** :

– l'allo-immunisation post-transfusionnelle est un des risques majeurs ;

– la modification des réponses immunitaires peut être néfaste (récidive de tumeurs) ;

– la transmission d'agents responsables de maladie est un risque rare. Il s'agit de virus des hépatites VIH_1, VIH_2, par exemple, ou de para-

sites (paludisme ou maladie de Chagas). La technique d'inactivation virale est possible parfois ;
– le risque de surcharge métabolique le plus représentatif est l'hémochromatose, secondaire à des dépôts de fer accumulés lors de transfusions répétées.

La fréquence des contaminations virales en chirurgie cardiaque (7 %) a entraîné le développement de **l'autotransfusion** qui consiste à prélever le sang chez le patient lui-même dans les semaines qui précèdent l'intervention. Ce type de transfusion ne peut être utilisée en cas d'intervention chirurgicale urgente.
Le tableau suivant résume les principales données sur le risque infectieux avec les produits sanguins.

Tableau 32.1. Principales données sur le risque infectieux et les produits sanguins.

Infection	Globules rouges	Plasma frais congelé	Plaquettes leucocytes	Albumine Ig	Facteurs coagulation
Hépatite B	+	+	+	–	–
Hépatite C	+	+	+	–	–
VIH	+	+	+	–	–
$HTLV_1$	+	–	+	–	–
CMV	+	–	+	–	–
Parvovirus B_{19}	+	+	+	–	±
Paludisme	+	±	+	–	–

AUTO-ÉVALUATION

1. Quelle différence y a-t-il entre plasma et sérum ?
2. Quelles sont les caractéristiques de la conservation du sang ?
3. Quelles sont les protéines utilisées en thérapeutique et leurs indications ?

9e partie

MÉDICAMENTS DES TROUBLES DE L'HÉMOSTASE

33

MÉDICAMENTS DE L'HÉMOSTASE

L'hémostase représente l'ensemble des phénomènes physiologiques responsables de l'arrêt d'une hémorragie. Les médicaments qui modifient l'hémostase agissent sur deux désordres opposés : les hémorragies qui ont lieu le plus souvent lors de traitement inadapté et les thromboses qui constituent un des premiers facteurs de causes de mortalité dans les pays développés.

ANTICOAGULANTS

Les anticoagulants interviennent dans la prévention ou le traitement des thromboses artérielles et veineuses. Pour bien comprendre leur mode d'action, il est essentiel de connaître le schéma de la coagulation.

LA COAGULATION

La coagulation est le troisième temps de l'hémostase, c'est-à-dire de l'ensemble des phénomènes physiologiques qui interviennent lors d'une lésion d'un vaisseau sanguin pour aboutir à la formation d'un thrombus qui arrête l'hémorragie. Ainsi, lorsqu'un vaisseau est lésé on observe :

• **Un temps vasculaire :** le vaisseau se contracte pour réagir contre l'hémorragie.

• **Un temps plaquettaire :** les plaquettes sanguines s'agrègent en amas et recouvrent la plaie en formant un thrombus ; l'hémorragie s'arrête (voir schéma, p. 282).

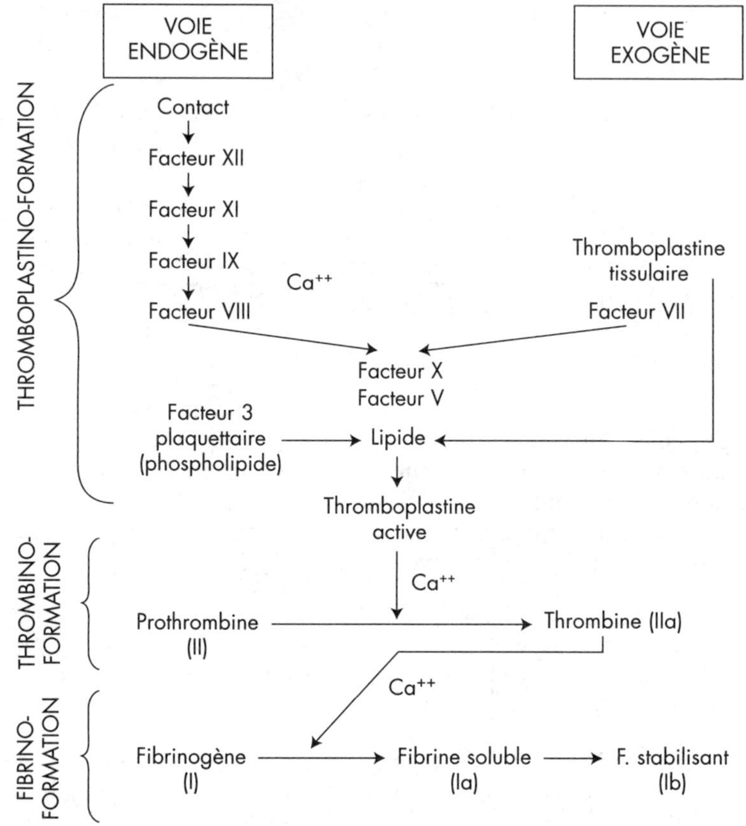

- I. Fibrinogène.
- Ia. Fibrine soluble.
- Ib. Fibrine stabilisée.
- II. Prothrombine.
- IIa. Thrombine.
- III. Thromboplastine tissulaire.
- IV. Calcium.
- V. Proaccélérine.
- VII. Proconvertine.
- VIII. Facteur antihémophilique A.
- IX. Facteur antihémophilique B.
- X. Facteur Stuart.
- XI. PTA (plasma thromboplastin antecedent).
- XII. Facteur Hageman.
- XIII. FSF (facteur stabilisant la fibrine).

Schéma de la coagulation sanguine

• **Un temps plasmatique** : la coagulation du sang, c'est-à-dire la formation d'un gel insoluble de fibrine. La coagulation comporte les 3 stades suivants :

1. *Formation de la thromboplastine ou thromboplastinoformation* : elle peut être réalisée, comme le montre le schéma, par deux voies :
– la voie endogène, ainsi appelée car elle ne fait intervenir que des facteurs présents dans le sang circulant ; l'activation successive de ces différents facteurs conduit à la formation d'une thromboplastine plasmatique endogène ;
– la voie exogène ainsi appelée car elle fait intervenir la thromboplastine tissulaire libérée par les différents *tissus lésés.*
2. *Formation de la thrombine ou thrombinoformation* : la prothrombine donne naissance à la thrombine sous l'action de la thromboplastine active.
3. *Formation de fibrine ou fibrinoformation* : la thrombine transforme le fibrinogène en fibrine. Cette fibrine est un gel insoluble qui enserre les éléments figurés du sang pour donner le caillot.

Le schéma p. 282 résume les différentes phases de la coagulation.

LES ANTICOAGULANTS UTILISÉS EN THÉRAPEUTIQUE

Les anticoagulants sont précieux dans le traitement préventif et curatif des thromboses veineuses dont la formation dépend de nombreux facteurs, parmi lesquels les lésions inflammatoires, les plaques d'athérome, les endocardites, la stase (malade platré, cardiaque alité...). Les thromboses s'observent souvent dans les leucémies, les polyglobulies, les hyperplaquettoses. Une thrombose veineuse peut survenir chez environ 20 % des patients ayant subi une chirurgie abdominale et 50 % des patients après une chirurgie orthopédique majeure. Le but idéal du traitement anticoagulant est de prévenir la thrombose ou de stopper son évolution sans provoquer d'hémorragies.

Les anticoagulants agissent :

– soit en empêchant la formation de prothrombine ; on dit qu'ils sont antiprothrombine *(Pindione)* ;
– soit en empêchant la transformation de la prothrombine en thrombine et donc l'action de la thrombine sur le fibrinogène ; on dit qu'ils sont antithrombine *(Héparine).*

On distingue deux types d'anticoagulants :

– l'héparine qui agit immédiatement mais peu longtemps ; elle s'administre essentiellement par voie veineuse ;

– les antivitamines K qui agissent tardivement mais pendant longtemps ; elles s'administrent par voie buccale.

L'héparine standard ou héparine non fractionnée

C'est un mélange complexe de molécules qui se trouvent dans les granulations des tissus riches en mastocytes comme le foie, le poumon et l'intestin. C'est l'anticoagulant physiologique qui a également d'autres effets : effet antithrombotique, effet antalgique, action clarifiante sur le plasma, action natriurétique. En fonction de leur poids moléculaire (PM), on distingue deux grands groupes d'héparines : les héparines de PM élevé dites standard et les héparines de bas PM (HBPM) préparées à partir du fractionnement des héparines standard. Elles sont inscrites sur la liste I.

• **Conduite du traitement.** L'héparine est inactivée *per os* ; elle est administrée par voie intraveineuse (héparine sodique) ou par voie sous-cutanée (*Calciparine*). La *Calciparine* est utilisée à des doses de 300 à 500 mg :

– soit en perfusion continue à la seringue electrique, l'héparine étant diluée dans du sérum glucosé ;

– soit en injections discontinues régulièrement répétées toutes les 24 h ; ce mode d'administration est moins satisfaisant.

L'effet de l'héparine est immédiat et dure 5 à 6 heures. L'héparine n'est pas une médication au long cours. On l'utilise dans le traitement initial de la maladie thromboembolique, dans l'hémodialyse, dans les coagulopathies de consommation, dans l'infarctus du myocarde à la phase aiguë. On peut aussi utiliser le sel de calcium *(Calciparine sous-cutanée)* par **voie sous-cutanée** à l'aide d'une seringue spéciale. Les injections sont faites au niveau de la ceinture abdominale en formant un pli cutané et en piquant perpendiculairement à l'arête de ce pli pour éviter au maximum les hématomes.

La survenue d'une thrombose ou d'une thrombopénie à l'héparine doit faire arrêter immédiatement le traitement.

• **Accidents.** Le risque majeur est l'hémorragie qui est rare à condition que le malade ne soit pas un opéré récent ou qu'il n'ait pas de tendance hémorragique. En cas d'accident hémorragique, on a recours par voie intraveineuse lente à l'administration d'un **antidote**, le sulfate de protamine, qui « neutralise » l'action de l'héparine : 1 mg neutralise 1 mg d'héparine.

Tableau 33.1. Les différentes héparines

Héparines injectables	Noms des spécialités	Durée d'action
Voie intraveineuse	*Héparine*	5 à 6 heures
Voie sous-cutanée	*Calciparine sous-cutanée*	8 à 12 heures

• **Contre-indications.** L'héparine est contre-indiquée en présence de lésions susceptibles de saigner, dans le grand âge, dans l'hypertension artérielle sévère.

• **La surveillance biologique** du traitement par l'héparine est importante ; le prélèvement de sang destiné à l'examen biologique devra être fait du côté opposé à la perfusion. On a recours aux examens suivants :

– temps de céphaline activée (TCA) qui doit être 1,5 à 3 fois le temps du témoin ;

– héparinémie (activité anti-Xa) qui doit se situer entre 0,2 et 0,5 UI/mL ;

– numération des plaquettes 2 fois par semaine pour mettre en évidence une thrombopénie éventuelle.

La mesure du temps de Quick ne présente pas d'intérêt dans la surveillance biologique du traitement à l'héparine.

Les héparines de bas poids moléculaire *(Fraxiparine, Fragmine, Lovenox, Clivarine, Orgaran)*

De poids moléculaire plus faible (5 000) que l'héparine standard (15 000) elles interviennent sur l'inactivation du facteur Xa (facteur Stuart). Elles ont une grande activité antithrombotique mais peu d'action anticoagulante, d'où un risque hémorragique plus faible. On les utilise dans la prévention des complications thrombotiques en particulier post-opératoires. La surveillance porte sur l'activité anti-Xa mesurée 4 h après leur administration. Les tests de surveillance de l'héparine standard sont inadaptés.

Les antivitamines K

Les antivitamines K inhibent la synthèse hépatique de la vitamine K qui elle même est nécessaire à la synthèse hépatique de facteurs intervenant dans la coagulation (prothrombine, proconvertine, facteur Stuart et facteur antihémophilique B).

Les antivitamines K sont les seuls médicaments anticoagulants administrés par voie orale. Elles sont largement utilisées en pratique médicale courante (1 % de la population française). On en distingue deux classes :

• **Celles qui agissent dans un délai de 24 à 48 heures** *(Pindione, Sintrom, Previscan, Apegmone)* : leur activité dure 48 à 72 heures. La *Pindione* (phényl-indiane-dione) est administrée à raison de 200 mg le premier jour, 100 à 200 mg le deuxième jour, puis la posologie est établie en fonction du taux de prothrombine. Elle est inscrite sur la liste I.

• **Celles qui agissent dans un délai de plus de 48 heures** : la *Coumadine* a une durée d'action de 4 à 6 jours et son action début en 2 à 3 jours.

Le tableau 33.2 schématise les données principales.

LES INDICATIONS ET CONTRE-INDICATIONS

• **Indications.** Les anticoagulants sont généralement prescrits en relais d'un traitement anticoagulant curatif par l'héparine. Le relais se fait 2 à 5 jours après le début de l'héparinothérapie mais impose une coprescription héparine-antivitamine K pendant quelques jours. On les utilise dans le traitement :

– des thromboses veineuses et pour leur prophylaxie (chirurgie à haut risque) ; leur place essentielle est la prévention des maladies thrombo-emboliques ;
– de l'infarctus aigu du myocarde ;
– de la claudication intermittente ;
– de l'embolie pulmonaire ;
– au long cours chez les coronariens (angor).

Les antivitamines K sont inefficaces dans le traitement d'attaque des thromboses.

• **Contre-indications.** Elles sont nombreuses **et certaines de ces contre-indications sont absolues :**

– La grossesse est une contre-indication majeure en raison du risque d'avortement ; seule l'héparine qui ne franchit pas la barrière placentaire peut être utilisée, en cas de nécessité, sous surveillance rigoureuse.
– Les hémopathies accompagnées de troubles de l'hémostase qui risquent d'engendrer des hémorragies.
– Un ulcère gastro-duodénal en poussée évolutive est une contre-indication formelle.
– La rectocolite hémorragique.

À côté de ces contre-indications formelles, il existe des **contre-indications relatives :**

– L'ictère par rétention (qui entraîne une diminution de l'absorption de la vitamine K), l'hépatite virale et la cirrhose (qui freinent le stockage hépatique de la vitamine K) contre-indiquent les anticoagulants.

– L'insuffisance rénale entraîne un retard d'élimination des anticoagulants et à ce titre est une contre-indication.

– L'hypertension maligne.

– Les anticoagulants sont contre-indiqués chez les sujets âgés.

– Un niveau psychique du patient insuffisant pour garantir une prise régulière et une surveillance biologique adéquate est une contre-indication.

Tableau 33.2. Récapitulatif des principales antivitamines K (toutes sont inscrites sur la liste I)

Spécialités ou DCI	Présentation	Délai d'action	Durée d'action	Nombre de prises par jour	Premier contrôle biologique
Dicoumarol Dicoumarine	Dragées à 100 mg	2-3 jours	3-4 jours	1	3e jour
Coumadine	Comprimés blancs à 10 mg	2-4 jours	5-10 jours	1	3e jour
Sintrom	Comprimés à 4 mg	1-2 jours	2-4 jours	1	3e jour
Pindione	Comprimés à 50 mg	2 jours	3-4 jours	1-2	3e jour
Préviscan	Comprimés à 20 mg	2 jours	3-4 jours	2	3e jour

LES ACCIDENTS DU TRAITEMENT ANTICOAGULANT

• **Le risque hémorragique** est la complication la plus fréquente de tout traitement anticoagulant (5 à 10 p. cent environ des malades traités).

L'hypocoagulabilité peut être mineure (épistaxis, gingivorragies, ecchymoses) ou au contraire majeure (accidents hémorragiques cérébro-méningés, hémorragies digestives, surtout en cas d'ulcère gastro-duodénal, de cancer gastrique, d'hémorroïdes). Le traitement des accidents hémorragiques comporte, bien entendu, l'arrêt du traitement anticoagulant et un traitement antagoniste, le cas échéant :

– L'action de l'*héparine* est neutralisée rapidement par l'injection intraveineuse lente de sulfate de protamine ou de polybrène. Les *héparines de bas poids moléculaire* présentent également un risque hémorragique, bien que moins important.

– Le surdosage par les *antivitamines K*, est traité par :

• l'injection intraveineuse de 30 à 50 mg de vitamine K1, qui assure un retour à la coagulation normale en 3 à 5 heures ;

• ou mieux, l'injection simultanée de vitamine K1 et de PPSB, fraction de coagulation plasmatique contenant prothrombine, proaccélérine, facteur Stuart et facteur antihémophilique B.

• **L'héparine** provoque très rarement des accidents d'intolérance (céphalées, nausées, vertiges). Elle peut entraîner des thrombopénies transitoires et bénignes ou au contraire sévères nécessitant l'arrêt.

• **Les antivitamines K** sont également bien tolérées ; cependant, en fonction des susceptibilités individuelles, on peut observer des **éruptions cutanées** *(Pindione)*, des **agranulocytoses** et **accidents rénaux** *(Pindione)*. Ces accidents restent cependant assez rares.

LA SURVEILLANCE DU TRAITEMENT

Le but du traitement est d'obtenir une hypocoagulabilité thérapeutique sans risque d'hémorragie qui peut être très grave. Ces hémorragies sont soit globales (hématuries, purpuras, hématomes sous-cutanés…) ; soit localisées (intra-auriculaire, intracrânienne…).

Les accidents hémorragiques sont traités par le sulfate de protamine en cas d'hémorragies dues à l'héparine, et par l'administration de vitamine K (50 à 100 mg par voie intraveineuse) en cas d'hémorragies dues aux antivitamines K. On fait également des transfusions sanguines.

Outre le risque hémorragique, on peut observer :

– des troubles gastro-intestinaux et diarrhée avec la *Coumadine* ;

– des hépatites, des ictères, des agranulocytoses, des paralysies de l'accommodation avec la *Pindione*.

La surveillance du traitement anticoagulant est avant tout biologique : elle permet de surveiller l'activité des anticoagulants et d'éviter le surdosage. Le contrôle biologique est fréquent au début, puis se pratique tous les quinze jours, puis tous les mois. Un carnet de surveillance est établi sur lequel sont portés tous les résultats des examens portant sur l'hémostase, ce qui facilite la surveillance biologique. On effectuera :

• **Surveillance du traitement à l'héparine standard :**
1. *Le temps de céphaline activée* (TCA) : la zone thérapeutique est à 2 à 3 fois le témoin.
2. *L'héparinémie circulante* : 0,4 à 0,6 UI/mL de plasma pour l'héparine standard et 0,5 à 1 UI/mL pour HBPM.
3. *Le temps de thrombine* : son allongement permet de vérifier que l'hypocoagulabilité est réellement liée à l'action anti-thrombine de l'héparine, et non à une hypocoagulabilité spontanée.
• **Surveillance du traitement par les héparines à bas poids moléculaires :** dosage de l'activité anti-Xa (0,5 à 1 UI/mL).
• **Surveillance du traitement aux antivitamines K :**
1. *Le temps de Quick ou taux de prothrombine :* la zone d'efficacité du traitement aux antivitamines K est atteinte quand le taux de prothrombine est compris entre 20 et 30 p. cent.
2. INR *(International Normalized Ratio)* est une méthode de normalisation de l'anticoagulation biologique par les antivitamines K. C'est le rapport du taux de prothrombine du patient sur celui d'un témoin multiplié par un indice international de sensibilité. L'avantage est que la mesure est peu influencée par la nature du réactif employé pour faire la réaction. Le résultat est un rapport compris entre 2,5 et 3.
3. *Le temps de céphaline-activée* (TCA) doit être 1,5 fois celui du témoin.

Les interactions médicamenteuses avec les antivitamines K

Certaines associations sont très dangereuses car elles peuvent renforcer ou au contraire diminuer l'effet anticoagulant.

► *Majoration de l'effet anticoagulant* — Certains produits potentialisent l'action des anticoagulants et de ce fait leur emploi doit être évité lors d'un traitement par les anticoagulants. Il en est ainsi des produits suivants :
– aspirine et salicylés ;
– phénylbutazone *(Butazolidine, Irgapirine)* ;
– certains hypocholestérolémiants comme *Lipavlon*,
– quinine et surtout quinidine ;
– dérivés des phénothiazines *(Largactil...)* ;
– l'association corticoïdes-anticoagulants est dangereuse en raison du risque d'ulcère gastro-duodénal provoqué par les corticoïdes et le risque hémorragique dû aux anticoagulants associés.
– dérivés des hydantoïnes utilisés comme anticomitiaux *(Solantyl, Dihydan, Glior)*, certains antibiotiques à large spectre (tétracyclines, chloramphénicol, néomycine).

Tableau 33.3. Récapitulatif des médicaments susceptibles de modifier l'effet des antivitamines K

Classes pharmacologiques	Médicaments majorant l'effet anticoagulant	Médicaments diminuant l'effet anticoagulant
Thérapeutiques cardiovasculaires	Quinine et quinidine *Cordarone* *Di-Hydan* *Dihydroergotamine* *Hydergine*	Digitaliques Théobromine Théophylline Caféine
Anti-infectieux	Antibiotiques et sulfamides attaquant la flore intestinale Chloramphénicol Néomycine Isoniazide Rifampicine PAS *Negram, Daktarin*	Pénicilline Streptomycine
Neurotropes	IMAO *Largactil* Antihistaminiques Hydantoïnes	Barbituriques Chloral Morphine, *Dolosal* *Équanil* Procalmadiol *Haldol*
Hormones	Hormones thyroïdiennes Stéroïdes anabolisants *(Nilevar)*	ACTH-Prednisone Estrogènes Contraceptifs oraux
Anti-inflammatoires	Dérivés salicylés *Butazolidine* *Nifluril, Indocid, Ponstyl*	Corticoïdes Griséofulvine
Hypolipémiants *Hypoglycémiants*	*Lipavlon*	*Glucophage*
Divers	Laxatifs et huile de paraffine Rhéomacrodex *Purinethol,* EDTA, alcool	Antithyroïdiens Alcalinisants urinaires

► *Diminution de l'effet anticoagulant* — Les médicaments qui diminuent l'activité anticoagulante sont moins nombreux. On peut citer :

– les diurétiques qui augmentent l'élimination urinaire des antivitamines K circulantes ;

– les digitaliques ;

– les antithyroïdiens ;
– les barbituriques qui augmentent le besoin en antivitamines K par induction du système hépatique de dégradation ; d'autres médicaments ont le même effet *(Équanil...)*. Dans ces cas d'association, la dose anticoagulant doit être augmentée. Le tableau récapitulatif 33.3 présente les médicaments qui modifient l'effet des antivitamines K.

ANTI-AGRÉGANTS PLAQUETTAIRES

Trois facteurs déterminants conduisent à une thrombose : la stase circulatoire, l'intégrité endothéliale et la coagulation sanguine.
Les anti-agrégants plaquettaires sont des médicaments qui inhibent la fonction des plaquettes, c'est-à-dire leur adhésion aux parois des vaisseaux et leur agrégation, ce qui inhibe la formation du clou plaquettaire. Ils prolongent donc le temps de saignement. Ils interviennent sur l'hémostase primaire et sont utilisés pour prévenir et traiter les thromboses artérielles et éviter leur complication principale, l'embolie. Mais leur efficacité reste discutée car la réalité de la prévention des accidents thrombo-emboliques est difficile à apprécier, les résultats des essais cliniques contrôlés étant variables. Il semble que les récidives d'infarctus et mort subite après infarctus soient un peu moins fréquentes sous traitement anti-agrégant plaquettaire, le bénéfice, par contre, serait important sur les troubles déficitaires cérébraux transitoires et récidivants. De même, les accidents vasculaires cérébraux graves ne sont pas prévenus par le traitement anti-agrégant plaquettaire.
Les anti-agrégants plaquettaires sont représentés par des anti-inflammatoires non stéroïdiens qui inhibent la cyclo-oxygénase et donc la synthèse des prostaglandines et des thromboxanes qui interviennent dans l'agrégation.

• **L'aspirine** est un puissant antiagrégant plaquettaire utilisé par voie orale à des doses de 0,50 g à 1 g tous les deux jours ou de 10 mg/kg toutes les 48 heures en une prise. Son étude complète a été faite dans le chapitre des analgésiques.
• L'***Indocid*** et d'autres AINS peuvent être utilisés.
• **La ticlopidine** *(Ticlid)* est utilisée aux doses orales quotidiennes de 0,25 g à 0,50 g essentiellement dans la correction des troubles plaquettaires consécutifs aux circulations extra-corporelles (chirurgie, hémodialyse chronique). Au cours des traitements chroniques, il existe un allongement du temps de saignement qui doit faire éviter ce

médicament avant toute intervention autre que cardiovasculaire et le contre-indiquer dans les maladies hémorragiques ou lorsqu'existe une lésion organique susceptible de saigner.

MODIFICATEURS DE LA FIBRINOLYSE

Ce sont des médicaments qui accélèrent ou déclenchent le processus de fibrinolyse. Ils permettent de *dissoudre* un caillot récemment formé dans le système circulatoire, alors que les anticoagulants peuvent seulement limiter l'extension et éviter la mobilisation de ce caillot. Ces agents sont appelés fibrinolytiques ou thrombolytiques.

Certains médicaments ont l'effet contraire, c'est-à-dire qu'ils freinent le processus de fibrinolyse et permettent ainsi de corriger spécifiquement le défaut d'hémostase dans les hémorragies par fibrinolyse. On les appelle antifibrinolytiques.

THROMBOLYTIQUES OU FIBRINOLYTIQUES

La cause immédiate des infarctus du myocarde est l'occlusion par un thrombus plaquettaire d'un vaisseau malade et sténosé, mécanisme qui est aussi en jeu dans les accidents vasculaires cérébraux. La thrombolyse a montré qu'elle était capable de réduire de manière significative la mortalité des infarctus du myocarde.

Les thrombolytiques sont des médicaments administrés par voie veineuse qui accélèrent le processus de fibrinolyse, c'est-à-dire la lyse de la fibrine du caillot. Ils n'agissent que sur les caillots récents : thrombose coronarienne de moins de 6 heures, embolie pulmonaire aiguë, thrombose veineuse profonde. Le grand risque de ces médicaments est le risque d'hémorragies graves digestives ou surtout cérébrales : 5 % des patients thrombolysés décèdent d'un accident hémorragique.

Les contre-indications du traitement thrombolytique sont : un âge supérieur à 75 ans ; un antécédent cérébral vasculaire ou tumoral ; un traumatisme sévère ou une chirurgie majeure de moins de 6 semaines ; une diathèse hémorragique ; un antécédent d'ulcère gastro-duodénal dont la cicatrisation n'a pas été contrôlée ou d'hémorragie digestive ; une HTA sévère et non contrôlée ; une insuffisance hépatique ou rénale sévère ; une endocardite infectieuse évolutive ; une ponction récente ou une biopsie dans une zone non compressible ; une injection IM récente ; un massage cardiaque traumatique.

► *L'Altéplase (Actilyse)* — Elle supplante la streptokinase en particulier pour les infarctus étendus. On l'utilise en administration accélérée : 50 mg en IV en 30 mn puis 35 mg en 60 mn. La surveillance médicale est constante et le traitement est réalisé en milieu hospitalier en raison du risque hémorragique grave.

► *La streptokinase (Streptase)* — Elle est utilisée en perfusion pendant 48 à 72 heures : 250 000 unités en 30 minutes, puis 100 000 à 200 000 unités sur 48 à 72 heures, dans les phénomènes thrombo-emboliques graves (embolies pulmonaires massives, infarctus du myocarde vus précocement, oblitération intra-artérielle).

► *Les traitements adjuvants* de la désobstruction coronarienne sont :

– l'**aspirine** : en prévenant la réocclusion coronarienne, l'aspirine réduit la mortalité, à elle seule, de près de 20 %. Associée à la streptokinase, la réduction de mortalité atteint 38 %. Une posologie quotidienne de 100 à 250 mg est recommandée ;
– l'**héparine** : la nature de l'héparinothérapie comme traitement adjuvant de la désobstruction coronarienne est actuellement très discutée.

En cas de thrombolyse, on utilise une héparinothérapie par voie sous-cutanée, à dose modérée (12 500 unités toutes les 12 heures), compte tenu du risque hémorragique. *En cas d'angioplastie transluminale coronaire*, on utilise l'héparine intraveineuse à forte dose (TCA à 2 ou 3 fois le témoin).

ANTIFIBRINOLYTIQUES

La fibrinolyse pathologique est l'exagération d'un phénomène physiologique constant : la fibrinolyse physiologique, c'est-à-dire la dissolution du caillot de fibrine.

Les antifibrinolytiques *(Antagosan, Exacyl, Trasylol)* s'opposent aux hémorragies graves provenant de l'activation excessive du système fibrinolytique, ce qui entraîne la destruction du caillot au fur et à mesure de sa formation. Une telle activation s'observe :

– en chirurgie cardiaque, pulmonaire, rénale (organes riches en activateurs du plasminogène) ;
– en obstétrique dans les décollements prématurés du placenta ;
– lors d'insuffisances hépatiques sévères ;
– lors de traitements fibrinolytiques excessifs.

HÉMOSTATIQUES

Ils ont pour but d'arrêter un écoulement sanguin. On utilise :
– les **vitamines K** : leur étude est faite au chapitre des vitamines ;
– le **bleu de toluidine** utilisé surtout en gynécologie dans les hémorragies utérines.

AUTO-ÉVALUATION

1. Quel est l'intérêt des thrombolytiques ?
2. Quel est l'intérêt des anti-agrégants plaquettaires ?
3. Définir avec un exemple : anti-agrégant plaquettaire, thrombolytique, hémostatique.
4. Donner des exemples de médicaments qui diminuent l'effet anti-coagulant.
5. Donner des exemples de médicaments qui majorent l'effet anti-coagulant.
6. Quelle est la surveillance d'un traitement aux antivitamines K ?
7. Quelle est la surveillance d'un traitement à l'héparine ?
8. Quelle est la différence entre l'héparine standard et l'héparine de bas poids moléculaire ?
9. Donner le schéma général de la coagulation sanguine.

10e partie

MÉDICAMENTS DE L'APPAREIL RESPIRATOIRE

34

MÉDICAMENTS DE L'APPAREIL RESPIRATOIRE

Les médicaments de l'appareil respiratoire comprennent les médicaments permettant de combattre l'asphyxie, tels l'oxygène et le carbogène, les médicaments sédatifs de la toux et modificateurs des sécrétions bronchiques, les analeptiques respiratoires, les antispasmodiques bronchiques et tous les produits utilisés dans les infections microbiennes (antibiotiques, sulfamides, antituberculeux, etc.).

LES MÉDICAMENTS DE L'ASPHYXIE

L'OXYGÈNE

L'oxygène est un gaz incolore, inodore, sans saveur, livré comprimé dans des obus d'acier munis d'un détendeur qui permet de le transvaser.

L'organisme a besoin d'oxygène et une certaine concentration de cet élément doit se trouver au niveau des tissus. Si le taux des tissus en oxygène est abaissé, il y a une *anoxie* qui peut avoir diverses origines : composition anormale de l'air (air vicié, air des montagnes…) ; obstruction des voies aériennes ; troubles du rythme respiratoire ; atteinte du parenchyme pulmonaire ; hémorragies, d'où baisse de la quantité d'hémoglobine dont on sait qu'elle sert au transport de l'oxygène dans l'organisme ; atteinte de l'hémoglobine par divers poisons qui la rendent impropre au transport d'oxygène : intoxication à l'oxyde de carbone, poisons methémoglobinisants (nitrites, nitrates, chlorates, etc.) ; insuffisance cardiaque ; thromboses.

L'administration d'oxygène se fait par voie pulmonaire grâce à un masque ouvert (6 à 8 litres d'oxygène par minute). On ne doit pas

dépasser une concentration de 60 à 70 % d'oxygène dans le mélange gazeux et les inhalations doivent être discontinues et d'une durée inférieure à 45 minutes.
L'oxygénothérapie est utile :

– *Dans le traitement des intoxications* par l'oxyde de carbone ; par les poisons methémoglobinisants, c'est-à-dire qui transforment l'hémoglobine en un corps, la méthémoglobine, impropre au transfert de l'oxygène (ces poisons sont les nitrites, les nitrates, les chlorates, le bleu de méthylène).
– *Dans les affections pulmonaires* : pneumonie, bronchopneumonie.
– *Dans les affections cardiaques* : infarctus, angor, etc.

L'oxygénothérapie est contre-indiquée lorsqu'il existe une diminution de la sensibilité du centre respiratoire à son excitant principal, le dioxyde de carbone ou gaz carbonique.

LE CARBOGÈNE

Le dioxyde de carbone (CO_2), improprement appelé gaz carbonique, est un gaz incolore, d'odeur et de saveur piquantes, qui a la propriété d'agir sur le centre respiratoire en l'excitant. On utilise cette propriété dans un mélange appelé **carbogène**, constitué d'oxygène et de dioxyde de carbone (95 volumes d'oxygène et 5 volumes de dioxyde de carbone).
Le carbogène est utilisé dans les dépressions respiratoires, les syncopes bleues, les intoxications… La durée de l'inhalation doit être courte si l'on veut éviter des accidents.

LES ANTITUSSIFS

La toux est toujours pathologique. C'est un acte réflexe ou volontaire, caractérisé par une expiration brusque, saccadée et bruyante permettant le dégagement des voies respiratoires.
Les médicaments sédatifs de la toux ou antitussifs sont nombreux. Ils ne doivent pas être prescrits dans le cas de toux productive et physiologique qui aboutit au rejet de l'expectoration.

• La **codéine**, alcaloïde de l'opium, est employée aux doses quotidiennes de 0,10 à 0,30 g chez l'adulte. C'est l'antitussif de référence qui entre dans la composition de nombreuses spécialités pharmaceutiques *(Néo-codion, Padéryl…)*. La codéine est un stupéfiant.
• **La codéthyline ou Dionine** *(Néo-codion)* est également un sédatif de la toux employé aux doses de 6 à 30 mg/24 heures.

• **La pholcodine** *(Respilène)* est un très puissant antitussif utilisé aux doses quotidiennes de 40 à 80 mg chez l'adulte et de 25 mg par année d'âge chez l'enfant de moins de 3 ans.
• Citons enfin des **antitussifs de synthèse** : *Spasmodex, Silomat.*
• **Des antihistaminiques** permettent de traiter les toux des asthmatiques et les toux allergiques : *Théralène, Toplexil.*

LES EXPECTORANTS

La fluidification bronchique est utilisée pour faciliter l'expulsion des sécrétions bronchiques. Les expectorants sont nombreux.
On peut distinguer :
1. **les mucolytiques vrais** constitués d'agents réducteurs que sont la cystéine ou ses dérivés : *Mucomyst, Mucofluid* ; ou des enzymes protéolytiques : *Alphachymotrypsine, Maxilase, Extranase ;*
2. **les mucorégulateurs** : *Rhinatiol, Mucothiol ;*
3. **les médicaments hydratants** avec les diverses solutions salines (sels ammoniacaux, benzoate de sodium) ; les dérivés de la térébenthine *(Ozothine)* ; les dérivés de la terpine *(Terpone)* ; les dérivés du guaïacol *(Guethural, Pulmofluide).*

LES ANTISEPTIQUES DES VOIES RESPIRATOIRES

• **L'eucalyptol**, produit retiré de l'essence d'eucalyptus, est un liquide incolore, d'odeur camphrée, utilisé surtout en inhalation, parfois *per os* (0,50 à 2 g en capsules).
• **Le menthol**, principe actif de l'essence de menthe, se présente sous forme d'aiguilles incolores, à odeur caractéristique. Il est utilisé dans les affections du rhinopharynx en inhalation, collutoire, pommade, etc.

LES ANALEPTIQUES RESPIRATOIRES

Ce sont des médicaments qui agissent sur le centre respiratoire bulbaire en accélérant les mouvements d'inspiration et d'expiration. Nous les citerons brièvement car leur étude a été faite avec les médicaments du système nerveux central.

• **Les stimulants à prédominance cérébrale** : caféine, théophylline, théobromine sont employés dans l'asthme, l'emphysème, les bronchites chroniques... La théophylline est dangereuse chez le jeune enfant. La posologie doit donc être stricte. Ces trois produits exercent également une action relaxante sur les fibres lisses des bronches.
• **Les stimulants à prédominance bulbaire :** le camphre et ses dérivés sont employés dans les défaillances cardio-respiratoires.
• **L'almitrine** *(Vectarion)* agit de manière indirecte. Elle s'administre par voie IV (0,5 à 3 mg/kg/24 h). Elle peut entraîner des amaigrissements et des neuropathies périphériques.

LES MÉDICAMENTS DE L'ASTHME

L'asthme est une maladie fréquente touchant 5 à 6 % de la population. Elle est responsable de 2 000 décès par an. La crise d'asthme est très souvent nocturne. L'objectif du traitement est d'assurer une vie quotidienne la plus normale possible au patient.

▶ *Les médicaments étiologiques* — L'asthme allergique peut être traité par une désensibilisation spécifique avec des extraits de pollen, de poussières, d'agents microbiens. Des tests sont effectués en administrant des extraits allergéniques par voie sous-cutanée pour déterminer l'allergène responsable. Ces traitements sont d'autant plus efficaces qu'ils sont plus spécifiques. Quand une infection est la cause déclenchante, on fait une antibiothérapie.

▶ *Les médicaments symptomatiques* — Ils comportent plusieurs classes de produits.

• **Les corticoïdes** constituent le traitement de fond de la maladie asthmatique et peuvent être administrés soit par voie générale (orale ou IV) soit par voie inhalée. *(Bécotide, Pulmicort, Auxisone)*. Les effets secondaires sont ceux des corticoïdes (voir ce chapitre). Ils sont sans effet sur le traitement de la crise.
• **La théophylline et ses dérivés** *(Dilatrane, Tédralan, Trentadil)*, sont les médicaments de la crise d'asthme à des doses totales inférieures à 1 g/jour chez l'adulte. Chez l'enfant, la dose toxique est proche de la dose efficace (ne pas dépasser 1 cg/kg de poids).
• **Les stimulants β adrénergiques.** On utilise essentiellement l'orciprénaline *(Alupent)*, le salbutamol (*Ventoline*) et la terbutaline *(Bricanyl)* par inhalation. Ces médicaments sont contre-indiqués dans l'état de mal asthmatique en raison du risque de bronchoconstriction réflexe.

AUTO-ÉVALUATION

1. Qu'est-ce qu'un analeptique respiratoire ? Exemples.
2. Qu'est-ce qu'un expectorant ? Exemples.
3. Citer 3 médicaments utilisés dans l'asthme.

11e partie

MÉDICAMENTS HORMONAUX ET VITAMINES

35

MÉDICAMENTS DU DIABÈTE

LA NOTION D'HORMONE

Une hormone est une molécule synthétisée par une glande endocrine, véhiculée par le sang jusqu'à un tissu ou un organe dont elle excite ou inhibe le développement et le fonctionnement. L'hormone est un messager chimique dont la structure est très variée : protéines ou stéroïdes, le plus souvent.

L'emploi thérapeutique d'extraits de glandes ou d'organes appelé **opothérapie** a cédé la place à **l'hormonothérapie** qui représente l'emploi thérapeutique d'hormones car les contaminations virales possibles restreignent l'opothérapie.

Les hormones employées en thérapeutique permettent :

– de pallier la déficience fonctionnelle des glandes endocrines correspondantes ;

– de freiner l'activité d'une autre hormone (l'équilibre hydrocortisone-ACTH est un exemple) ;

– de lutter contre certains syndromes (par exemple, propriétés antirhumatismales de la cortisone et de ses dérivés).

Nous étudierons les hormones des différentes glandes endocrines mais, dans certains cas, nous déborderons l'hormonothérapie proprement dite : l'étude du pancréas endocrine et de son hormone l'insuline nous amènera à l'étude du diabète et, pour des raisons didactiques, nous traiterons, dans le même chapitre, les sulfamides hypoglycémiants et les biguanides, médicaments antidiabétiques très utilisés.

L'INSULINE

L'insuline représente la sécrétion endocrine du pancréas, glande de 70 g environ, constituée d'une tête qui s'appuie dans l'anse du duodénum, du corps proprement dit, et de la queue qui avoisine la rate. Le pancréas est une glande mixte :

• C'est une **glande exocrine** ou glande à sécrétion externe grâce à ses grappes vésiculaires qui produisent le suc pancréatique essentiel à la digestion.

• C'est une **glande endocrine** ou glande à sécrétion interne par ses îlots de Langerhans qui produisent une hormone hypoglycémiante : l'insuline. Les îlots de Langerhans sont constitués en fait de deux sortes de cellules :

– les cellules α élaborent le glucagon, hormone hyperglycémiante ;
– les cellules β élaborent l'insuline, hormone hypoglycémiante.

LES PROPRIÉTÉS DE L'INSULINE

L'insuline est une hormone hypoglycémiante sécrétée par les cellules β des îlots de Langerhans du pancréas.
L'insuline abaisse le taux de glucose dans le sang (ou glycémie) :

– en favorisant le stockage du glucose sous forme de glycogène dans le foie ;
– en favorisant la transformation des glucides en lipides ;
– en augmentant le catabolisme du glucose dans l'organisme.

L'insuline contribue au maintien de la constante glycémique qui est de 0,80 g de glucose par litre. L'insuline est la seule hormone hypoglycémiante de l'organisme.
L'insuline est la condition de survie des diabétiques insulinoprives dits insulino-dépendants qui sont des sujets jeunes (diabète maigre) ou des sujets plus âgés après une longue période de diabète gras.

LE DIABÈTE SUCRÉ

Le diabète est défini par une glycémie à jeun supérieure à 1,26 g/L, soit 7 mmol/L à deux reprises. C'est un état d'hyperglycémie chronique qui peut résulter de nombreux facteurs, les uns d'environnement, les autres génétiques, agissant souvent ensemble. Il y a plus de 2 millions de diabétiques en France et sa gravité n'est plus le fait des complications aiguës, plus rares depuis l'insuline, mais plutôt des lésions dégénératives chroniques telles que les angiopathies et les neuropathies qui sont responsables d'une morbidité importante et d'une diminution de l'espérance de vie des diabétiques.
Il existe deux grands types de diabète qui sont deux maladies différentes qui ont cependant en commun une hyperglycémie :

– **Le diabète insulino-dépendant** (diabète juvénile, diabète maigre ou diabète de type I) représente 20 % des cas de diabète ; l'insulinosécrétion est totalement abolie ou très diminuée en raison d'une destruction auto-immune progressive des cellules β des îlots de Langerhans du pancréas. Le pic de fréquence de l'apparition de ce diabète se situe autour de l'âge de 15 ans. Le traitement substitutif par l'insuline doit durer toute la vie.

– **Le diabète non insulino-dépendant** (diabète de la maturité ou diabète de type II) représente 80 % des cas de diabète ; il est dû à une insulinorésistance et/ou à un déficit relatif de l'insulinosécrétion. C'est une maladie fortement héréditaire touchant des sujets de plus de 40 ans présentant dans 80 % des cas une surcharge pondérale. Le traitement du diabète non insulino-dépendant vise à améliorer l'efficacité de l'insuline endogène en supprimant les facteurs de résistance, principalement l'obésité.

Les signes du diabète

Le diabète est une affection chronique qui peut se compliquer d'infections, de complications dégénératives et surtout du coma diabétique observé dans le diabète maigre.

Le diabète se manifeste :

• **Par des signes cliniques** caractéristiques :

– la polydipsie est un signe précoce et constant ; le malade éprouve le besoin de boire 2 à 5 litres de boissons par jour et parfois plus qui entraîne une polyurie (2 à 5 litres) ;

– la polyphagie, moins fréquente, représente le besoin de manger ;

– on note également des infections cutanéo-muqueuses, de l'asthénie, des infections urinaires ;

– l'amaigrissement est important dans le diabète maigre.

• **Par des signes biologiques** caractéristiques : l'hyperglycémie est l'augmentation du glucose sanguin à des concentrations supérieures à la normale, qui est de 0,8 g par litre de sang. Cette hyperglycémie peut être importante et atteindre 2 à 6 g par litre ou plus.

On considère la glycémie à jeun et 2 h après charge glucosée ce qui permet de distinguer entre le diabète sucré et la diminution de la tolérance au glucose comme le montre le tableau 35.1 :

Lorsque la concentration du glucose sanguin est supérieure à 1,70 g par litre de sang, le rein est débordé et le glucose passe dans l'urine : il y a glycosurie, qui est une conséquence de l'hyperglycémie.

En dehors de ces deux examens fondamentaux, existe toute une série d'examens qui permettent une investigation plus poussée de la maladie :

– le cycle glycémique et le cycle glycosurique permettent de suivre les variations du glucose pendant la journée, dans le sang et l'urine :
– les épreuves d'hyperglycémie et d'hypoglycémie provoquées sont des examens qui permettent d'individualiser les états prédiabétiques et paradiabétiques.

Tableau 35.1. Critères diagnostiques du diabète et de la diminution de la tolérance au glucose

	Glycémie	
Diabète sucré	**g/l**	**mmol/l**
– à jeun – 2 h après administration de glucose	≥ 1,26 ≥ 2	≥ 7 ≥ 11
Diminution de la tolérance au glucose		
– à jeun – 2 h après administration de glucose	< 1,4 Entre 1,4 et 2	< 8 Entre 8 et 11

LE TRAITEMENT DU DIABÉTIQUE ET SA SURVEILLANCE

Il comporte :
– le régime alimentaire pour éviter l'excès de poids,
– l'insuline,
– les sulfamides hypoglycémiants,
– les biguanides.

L'insulinothérapie

Les insulines sont de deux types : hémi-synthétique ou de synthèse, obtenues par génie génétique. Toutes les insulines sont maintenant à 100 unités/mL.

► *L'insuline ordinaire d'action rapide (Insuline Actrapid)* — On l'utilise par voie sous-cutanée et intraveineuse. La dose utile est fixée par tâtonnements car la sensibilité des diabétiques à l'insuline est très variable :
– En injection sous-cutanée, l'action débute à la 15e minute, augmente de la 2e à la 4e heure et se termine à la 8e heure. Par cette voie il est nécessaire de faire 3 injections quotidiennes.
– En injection intraveineuse, l'action se manifeste au bout de 5 minutes, est maximale à la 20e minute et disparaît au bout de 90 minutes.

La voie intraveineuse n'est employée qu'avec l'insuline ordinaire, dans le traitement du coma diabétique ou dans certains cas d'insulinorésistance.

L'insuline est rapidement éliminée et a une action fugace. Pour pallier cet inconvénient, on a recours aux insulines retard.

Tableau 35.2. Principales insulines commercialisées

Type d'action	Spécialités	L'effet hypoglycémiant Apparaît en	Est maximal de la ^{e}h à la ^{e}h	Dure pendant
Action rapide	*Actrapid HM*	15 min	2e – 4e h	6 – 8 h
	Orgasuline	–	–	–
	Umuline rapide	–	–	–
	Insuman rapide	–	–	–
Action intermédiaire	*Insuline NPH MP*	45 à 60 min	3e-9e h	14 à 18 h
	Monotard HM	60 à 120 min	7e-15e h	18 à 20 h
	Orgasuline NPH	30 min	3e-9e h	12 à 16 h
	Insuman intermédiaire	30 min	2e h-7e h	10 à 18 h
	Semi-Tardum	45 à 90 min	–	12 h
	Umuline NPH	60 min	2e-8e h	18 à 20 h
Action mixte	*Mixtard*	30 min	4e-8e h	20 à 24 h
	Umuline profil	30 min	1re-8e h	18 à 20 h
	Tardum MX	45 min	–	20 à 24 h
Action lente (prolongée)	*Endopancrine Zinc*	90 min	12e-16e h	24 à 30 h
	EPZ	240 min	–	24 h
	Lente MC	90 min	4e-13e h	24 h
Action ultra-lente (très prolongée)	*Ultralente MC*	120 min	6e-22e h	30 h
	Ultratard HM	240 min	8e-24e h	28 h

► *Les insulines d'action intermédiaire et lente* — Elles permettent d'éviter au malade la répétition des injections quotidiennes et se présentent toutes sous forme de suspensions injectables d'insuline-zinc que l'on agite avant usage. Elles sont préparées avec un mélange d'insuline ordinaire et de chlorure de zinc. L'effet retard est variable selon la formule de l'insuline. On distingue :

- les préparations à *action intermédiaire*, leur durée d'action est de 12 à 16 heures : *insuline zinc amorphe Novo semi-lente*,
- les préparations à *action lente*, leur durée d'action est de 24 heures : *insuline zinc mixte,*
- les préparations à *action ultra-lente*, leur durée d'action est de 30 heures : *insuline zinc cristallisée Novo ultra-lente.*

– *L'insuline-protamine-zinc* ou IPZ a une action hypoglycémiante à partir de la 4e heure, qui se prolonge pendant 24 heures. La dose injectée ne dépasse pas 60 unités *(IPZ Choay, Novo).*
– *L'insuline NPH* (neutral-protamine Hagedorn) agit au bout de 90 minutes et son action dure 18 heures environ *(Endopancrine insuline organon NPH).*

Ces suspensions injectables sont très utilisées. Ne renfermant pas de protéines, elles ne donnent pas lieu à des accidents allergiques.

▶ *Les associations d'insulines* — Elles comprennent une insuline retard (dont l'action commence 2 à 3 h après l'injection) et une insuline à action rapide. Ces associations peuvent être toutes préparées *(Insuline Rapitard)* ou être réalisées ainsi :

– insuline ordinaire et IPZ : chaque insuline est injectée à tour de rôle sans être mélangée ;
– insuline ordinaire et NPH.

▶ *Les voies et modes d'administration et les précautions à prendre* — Les insulines sont toutes présentées sous forme de flacons multidoses de 10 mL dont la date de péremption figure sur l'étiquette. Le flacon en cours d'utilisation est conservé à 4° C ou à 22° C à l'abri de la lumière, et il peut être utilisé deux semaines maximum après l'ouverture.
Pour éviter des accidents cutanés (lipodystrophies), le lieu d'injection doit être souvent modifié et on devra respecter strictement les horaires prescrits :

• insuline rapide : 10 minutes avant les trois repas,
• insuline retard : injection unique avant le petit déjeuner.

L'injection doit être effectuée après asepsie rigoureuse (désinfection à l'alcool, injection par voie sous-cutanée). Le point d'injection doit être variable chaque jour. L'insuline est injectée à l'aide d'une seringue spéciale à usage unique.
On peut associer deux insulines de nature et durée d'action différentes en prenant certaines précautions : respecter le pH, utiliser deux seringues et déplacer l'aiguille de quelques millimètres au moment de l'injection.

– **La voie sous-cutanée** est la plus utilisée. La seringue doit être remplie juste avant l'injection pour éviter le dépôt de l'insuline sur les parois. Le schéma d'administration a pour but de mimer la sécrétion physiologique d'insuline (pic au moment des repas).
– **Les stylos à insuline** sont l'équivalent de seringues préremplies prêtes à l'emploi et réutilisables. Ils combinent aiguilles, cartouches à insuline et dispositif d'injection *(Autopen, Penplus, Unipen).*

– **La pompe portable externe** est portée dans une poche ou sous un vêtement et permet, grâce à un microprocesseur, d'infuser de l'insuline ordinaire ou rapide, à des débits différents selon les besoins des patients.
– **La pompe implantable à l'insuline** est un concept de traitement idéal, car la pompe est rétrocommandée par la mesure en continu de la glycémie et permet l'administration d'insuline à doses adaptées pour maintenir la glycémie à la normale. Tous les modèles actuels, programmables, utilisent le mode pulsatile c'est-à-dire l'administration intermittente par petites doses de l'ordre de 0,1 unité, l'intervalle séparant les pulses étant réglable. La pompe est généralement implantée en position sous-cutanée latéro-ombilicale au cours d'une courte intervention sous anesthésie générale, locale ou régionale. Le suivi du traitement par pompe est simple : la pompe est remplie tous les un à deux mois grâce à une injection dans le réservoir. Le patient peut éventuellement en fonction de la valeur de ses glycémies réajuster un débit de sécurité pré-programmé par le médecin.

L'intérêt de la pompe est lié au fait que l'insulinothérapie sous-cutanée est rarement satisfaisante, car souvent, elle ne permet pas de normaliser complètement la glycémie, et que les méthodes d'insulinothérapie comme les insulines nasales se heurtent à des problèmes de tolérance. L'indication privilégiée est le diabète difficile à équilibrer.

► *Indications* — L'indication de l'insulinothérapie est urgente et vitale chez le sujet insulinoprivé acidocétosique. Par ailleurs, l'insulinothérapie est nécessaire :

– chez la femme diabétique non insulino-dépendante enceinte ;
– chez le patient diabétique non insulino-dépendant dont les glycémies restent élevées après régime bien suivi et association de biguanide et de sulfamides hypoglycémiants ;
– chez le patient diabétique non insulino-dépendant en situation de stress.

► *Surveillance du traitement à l'insuline* — L'éducation à la surveillance du patient diabétique est fondamentale pour permettre l'adaptation des doses d'insuline. On distingue :

– l'auto-surveillance quotidienne de la glycémie faite par le patient au moyen de bandelettes. Une lecture électronique des bandelettes est possible pour les patients présentant des troubles de la vision des couleurs ;
– la surveillance des urines à la recherche de glycosurie à l'aide de comprimés ou de bandelettes. Il en est de même de la recherche de la cétonurie ;
– la surveillance médicale comporte :

• une surveillance clinique : surveillance du poids, disparition des symptômes cliniques, recherche de neuropathies, d'artériopathies ; surveillance de la pression artérielle ;
• une surveillance biologique : glycémie et mesure de l'hémoglobine glyquée (HBA1c), bon indicateur de l'équilibre glycémique des deux mois précédents. Elle doit être réalisée tous les deux à trois mois chez les patients dont on recherche un équilibre glycémique correct ;
• surveillance une à deux fois par an de la protéinurie des 24 heures, d'examens cytobactériologiques des urines, de la créatininémie plasmatique, du bilan lipidique ;
• enfin, radiographie des poumons, électrocardiogramme, examen ophtalmologique (fond d'œil, à la recherche d'une rétinopathie).

▶ *Les accidents de l'insulinothérapie* — L'insuline peut provoquer :

– *Des accidents hypoglycémiques* en cas de surdosage thérapeutique ou encore de diététique ou de mode de vie mal adapté ce qui aboutit dans les formes les plus graves, au coma hypoglycémique. Un traitement d'urgence doit être mis en œuvre avec injection intraveineuse de sérum glucosé hypertonique à 300 g p. mille, après contrôle préalable de la glycémie.
– *Des lipodystrophies* : nodules et surtout atrophie du tissu sous-cutané au niveau de l'injection. C'est pour cette raison qu'il faut changer le plus souvent de lieu d'injection. L'idéal serait d'avoir un intervalle de 30 jours entre deux injections dans la même zone.
– *Des accidents allergiques* liés à une impureté de l'insuline.
– *La formation d'anticorps anti-insuline* surtout lors de l'utilisation d'insulines animales. Ils sont parfois source de résistance à l'insuline.
– *Une insulino-résistance* : l'insuline n'a plus d'action sur le taux de la glycémie. Dans ce cas, on la remplacera par les sulfamides hypoglycémiants.

LE COMA DIABÉTIQUE ACIDOCÉTOSIQUE

On appelle coma diabétique le coma hyperglycémique avec acidocétose. Ce coma peut survenir en raison d'une faute thérapeutique, de l'arrêt de l'insuline, ou à la suite d'un traumatisme ou d'une infection même banale comme la grippe.

• **Le coma diabétique est caractéristique :**
– **Sur le plan clinique**, on observe :
• des troubles de la conscience ;

• des troubles respiratoires se traduisant par une respiration profonde bruyante et rapide appelée respiration de Küssmaul ;
• des signes cardio-vasculaires ;
• une déshydratation très importante.
– **Sur le plan biologique**, on note :
• une hyperglycémie considérable ;
• une chute des bicarbonates à 10 volumes p. cent et parfois moins. Il y a acidose (les valeurs normales des bicarbonates sont de 50 à 60 volumes p. cent) ;
• une chute du pH sanguin parfois jusqu'à pH 7 (la valeur normale du pH sanguin est 7,35 à 7,45) ;
• une cétonémie et une cétonurie importantes. On dit qu'il y a acidocétose.

Les principales données biochimiques sont consignées dans le tableau 35.3.

Tableau 35.3. Données biochimiques

Glycémie	3 à 5 g par litre, parfois plus
Bicarbonates	Effondrés à 10 volumes, parfois moins
Cétonurie	Très augmentée
Cholestérol sanguin	Très augmenté
Potassium sanguin	Abaissé
Déshydratation	Importante, ce qui conduit à une augmentation de l'hématocrite, et à une polyglobulie (il y a hémoconcentration)

• **La surveillance du coma diabétique porte sur :**
1. le pouls et la tension artérielle ;
2. la température et les signes de déshydratation cellulaire (soif, sécheresse de la langue) ;
3. la diurèse : elle est diminuée, mais la réhydratation doit l'augmenter ;
4. la détermination de glycosurie et de la cétonurie toutes les demi-heures ;
5. la détermination de la glycémie et des bicarbonates toutes les trois heures.

• **Le traitement du coma diabétique comporte :**
– l'administration de 50 unités d'insuline ordinaire *(Endopancrine, Insulyl)* par voie intraveineuse, puis 20 unités en perfusion jusqu'à normalisation de la valeur des bicarbonates ; seule l'insuline ordinaire par voie intraveineuse doit être employée en cas de coma diabétique ;
– la réhydratation par un goutte à goutte intraveineux d'un mélange de soluté bicarbonaté et de chlorure de sodium. On perfusera au total 5 à 7 litres et parfois même plus ;

– l'administration de 3 g de chlorure de potassium, *per os* ; de *Coramine* par voie intraveineuse et de DOCA à raison de 25 mg toutes les six heures.

LES SULFAMIDES HYPOGLYCÉMIANTS

Les sulfamides hypoglycémiants n'ont aucune activité antibactérienne mais agissent en favorisant la sécrétion d'insuline par les cellules β des îlots de Langerhans. Ils sont inefficaces si le pancréas a perdu les 9/10 de sa fonction, en particulier en cas de diabète insulinoprive. Un deuxième mode d'action passe par l'augmentation du nombre de récepteurs d'insuline dans les tissus cibles.

• **Indications.** Ils sont utilisés dans le diabète non insulino-dépendant : dans le diabète d'intensité légère, chez l'adulte d'âge moyen non obèse et en cas d'insulino-résistance. Ils ne peuvent être employés qu'en l'absence de microangiopathie.

• **Contre-indications.** Ils sont contre-indiqués :

– dans le traitement du diabète insulinoprive ;

– dans le traitement du diabète et l'enfant, de l'adolescent et chez la femme enceinte ;

– dans le coma diabétique ;

– dans les antécédents d'allergie aux sulfamides ;

– dans l'insuffisance rénale.

• **Toxicité.** Leur tolérance est généralement bonne. La numération et la formule sanguine permettent d'éviter les accidents sanguins (leucopénie, agranulocytose). Leur danger majeur est l'hypoglycémie, surtout chez les sujets de plus de 70 ans, entraînant une mortalité importante.

Les principaux sulfamides hypoglycémiants sont consignés dans le tableau 35.4.

Tableau 35.4. Principaux sulfamides hypoglycémiants

DCI	Spécialités	Posologie (en g)	Durée d'action en heures
Sulfamide d'action prolongée			
Carbutamide	*Glucidoral*	1 à 3	40 h
Sulfamides d'action intermédiaire			
Gliclazide	*Diamicron*	0,08 à 0,24	12 h
Glibornuride	*Glutril*	0,025 à 0,075	8 h

Tableau 35.4. Principaux sulfamides hypoglycémiants (suite)

DCI	Spécialités	Posologie (en g)	Durée d'action en heures
Sulfamides à courte durée d'action			
Glibenclamide	*Daonil*	0,0025 à 0,015	5 h
Glibenclamide	*Euglucan*	0,0025 à 0,015	5 h
Glipizide	*Glibénèse*	0,005 à 0,02	5 h

LES BIGUANIDES *(Glucophage, Glucinan, Stagid)*

Elles n'agissent pas sur la sécrétion d'insuline mais favorisent l'utilisation du glucose par les tissus périphériques et diminuent l'absorption intestinale du glucose.

• **Indications.** L'indication majeure est le diabète non insulino-dépendant du sujet obèse (diabète de la maturité). Elles sont administrées uniquement *per os* à raison de 3 prises par jour.

• **Incidents.** Pour éviter les incidents digestifs (nausées, vomissements, gastralgies, etc.) assez fréquents, les biguanides sont prises au milieu des repas, à une posologie lente et progressive et avec une prise simultanée d'antigastralgiques.

• **Contre-indications.** Le risque majeur de ce traitement est l'acidose lactique ce qui entraîne des contre-indications absolues en cas d'hyperproduction d'acide lactique : insuffisance rénale, grossesse, sujet âgé, insuffisance cardiaque et respiratoire, insuffisance hépatique sévère, avant et après une intervention chirurgicale.

LES INHIBITEURS DE L'α-GLUCOSIDASE *(Glucor, Diastabol)*

Ils réduisent l'absorption intestinale des glucides de l'alimentation et donc l'élévation de la glycémie postprandiale.

On les utilise dans le diabète non insulino-dépendant, aux doses de 15 mg par jour. L'adaptation de la posologie se fait en 2 mois. On les utilise aussi en association avec les sulfamides hypoglycémiants quand ceux-ci ne sont pas efficaces.

AUTO-ÉVALUATION

1. Qu'est-ce qu'une hormone ? Donner des exemples.
2. Quelles sont les propriétés de l'insuline sur le métabolisme glucidique ?
3. Quelles sont les précautions à prendre lors de l'administration d'insuline à un diabétique ?
4. Quelles sont les modalités d'administration de l'insuline à un diabétique ?
5. Quels sont les examens biologiques utiles pour la surveillance d'un traitement à l'insuline ?
6. Quelles sont les principales caractéristiques des insulines retard ? Donner deux exemples de spécialités.

36

HORMONES PEPTIDIQUES ET HORMONES STÉROÏDES

Il existe dans l'organisme deux grands groupes d'hormones qui diffèrent par leur constitution chimique.

- **Les hormones peptidiques** constituées de l'enchaînement d'un nombre plus ou moins important d'acides aminés. Elles sont dégradées par les enzymes (protéases) du tube digestif et par conséquent ne peuvent pas être administrées par voie orale.
- **Les hormones stéroïdes** de structure cyclique sont sécrétées par les glandes corticosurrénales, les testicules, les ovaires et le placenta.

HORMONES PEPTIDIQUES

Les hormones peptidiques sont produites par l'hypothalamus, l'hypophyse, la thyroïde, le pancréas comme le montre le tableau 36.1. Des hormones peptidiques peuvent être produites dans d'autres organes, par exemple la gastrine du tube digestif.

HORMONES PEPTIDIQUES HYPOTHALAMIQUES

Ce sont des hormones qui stimulent spécifiquement la sécrétion d'hormones de l'antéhypophyse. Deux hormones hypothalamiques sont utilisées à titre diagnostique ou thérapeutique : la TRH et la GnRH (ou LH-RH).

Tableau 36.1. Principales hormones peptidiques

Glandes endocrines	Hormones	Spécialités
Hypothalamus	TRH	*Stimu-TSH*
	LH-RH ou GnRH	*Supréfact*
		Lucrin
		Décapeptyl
Antéhypophyse	ACTH	*Synacthène*
	TSH	
	GH	
	LH et FSH	
	Prolactine	*Syntocinon*
Post hypophyse	Ocytocine	
	ADH	*Cynomel*
Thyroïde	Triiodothyronine = T_3	*Euthyral*
	Thyroxine = T_4	*Lévothyrox*

La TRH *(Stimu-TSH)*

Elle stimule la synthèse et la libération de TSH par l'antéhypophyse qui stimule à son tour la production des hormones thyroïdiennes. Elle stimule également la sécrétion de la prolactine et de l'hormone de croissance. Elle est utilisée dans l'exploration de la fonction thyroïdienne : l'injection intraveineuse de 50 à 200 µg de TRH à l'adulte doit provoquer une augmentation de la concentration de TSH en 30 minutes avec un retour à la normale en 3-4 heures.

La LH-RH et ses analogues *(Supréfact, Lucrin, Décapeptyl)*

Elle favorise la libération de LH et FSH en agissant au niveau des récepteurs hypophysaires de LH-RH. Elle est utilisée dans les tests d'exploration de la fonction gonadique *(Stimu-LH)*.

Les analogues de LH-RH sont administrés par voie intramusculaire ou intranasale dans le traitement du cancer de la prostate (en association avec les anti-androgènes), des pubertés précoces, de l'endométriose, et comme contraceptifs. On les administre de façon pulsatile dans le traitement des stérilités comme l'hypogonadisme hypogonadotrophique.

HORMONES PEPTIDIQUES HYPOPHYSAIRES

L'hypophyse est une petite glande située à la base du diencéphale, entre les pédoncules cérébraux. Elle est logée dans la selle turcique de l'os sphénoïde. L'hypophyse est formée de trois lobes :
- le lobe antérieur, le plus gros, de nature glandulaire ;
- le lobe postérieur, d'origine nerveuse ;
- le lobe intermédiaire.

L'hypophyse règle la plupart des autres glandes endocrines par l'intermédiaire d'hormones peptidiques d'où son appellation de chef d'orchestre des glandes endocrines.

Hormones antéhypophysaires (lobe antérieur)

Elles sont toutes de nature peptidique, c'est-à-dire constituées de l'enchaînement de plusieurs acides aminés. Ce sont soit des stimulines qui stimulent la sécrétion d'une autre glande endocrine (ACTH, TSH, LH, FSH), soit des hormones qui ont une activité métabolique générale (GH, prolactine) (tableau 36.1).

• **L'ACTH ou corticotrophine** *(Synacthène)* a des propriétés voisines de celles de la cortisone et est utilisée en rhumatologie et dans le traitement des maladies allergiques. On utilise des formes retard (ACTH retard). L'ACTH est également utilisée pour réactiver les surrénales en fin de corticothérapie.

• **La TSH, hormone de stimulation thyroïdienne ou thyréostimuline** augmente la synthèse et la libération des hormones de la thyroïde. Elle est utilisée en exploration fonctionnelle thyroïdienne (test de Querido). Elle provoque parfois des effets indésirables : hyperthyroïdie, rash-cutanés, nausées et réactions allergiques.

• **La LH et la FSH, hormones gonadotropes ou gonadostimulines** sont utilisées dans les troubles liés à une insuffisance du corps jaune ; on les administre dans les cas d'aménorrhées, stérilité, retard pubertaire, hypogonadisme, etc. Les gonadotrophines chorioniques ou HCG ont une action identique à la LH. Elles sont utilisées par voie IM aux doses de 500 à 5 000 UI dans les cas d'hypogonadismes hypophysaire ou hypothalamique. Des accidents d'hyperstimulation ovarienne peuvent survenir et des grossesses multiples sont fréquentes.

• **La GH ou hormone de croissance** est le principal facteur de croissance cellulaire de l'organisme. Elle stimule la croissance de tous les tissus et du tissu osseux en particulier, elle stimule également la synthèse des protéines, elle mobilise les acides gras et elle est hyperglycémiante. Elle est utilisée dans le traitement du nanisme hypophysaire par déficit en hormone de croissance. L'utilisation d'hormone de croissance humaine obtenue par génie génétique permet un traitement efficace à une posologie de 5 à 20 U/m^2/semaine en trois prises par voie intramusculaire.

• **La prolactine** stimule la sécrétion lactée des glandes mammaires. La bromocriptine *(Parlodel)* inhibe la sécrétion de prolactine et est utilisée pour le blocage de la lactation dans le post-partum, dans les galactorrhées, dans la maladie de Parkinson.

Hormones post-hypophysaires *(lobe postérieur)*

Le lobe postérieur contient deux hormones toutes deux élaborées dans l'hypothalamus et stockées dans la posthypophyse.

• **La vasopressine** est une hormone dont les propriétés vasoconstrictrices s'exercent sur tous les vaisseaux et dont l'effet antidiurétique est due à la réabsorption de l'eau au niveau rénal. Elle est surtout utilisée en thérapeutique comme antidiurétique. On l'appelle pour cela ADH (antidiuretic hormone).

• **La lysine-vasopressine** est une substance utilisée dans l'exploration biologique de l'hypophyse et dans le traitement du diabète insipide.

• **L'ocytocine** agit sur l'utérus gravide en provoquant des contractions et facilite le travail en obstétrique ; c'est un ocytocique. Elle agit également sur les glandes mammaires en provoquant l'éjection du lait.

• On utilise le **soluté injectable de post-hypophyse** au cours de l'accouchement pour favoriser le travail, en cas d'inertie utérine ; dans le diabète insipide, maladie caractérisée par une polyurie importante ; comme hypertenseur dans certains états de choc ; comme hémostatique et comme antiasthmatique (liste II des médicaments).

HORMONES THYROÏDIENNES

Placée en avant de la partie supérieure de la trachée artère, à la partie antérieure du cou, la glande thyroïde sécrète la calcitonine qui intervient dans le métabolisme phosphocalcique, et des hormones protéiques iodées, la thyroxine ou tétraiodothyronine (T_4) et la triiodothyronine (T_3). La thyroïde est une glande qui fixe électivement l'iode. La thyroxine est une hormone de croissance et d'équilibre nerveux.

Le traitement des hypothyroïdies par les hormones thyroïdiennes

L'insuffisance thyroïdienne se manifeste :

- **Chez l'adulte** par un goitre myxœdémateux, c'est-à-dire une hypertrophie de la glande ; les téguments sont gonflés d'eau, toutes les fonctions sont ralenties et le métabolisme basal diminue de 30 à 40 %.
- **Chez l'enfant**, l'insuffisance thyroïdienne ralentit la croissance, engendre le nanisme et aboutit au crétinisme ; le nain thyroïdien est un être malformé, à l'activité très réduite.

Le traitement comporte la thyroxine *(Euthyral, Levothyrox)* ou la triiodothyronine *(Cynomel)* aux doses de 1 à 2 mg par 24 heures.

Contre-indications : l'hyperthyroïdie et l'insuffisance coronarienne

Le traitement des hyperthyroïdies par les antithyroïdiens de synthèse

Les hyperthyroïdies sont les maladies endocriniennes les plus fréquentes. La thyrotoxicose la plus habituelle est la maladie de Basedow, l'adénome toxique est plus rare et les formes dues à une hypersécrétion de TSH sont exceptionnelles.

Les antithyroïdiens de synthèse bloquent la synthèse des hormones thyroïdiennes par la glande *(Basdène, Néomercazole)*. Ils sont administrés par voie buccale et sont inscrits sur la liste I.

Les antithyroïdiens sont employés dans le traitement de la maladie de Basedow, de la thyréotoxicose, des adénomes toxiques ainsi que dans l'angine de poitrine. Les antithyroïdiens comme le propylthiouracile peuvent être à l'origine d'artériopathie proche de la périartérite noueuse. Certains sulfamides (sulfathiazole, sulfadiazine) potentialisent l'action des antithyroïdiens. L'agranulocytose est le risque majeur.

HORMONES STÉROÏDES

Les hormones stéroïdes ont une structure cyclique. Elles sont sécrétées par quatre glandes endocrines : les corticosurrénales, les testicules, les ovaires et le placenta.

Le tableau 36.2 présente les principales hormones stéroïdes et les glandes endocrines dont elles sont issues.

Tableau 36.2. Principales hormones stéroïdes

Glandes endocrines	Hormones	Spécialités
Corticosurrénales	DOC	*Syncortyl*
	Aldostérone	Non commercialisée
	Cortisol, cortisone et dérivés	voir chapitre glucocorticoïdes
Testicules	Testostérone	*Androtardyl, Pantestone*
Ovaires	Estradiol	*Prémarin*
	Progestérone	*Utrogestan* *Farlutal*

HORMONES CORTICOSURRÉNALIENNES

Les capsules surrénales sont deux masses aplaties qui coiffent la partie supérieure des reins. Une capsule surrénale comprend deux parties :

- **La zone corticale ou corticosurrénale** qui sécrète les stéroïdes :
  - la cortisone et l'hydrocortisone (ou cortisol) ;
  - la désoxycorticostérone (ou DOC) ;
  - l'aldostérone.

L'altération du cortex due, le plus souvent, à des lésions tuberculeuses conduit à la maladie bronzée d'Addison, caractérisée par une pigmentation anormale de la peau et une asthénie profonde, avec hypotension artérielle. On observe de plus, une augmentation du potassium sanguin (hyperkaliémie) et une diminution du chlore et du sodium sanguins.

- **La zone médullaire ou médullosurrénale** sécrète l'adrénaline, hormone hypertensive et hyperglycémiante dont l'étude a été faite au chapitre des médicaments sympathomimétiques.

L'aldostérone

L'aldostérone est le minéralocorticoïde le plus puissant. Elle a une grande importance physiologique, mais en raison de son prix de revient élevé, elle ne peut être utilisée à des fins thérapeutiques. Elle est remplacée par la DOCA.

L'acétate de désoxycorticostérone ou DOCA

L'acétate de désoxycorticostérone appelé DOCA, commercialisé sous le nom de *Syncortyl* (solution huileuse), est utilisé dans le traitement de la maladie d'Addison, en injections intramusculaires à des doses de 2 à 5 mg, et dans toutes les insuffisances corticosurrénaliennes. Il agit en favorisant l'élimination rénale du potassium et en réduisant l'excrétion rénale du sodium et du chlore. En cas de surdosage, on observe des œdèmes et de l'hypertension.

Les glucocorticoïdes

Les glucocorticoïdes (cortisone et hydrocortisone) sont des hormones de la corticosurrénale. Ce sont les anti-inflammatoires les plus puissants dont l'étude et la surveillance ont été faites au chapitre sur les anti-inflammatoires.

ANDROGÈNES

Les androgènes sont les *hormones sexuelles mâles* dont le principal représentant est la testostérone sécrétée par les testicules.

► *Les actions physiologiques des androgènes* — Les androgènes sont des stéroïdes aux actions physiologiques suivantes :

- *Action virilisante* : Ils sont responsables du développement du tractus génital, de la spermatogenèse et des caractères sexuels secondaires.
- *Action anti-estrogène* chez la femme : on les utilise pour lutter contre l'hyperfolliculie.
- *Augmentation de l'anabolisme des protéines.*
- *Action protectrice sur le rein.*

► *Les indications de la testostérone* — Elle est utilisée dans les insuffisances sexuelles mâles, les troubles de la ménopause, les asthénies, la sénescence, les syndromes de dénutrition, et pour ralentir l'évolution du cancer du sein. La testostérone est transformée dans les cellules cibles en molécule active, la dihydrotestostérone. On utilise divers sels : *Androtardyl, Pantestone.*

ESTROGÈNES ET PROGESTATIFS

Les hormones ovariennes sont :

– les hormones folliculaires ou estrogènes ;
– les hormones lutéiniques ou progestatives.

Les estrogènes

Les estrogènes ont pour origine les cellules de la thèque interne du follicule de De Graaf. Ils ont les actions physiologiques suivantes :

• Ils sont responsables du *développement du tractus génital* et du cycle génital chez la femme.
• Ils ont une *action antiandrogène* chez l'homme, qui les fait utiliser dans le traitement du cancer de la prostate.
• Ils ont une *action favorable sur la fixation du calcium* sur l'os.
• Ils ont une *action freinatrice sur la sécrétion de l'antéhypophyse*.

► *Les estrogènes naturels sont l'estradiol (Prémarin, Estradem, Progynova)* — On les administre par voie orale ou parentérale ou par implantation de pellets, aux doses moyennes de 1 à 5 mg.

► *Les estrogènes de synthèse* — Le diéthylstilbestrol *(Distilbène)* est un produit moins dégradé par le foie que les produits naturels et l'activité est ainsi plus élevée par voie buccale (0,5 à 10 mg par jour). Tous les estrogènes sont inscrits sur la liste II.

► *Les indications des estrogènes* — Les estrogènes ont les *indications thérapeutiques* suivantes :

1. *Chez l'homme* : cancer de la prostate et orchite ourlienne.
2. *Chez la femme* : retards de la puberté, troubles de la ménopause, menaces d'avortement par hypofolliculinémie, aménorrhées, dysménorrhées, métrorragies, en obstétrique pour arrêter la sécrétion lactée, cancer du sein, contraceptifs en association avec les progestatifs.

On les utilise également dans les traitements de l'acné, de l'hypertrichose, dans les prurits vulvaires, dans le traitement des psychoses dépressives.

► *Les contre-indications* — Ce sont l'adénome hypophysaire ; le cancer du sein chez la femme en période d'activité génitale ; le cancer de l'endomètre avant la puberté.

Les hormones progestatives

Ce sont des hormones féminines, inactives sur l'homme. La progestérone est l'hormone naturelle sécrétée par le corps jaune ovarien. Son rôle physiologique est de permettre la fixation de l'œuf par production d'une muqueuse en dentelle où l'œuf va se loger. Pour qu'il y ait action de la progestérone, il faut d'abord que la muqueuse utérine soit hyperplasiée par l'estrone.

La progestérone est indispensable au maintien de la grossesse. On l'utilise dans le traitement de la stérilité, les troubles de la ménopause, les aménorrhées, dysménorrhées et métrorragies.
On utilise la progestérone en solution huileuse par voie orale *(Utrogestan)* à des doses de 10 à 25 mg ou sous forme de gel *(Progestogel)* ou de solution *(Progestosol)* à usage externe. Par voie buccale, on administre des progestatifs de synthèse *(Farlutal, Duphaston).*

Les associations

On associe souvent :

1. Les estrogènes et les progestatifs dans les insuffisances ovariennes globales et les troubles de la menstruation *(Synergon).*
2. On peut également associer des estrogènes et des androgènes dans le traitement de la ménopause et la prévention de l'ostéoporose, et associer des androgènes et des progestatifs dans le traitement du syndrome folliculinique.

AUTO-ÉVALUATION

1. Qu'est-ce qu'une hormone peptidique ? Exemples.
2. Donner des exemples d'hormones de l'hypothalamus et leur intérêt.
3. Qu'est-ce qu'un anabolisant ? Son intérêt ?
4. Donner un exemple d'androgène, estrogène et progestatif.

37

CONTRACEPTIFS

La contraception est l'ensemble des procédés destinés à la prévention de la grossesse : soit en empêchant la rencontre du spermatozoïde et de l'ovule ; soit en s'opposant à la production de l'ovule ; soit en s'opposant à la maturation de l'ovule. Actuellement, 5 millions de Françaises utilisent un contraceptif oral. Entre 20 et 44 ans, 2 Françaises sur 3 utilisent une méthode contraceptive.
La contraception peut être une nécessité afin de diminuer le risque de demande d'interruption volontaire de grossesse (IVG). Il y a en France 225 000 IVG par an, dont 20 % chez l'adolescente. L'efficacité de la contraception évaluée par l'indice de Pearl, correspond au nombre de grossesses observées au cours d'une contraception d'une durée de 1 an chez 100 femmes (il est correct quand l'indice est $< 0{,}4$).

LES DIFFÉRENTS PROCÉDÉS CONTRACEPTIFS

La contraception peut être réalisée :
- par des moyens mécaniques ;
- par l'administration d'hormones.

La contraception par des moyens mécaniques

Elle est réalisée par l'utilisation de *préservatifs masculins* ; de produits *spermicides* (crèmes, ovules ou tablettes introduits dans le vagin) ; *d'obturateurs* qui établissent une barrière entre le col de l'utérus et le reste de la cavité vaginale (diaphragme, cape cervicale, ou stérilet, petite spirale en cuivre placée dans l'utérus).

La contraception hormonale par les estroprogestatifs : « la pilule »

La contraception hormonale est utilisée par 60 % des femmes ne souhaitant pas être enceintes.

Elle empêche la survenue d'une grossesse en bloquant l'ovulation, en modifiant la glaire cervicale qui devient impropre au passage des spermatozoïdes ou en atrophiant l'endomètre ce qui ne permet plus la nidation.

▶ *Les progestatifs purs* — Ils sont utilisés lorsqu'il existe une contre-indication majeure à la prescription d'éthinyl-estradiol (diabète, HTA…) ; on utilise la micropilule : *Microval, Milligynon* ou la macropilule : *Orgamétril*.

▶ *Les estroprogestatifs* — Ils associent un estrogène de synthèse, l'éthinyl-estradiol, à un progestatif de synthèse et produisent ainsi des « cycles artificiels ». L'intérêt de cette association est d'obtenir les mêmes effets contraceptifs avec des doses réduites de chacun des deux stéroïdes, ce qui diminue ainsi les risques toxiques de chaque stéroïde.

L'action contraceptive repose principalement sur le progestatif alors que l'estrogène (éthinyl-estradiol) agit en renforçant l'efficacité et en diminuant surtout les effets secondaires du progestatif.

La posologie est de un comprimé par jour, régulièrement et sans oubli pendant 21 jours, suivi d'un arrêt de 7 j. L'efficacité contraceptive n'est plus assurée en cas d'oubli supérieur à 12 h. Le 1er comprimé doit être pris le 1er jour des règles.

On distingue :

- les *pilules normodosées* avec 50 µg d'éthinyl-estradiol ;
- les *pilules minidosées* avec 30 à 40 µg d'éthinyl-estradiol ;
- les *pilules microdosées* avec 15 à 20 µg d'éthinyl-estradiol ;

Les tableaux suivants présentent différentes spécialités normo- et minidosées.

Tableau 37.1. Estroprogestatifs normodosés (Ils contiennent tous 50 µg d'éthinyl-estradiol (EE) associés à un progestatif variable)

Estrogènes	Progestatifs	Spécialités	Nombre de jours
EE 50 µg	Norgestrel 0,5 mg	*Stédiril*	21
EE 50 µg	Norgestriénone 2 mg	*Planor*	21

Ils sont peu utilisés comme contraceptifs car ils ont une forte activité estrogénique. On les utilise en *post-abortum* car ils respectent la croissance endométriale.

Tableau 37.2. Estroprogestatifs minidosés

Estrogènes	Progestatifs	Spécialités	Nombre de jours
EE 35 µg	Noréthistérone 1 mg	*Ortho-novum*	21
EE 30 µg puis 40 µg	Acétate 1 puis 2 mg Noréthistérone	*Miniphase*	21
EE 30 µg	Lévonorgestrel 0,15 mg	*Minidril*	21
EE 30 µg puis 40 µg	0,15 pdt 7 j puis 0,20 pdt 14 j Lévonorgestrel	*Adépal*	21

La contraception d'urgence

C'est une pilule du lendemain (*Norlevo*) qui comporte la prise de 2 comprimés : le premier 3 jours au plus tard après le rapport sexuel, le deuxième 12 à 24 h après la prise du 1er. Ce médicament ne présente pas de contre-indications formelles et ses effets secondaires sont décrits comme mineurs.

LES INDICATIONS MÉDICALES DES ESTROPROGESTATIFS

► *La contraception orale en cas de grossesse contre-indiquée* — Outre la décision personnelle de contraception, celle-ci a également des indications médicales lorsque la grossesse est contre-indiquée :

– *Les cardiopathies sévères* : la grossesse peut être nocive par le bouleversement hémodynamique et humoral qu'elle détermine.

– *L'insuffisance respiratoire* est une indication majeure, car l'accouchement peut provoquer une décompensation brutale et grave.

– *L'atteinte rénale* : les glomérulonéphrites chroniques, la néphrose lipoïdique, les anomalies congénitales sont une indication des contraceptifs, car dans ces cas la grossesse est nocive en raison des risques vasculorénaux.

– *Le diabète* est un état qui peut être révélé ou aggravé par une grossesse. De plus, la mortalité fœtale est élevée chez les mères diabétiques (35 à 55 %).

– *Les psychoses et les névroses* peuvent également être des indications de contraception en raison d'arguments surtout familiaux et sociaux.

– *Les états cancéreux* : dans le cancer du sein et les hémopathies malignes la grossesse entraîne une poussée évolutive.

– *Les indications fœtales* : la contraception est utilisée en cas de risque pour l'enfant d'une tare héréditaire ou d'une atteinte congénitale.

– *L'herpes génital évolutif.*

► *Les autres indications* — Les estroprogestatifs peuvent être utilisés dans les dystrophies ovariennes polykystiques et dans l'hirsutisme d'origine ovarienne. On les utilise aussi dans les algoménorrhées, la reconstruction de la muqueuse utérine après curetage, les hypogonadismes féminins.

► *Les bénéfices de la contraception orale* — Elle entraîne une diminution du risque du cancer de l'ovaire et de l'endomètre, du risque de salpingite, du risque de mastopathie bénigne, de kystes ovariens, de fibromes utérins ; la prévention des grossesses extra-utérines, la prévention de la carence en fer, de l'ostéoporose.

LES EFFETS SECONDAIRES DES CONTRACEPTIFS ORAUX

Un certain nombre d'incidents peuvent être observés, bien qu'ils soient rares, et qu'ils cèdent après un ou deux cycles. S'ils persistent, il faut changer de produit. Le plus souvent ils sont le fait de susceptibilités individuelles.

• **Les accidents thrombo-emboliques** sont un risque et il est préférable de s'abstenir de toute thérapeutique contraceptive chez des femmes prédisposées aux accidents veineux.

• **Les risques vasculaires.** Il existe une relation entre le risque d'accident vasculaire sous estroprogestatifs et les hyperlipidémies. L'éthinyl-estradiol entraîne une augmentation des VLDL et des triglycérides exposant au risque vasculaire. Le tabac multiplie par 20 le risque d'infarctus du myocarde chez une femme sous contraception orale.

• **La surcharge pondérale** s'observe fréquemment mais son importance est variable et en moyenne ne dépasse pas 3 kg. La pilule sera déconseillée chez les obèses et les femmes présentant des troubles métaboliques comme le diabète.

• **Le risque cancérigène** est encore difficile à interpréter et est très controversé. L'incertitude existe pour l'augmentation du risque du cancer du sein et du cancer du col de l'utérus. Il est par contre maintenant établi que les estroprogestatifs combinés n'augmentent pas le risque de cancer de l'endomètre. Enfin l'effet protecteur des estroprogestatifs sur les tumeurs épithéliales de l'ovaire est bien établi.

• **Les états nauséeux** sont assez fréquents en début de traitement et disparaissent en quelques semaines généralement. Ils semblent liés à la composante estrogénique.

• **Les troubles psychologiques** sont d'apparition précoce et disparaissent avec le temps. Variables selon les femmes, tous rappellent plus ou moins les troubles des débuts de grossesse. On note parfois des céphalées, une tendance dépressive. En cas de terrains psychopathiques il vaut mieux s'abstenir de donner des contraceptifs oraux.

• **Les saignements anormaux**

On note parfois des métrorragies au cours du 1er cycle. Si celles-ci se prolongent aux cycles suivants et si elles sont abondantes, elles doivent faire soupçonner une anomalie organique.

Parfois, à la fin du traitement cyclique, l'hémorragie de privation n'apparaît pas. Il vaut mieux alors ne pas interrompre plus de 7 jours le traitement, qu'il y ait ou non une hémorragie de privation.

On note parfois des perturbations du cycle lors de l'arrêt total d'un traitement poursuivi plusieurs mois (aménorrhée, métrorragie).

• **Les ictères cholostatiques** sont rares et disparaissent à l'arrêt du traitement. Les contraceptifs ne sont donc pas indiqués chez les femmes ayant souffert d'hépatite ou d'un épisode cholestatique gravidique.

• **Le risque tératogène** n'existe que si la femme utilise la contraception orale alors qu'elle est enceinte. Il est conseillé d'éviter une gestation dans les trois mois qui suivent l'arrêt des contraceptifs, afin que l'endomètre soit complètement régénéré ce qui permet une bonne nidation et réduit les risques de fausse couche.

• **Les troubles cutanés**. Les contraceptifs oraux peuvent entraîner l'apparition d'acné ou aggraver un acné préexistant. L'alopécie a été parfois observée. La sécheresse vaginale est souvent décrite.

LES CONTRE-INDICATIONS

Elles sont résumées dans le tableau suivant.

Tableau 37.3. Contre-indications des contraceptifs

Contraceptifs hormonaux	Dispositif intra-utérin
Grossesse Hypertension artérielle Diabète Hyperlipidémie Acc. thrombo-emboliques Cardiopathies Cholestase Fibrome Cancer du sein ou de l'utérus Tumeurs hypophysaires	Grossesse Infections pelviennes Cancers de l'utérus Fibrome Ménorragies Malformation utérine Maladies hématologiques Cardiopathies Pathologie annexielle

AUTO-ÉVALUATION

1. Quelles sont les différentes méthodes de contraception ?
2. Qu'appelle-t-on pilules normodosées, minidosées, microdosées ?
3. Quelles sont les indications médicales des contraceptifs oraux ?
4. Quelles sont les contre-indications des contraceptifs oraux ?

38

VITAMINES

Les vitamines sont des molécules sans valeur calorique, non synthétisées par l'homme, qui doivent donc lui être fournies par l'alimentation. Les doses nécessaires à l'organisme sont souvent très faibles.
Leur absence dans la ration alimentaire entraîne des maladies graves, souvent mortelles comme le scorbut, la pellagre, le béri-béri, ou bien des troubles de croissance comme dans le rachitisme.

LES CARENCES VITAMINIQUES

Il y a carence vitaminique lorsque l'apport alimentaire en vitamines est pratiquement inexistant, et il y a subcarence lorsque cet apport est faible. La carence totale en une vitamine ne s'observe plus dans les pays développés sauf chez les sujets marginalisés ou malades.
Ainsi, le scorbut n'existe pratiquement plus, par contre, les subcarences en vitamines C sont répandues.
Les carences en vitamines ont des étiologies diverses :

– *la carence d'apport* est liée à une alimentation pauvre en une ou plusieurs vitamines (disette, pauvreté, anorexie, tabous nutritionnels, problèmes dentaires) ;
– *la carence d'absorption* est liée à une mauvaise absorption intestinale : l'absence de bile empêche l'absorption des vitamines liposolubles (vitamines A, D, E, K) ; l'anémie de Biermer entraîne la non absorption de la vitamine B_{12} ; la vitamine K n'est pas utilisée en cas de cirrhose hépatique ;
– *la carence d'utilisation* lors de certaines maladies ;
– *la carence* liée à une augmentation des besoins se retrouve pendant la croissance, la grossesse, la lactation, dans certaines maladies infectieuses ou syndromes malins, lors de traitements médicamenteux, de grands efforts physiques. Elle peut être également liée à une augmen-

tation de l'élimination (sudation, diurèse importante). Ces carences vitaminiques peuvent être isolées, multiples ou associées à d'autre carences, notamment en oligoéléments.

Les vitamines sont désignées conventionnellement par les lettres de l'alphabet et sont classées en deux groupes selon leur solubilité :

1. Les vitamines *liposolubles* (solubles dans les solvants des lipides).
2. Les vitamines *hydrosolubles* (solubles dans l'eau).

Deux tableaux placés à la fin de ce chapitre récapitulent les données essentielles sur les vitamines.

LES VITAMINES LIPOSOLUBLES

Seules quatre vitamines sont liposolubles : les vitamines A, D, E et K. Toutes les autres vitamines sont hydrosolubles.

La vitamine A ou Rétinol

Les sources les plus importantes de vitamine A sont les huiles de foie de poissons (morue, thon, flétan, merlan...) et le foie de mammifères. On en trouve également dans le beurre, le lait, le fromage et le jaune d'œuf. Les végétaux verts (carottes, épinards, laitues, tomates) renferment des carotènes, provitamines A, qui se transforment en vitamine A dans l'organisme.

L'avitaminose A vraie se rencontre surtout chez le nourrisson soumis à un régime sans lait et se manifeste par des troubles de la vision (photophobie, héméralopie puis xérophtalmie) ; chez le jeune, il y a un arrêt de croissance. La vitamine A est donc une vitamine utile pour la croissance, la différenciation du tissu épithélial, la reproduction et une vitamine antixérophtalmique.

La vitamine A intervient dans de nombreux métabolismes :

– elle protège les épithéliums ;
– elle intervient dans l'élaboration du pourpre rétinien (rhodopsine), pigment nécessaire à la vision crépusculaire ;
– elle diminue l'activité de la thyroïde ;
– elle augmente le taux sanguin des lipides.

Les actions physiologiques de la vitamine A sont liées aux différentes formes chimiques de la molécule :

– vision : effets du rétinol (forme alcool de la vitamine A) ;
– reproduction : effets du rétinal (forme aldéhydique) ;
– croissance et différenciation : effets de l'acide rétinoïque (forme acide).

On utilise la vitamine A *(Arovit, Avibon, A 313)* dans le traitement des affections oculaires, des affections dermatologiques, dans certaines affections digestives, dans les retards de croissance, aux doses usuelles de 5 000 à 50 000 UI par jour ; l'unité internationale correspondant à l'activité de 0,6 μg de l'étalon qui est le β-carotène.

Une pommade, le *Mitosyl*, associe les vitamines A et D.

Lors d'administrations prolongées, les accidents d'hypervitaminose A se manifestent par des tuméfactions osseuses et des accidents oculaires.

Les rétinoïdes *(Aberel, Roaccutane)*

Ce sont des dérivés de la vitamine A obtenus par synthèse, utilisés pour le traitement local des acnés. Par voie orale *(Vesanoïd),* ils sont utilisés, en association, dans le traitement de la leucémie aiguë promyélocytaire.

Les effets secondaires se rapprochent des effets obtenus dans l'hypervitaminose A : les accidents dermatologiques dominent (desquamation, psoriasis). Les rétinoïdes sont des médicaments tératogènes qui ne doivent donc pas être administrés pendant la grossesse.

Les vitamines D

La vitamine D_3 ou **cholécalciférol** a deux sources : les huiles de foie de poissons (morue, thon, flétan...) et surtout la transformation d'un stérol de la peau en vitamine D_3 grâce à l'irradiation solaire. La vitamine D est en réalité une hormone, après transformation en calcitriol qui est hypercalcémiante.

La vitamine D agit sur le métabolisme phospho-calcique par augmentation de la calcémie et de la phosphatémie :

- en augmentant l'absorption intestinale du calcium ;
- en permettant la minéralisation correcte du squelette.

L'activité physiologique des vitamines D est exprimée en unités internationales. Les besoins de l'enfant sont de 400 UI par jour soit 10 μg/jour, ceux de l'adulte sont plus faibles.

La carence en vitamine D (carence d'apport lors d'une alimentation incorrecte ; troubles intestinaux provoquant un défaut d'absorption ; absence de lumière solaire) provoque chez l'homme un manque d'assimilation du calcium et aboutit au rachitisme chez le jeune et à l'ostéomalacie chez l'adulte. Elle est donc utilisée dans la prophy-

laxie et le traitement du rachitisme et de l'ostéomalacie, dans l'ostéoporose et dans la consolidation des fractures. *Elle est indispensable au nourrisson* aux doses de 1 000 UI par jour, depuis le sevrage jusqu'à l'âge de 18 mois.
La vitamine D_3 *(Stérogyl, Vitamine D3 BON)* est utilisée aux doses de 1 500 à 5 000 UI par jour suivant l'âge. On peut aussi donner en une fois une dose massive de 10 à 15 mg *(Stérogyl 15)*, une à deux fois par an chez l'adulte (traitement de la tétanie par exemple). Les dérivés hydroxylés de la vitamine D correspondent à la forme active *(Dédrogyl, Un-alfa Rocaltrol)*.
De nombreux cas d'intoxication ont été rapportés avec anorexie, nausées et vomissements. Dans les cas graves, des dépôts calciques anarchiques se localisent surtout au niveau des reins et des poumons.
Des associations vitamine D + vitamine A peuvent être utilisées *(Auxergyl D_3)*.

La vitamine E ou Tocophérol

C'est un anti-oxydant empêchant la formation de peroxydes d'acides gras très toxiques (radicaux libres) pour de nombreuses cellules. Les besoins sont de 5 à 15 UI par jour. Les huiles végétales, le beurre, le foie sont riches en vitamine E.
La vitamine E est conseillée dans la stérilité féminine, dans les menaces d'avortement, dans certaines affections neurologiques et du système circulatoire comme l'angine de poitrine *(Éphynal)*.
La vitamine E est suggérée dans un certain nombre de situations où se retrouvent une augmentation des radicaux libres : athérosclérose, certaines maladies neurologiques mais ses effets sont discutés.

Les vitamines K ou vitamines antihémorragiques

Les vitamines K interviennent dans la synthèse au niveau du foie de facteurs nécessaires à la coagulation dont la prothrombine. Les besoins quotidiens sont de 4 mg. On distingue trois vitamines K :
- la vitamine K_1, d'origine végétale (légumes verts, tomates, choux) ;
- la vitamine K_2 synthétisée par les germes saprophytes de l'intestin ;
- la vitamine K_3, ou ménadione, préparée par synthèse.

La carence en vitamine K s'observe :
- chez le nouveau-né car son intestin ne renferme pas de bactéries propres à élaborer la vitamine K ;
- en cas de perturbations alimentaires ;

Tableau 38.1. Les besoins quotidiens en vitamines

	Liposolubles				Hydrosolubles							
	A (UI)	D (UI)	E (UI)	K (µg/kg/j)	C (mg)	B_1 (mg)	B_2 (mg)	B_6 (mg)	B_{12} (µg)	PP (mg)	Folates (mg)	Biotine (B_8) (µg)
Nourrissons												
0-2 mois	1 500	400	5		35	0,2	0,4	0,2	1,0	5-10	0,05	
2-6 mois	—	—	—	30	—	0,4	0,5	0,3	1,5	—	0,05	100-200
6-12 mois	—	—	—		—	0,5	0,6	0,4	2,0	—	0,10	
Enfants												
1-3 ans	2 000	400	10		40	0,6	0,6	0,5	2	10-15	0,10	
3-6 ans	2 500	—	—	30	—	0,8	0,8	0,8	3	—	0,20	200-300
6-10 ans	3 500	—	—		—	1	1,2	1,2	4	—	0,30	
Adolescents	5 000	400	25	30	50-55	1,5	1,5	1,8	5	15-20	0,40	200-300
Adultes												
Hommes	5 000	400	30	30 µg/kg/j soit 2-4 mg/j	60	1,5	1,7	2,0	5	15-20	0,40	200-300
Femmes	5 000	400	25		55	1	1,5	2,0	5	15-20	0,40	200-300

– en cas de destruction de la flore saprophytique intestinale par les antibiotiques ;
– en cas d'ictère par rétention (la bile intervient dans l'absorption intestinale des vitamines K) ;
– en cas d'atteinte de la cellule hépatique.
– en cas de surdosage en antivitamine K.

Ces carences se manifestent par une tendance aux hémorragies en raison d'un taux insuffisant de prothrombine dans le sang qui est dépisté au laboratoire par le temps de Quick.
Les états hémorragiques (purpuras, hématuries, métrorragies) sont justiciables de la vitamine K qu'on utilise par voie buccale ou intramusculaire à la dose de 1 à 5 mg par jour. L'administration de vitamine K (2 à 5 mg) est systématique à la naissance pour prévenir la maladie hémorragique du nouveau-né.

LES VITAMINES HYDROSOLUBLES

Les vitamines B

Elles sont toutes hydrosolubles et leurs principales sources naturelles sont le foie et la levure de bière.

► *La vitamine B_1 = thiamine ou vitamine antibéribérique* — On la trouve dans la levure de bière, le germe de blé. Sa carence entraîne le béri-béri (fréquent en Extrême-Orient), des polynévrites sous des formes plus ou moins frustes et des troubles psychiques. L'alcoolisme entraîne une carence en vitamine B_1.
Le déficit en thiamine entraîne un déficit en une enzyme nécessaire à la dégradation de l'acide pyruvique et donc à une accumulation de cet acide dans le sang et l'urine.
Les besoins de l'adulte en vitamine B_1 sont de l'ordre de 1 à 2 mg par jour. Si l'apport est supérieur, l'excès est éliminé dans l'urine
La vitamine B_1 est utilisée dans le traitement des polynévrites, des névralgies, des douleurs rhumatismales, dans la grossesse, dans certaines cardiopathies. Les doses prescrites sont de 10 à 20 mg/24 h et peuvent atteindre 100 mg par voie buccale ou intramusculaire *(Bénerva, Bévitine)*.
La vitamine B_1 ne doit jamais être administrée par voie intraveineuse (choc thiaminique).

► *La vitamine B_2 = riboflavine ou lactoflavine* — On la trouve dans la levure de bière, le lait. Sa carence se manifeste par de l'asthénie, des troubles oculaires, des lésions de la peau.

Tableau 38.2. Récapitulatif des vitamines et leurs caractéristiques

	Rôle essentiel	Principales sources naturelles	Conséquences de la carence	Indications	Effets secondaires
B_1	Métabolisme des acides α–cétoniques	Levure de bière Viande de porc, abats Farines de froment Légumes secs	Polynévrites Myocardites Œdèmes Béri-béri	Traitement du béri Polynévrites Certaines myocardites	Choc anaphylactique en cas d'injection
B_2	Rôle dans le transport des électrons	Levures, céréales, abats, légumes secs	Lésions des lèvres, des muqueuses buccales, de la langue, des yeux	Carences globales	
B_6	Enzymes du métabolisme des acides aminés	Levures, céréales non raffinées, germes de soja	Lésions cutanées, convulsions, polynévrites	Carences (traitement par isoniazide) Polynévrites	Convulsions à très forte dose
B_{12}	Intervient dans certaines réactions de synthèse au niveau du noyau de certaines cellules (moelle osseuse, système nerveux surtout)	Foie d'animaux de boucherie	Anémie Sclérose combinée de la moelle Glossite	Anémie de Biermer Polynévrites Douleur d'origine neurologique	Accidents allergiques en cas d'injections IV à forte dose
C	Synthèse du collagène (hydroxylation de la Proline), métabolisme du fer, oxydation de la tyrosine, etc.	Persil, cresson, chou-fleur, orange, citron, fruits frais	Scorbut	Scorbut et hémorragies capillaires Asthénies	

Tableau 38.2. Récapitulatif des vitamines et leurs caractéristiques (suite)

	Rôle essentiel	Principales sources naturelles	Conséquences de la carence	Indications	Effets secondaires
PP	Enzymes intervenant dans la chaîne respiratoire et intervenant dans l'hydroxylation des stéroïdes et des acides aminés. Intervient dans la constitution du coenzyme A	Levure de boulangerie Son (+++) du riz, de blé, légumes, foie	Pellagre : lésions digestives nerveuses et cutanéo-muqueuses	Iléus paralytique Maladies du cuir chevelu	
A	Rôle dans la synthèse des pigments rétiniens et dans la kératinisation des épithéliums	Huile de foie de morue Thon, flétan Foie d'animaux de boucherie Laits entiers en poudre Fromages	Cécité nocturne Xérophtalmie Hyperkératinisation des épithéliums	Avitaminose A Dermatites	Hyperkératinisation Accidents oculaires et cutanés
D	Absorption intestinale du calcium Métabolisme osseux et rénal du calcium	Huile de foie de morue Thon, flétan Levure irradiée Poissons, œufs	Rachitisme Ostéomalacie	Rachitisme Hypoparathyroïdie	Néphrocalcinose Insuffisance rénale
E	Anti-oxydant	Huile de maïs, de tournesol, d'arachide	Anémie hémolytique Lésions musculaires	Stérilité Anémie hémolytique du nouveau-né	
K	Formation de la prothrombine	Luzerne, orties Légumes verts frais	Hémorragie par avitaminose K (traitement par anti-vitamines K)	Avitaminose K	

Les besoins quotidiens sont de l'ordre de 2 à 3 mg pour l'adulte ; les doses thérapeutiques sont de 5 à 30 mg/24 h (*Béflavine*). Une carence isolée est rare et en pratique on prescrit une association de vitamines B *(Bécozyme)*.

On l'utilise dans certaines affections cutanéo-muqueuses, dans certaines affections oculaires (conjonctivites, héméralopie...), dans certaines affections digestives (entérites, sprue...).

▶ *La vitamine B_5 = acide panthothénique* — Il est présent dans la plupart des aliments d'où son nom. Il entre dans la composition du coenzyme A, facteur d'acétylation intervenant dans la synthèse de nombreuses molécules : acétylcholine, cholestérol, hémoglobine, etc. Malgré son importance, on ne connaît pas de carence spécifique humaine, en raison de l'ubiquité de cette substance dans les aliments. Les besoins quotidiens sont de 10 mg chez l'adulte.

On l'utilise dans le traitement des hépatites, des maladies inflammatoires, des inflammations gastro-intestinales, aux doses de 50 à 100 mg *(Bépanthène)*. On l'administre également par voie intraveineuse dans le traitement de la calvitie. Toutes ces indications ne semblent pas avoir de justification scientifique.

▶ *La vitamine B_6 = pyridoxal, pyridoxol ou pyridoxine* — On la trouve dans la levure de bière, les céréales. Les besoins quotidiens sont de 1 à 2 mg. Chez l'homme, l'avitaminose B_6 conduit à des signes qui ne sont pas spécifiques et qui se confondent avec la pellagre.

Les indications thérapeutiques sont la maladie de Parkinson, la myopathie infantile, l'épilepsie, les vomissements gravidiques.

On la prescrit à la dose de 20 à 100 mg *per os* et de 20 à 50 mg en intraveineuse *(Bécilan)*.

La vitamine B_6 annule les effets de la L-Dopa qui est un antiparkinsonien.

▶ *La vitamine B_{12} = cyanocobalamine* — Sa formule, très complexe, renferme du cobalt et un groupe cyanure, d'où le nom de cyanocobalamine qui lui a été donné. Les besoins quotidiens sont de 5 µg. On l'a isolée du foie dont elle constitue le principe anti-anémique.

La vitamine B_{12}, apportée par l'alimentation est appelée encore « facteur extrinsèque » ; elle nécessite, pour être absorbée par l'intestin, la présence d'un facteur sécrété par l'estomac, appelé « facteur intrinsèque ». Ce facteur est absent dans l'anémie de Biermer et la vitamine B_{12} ne peut donc être résorbée ce qui entraîne une carence.

On l'utilise dans l'anémie de Biermer, les retards de croissance, les troubles psychiques, les cirrhoses... Elle est également proposée à fortes doses et en intramusculaire comme antalgique. Les doses administrées varient de 0,1 à 5 mg en intramusculaire *(Dodecavit).*

▶ *L'acide folique = acide ptéroylglutamique* — On l'appelle acide folique parce qu'il existe en abondance dans les feuilles d'épinards. On le trouve aussi dans le foie et la levure. Sa forme active est la forme réduite ou acide tétrahydrofolique. Son étude est étroitement liée à celle de la vitamine B_{12} car les deux molécules conjuguent leurs effets. L'absence de cette vitamine entraîne une anémie macrocytaire car elle est indispensable à l'hématopoïèse.

L'acide folique est utilisé dans le traitement des anémies macrocytaires de la grossesse et de l'enfance, des anémies dues à la pellagre ou à des parasitoses, à des doses de 10 à 30 mg par jour *(Elvorine, Spéciafoldine).* Une supplémentation est obligatoire en cas de traitement antiépileptique par le *Dihydan* ou la *Dépakine*, particulièrement chez la femme enceinte.

La vitamine C ou Acide ascorbique

C'est une vitamine hydrosoluble existant dans les fruits (citron, orange), les légumes verts, le lait non pasteurisé. Il y a une grosse perte dans l'eau de cuisson des légumes en renfermant. Son absence engendre le scorbut, maladie grave caractérisée par des hémorragies et le déchaussement des dents. Chez le nourrisson, le scorbut présente une forme particulière avec fragilité osseuse : c'est la maladie de Barlow.

Le scorbut est exceptionnel, les hypovitaminoses C sont plus répandues et se manifestent par asthénie, diminution de la résistance aux maladies infectieuses, céphalées, amaigrissement etc.

La vitamine C a un rôle important dans la plupart des métabolismes :

- elle est nécessaire à l'élaboration des corticostéroïdes par les glandes surrénales ;
- elle est indispensable à la formation de certains tissus ;
- elle intervient dans l'hématopoïèse en facilitant l'absorption du fer sous forme réduite.

Les besoins quotidiens sont de 100 mg et sont augmentés pendant la grossesse. La vitamine C n'est pas toxique. Elle s'élimine dans les urines lorsque sa concentration plasmatique dépasse 12 mg/L.

Elle est utilisée dans le traitement du scorbut, des hypovitaminoses C, des états de fatigue, grossesse, intoxications, hémorragies.

On la prescrit par voie buccale à des doses variant de 0,10 à 1 g par jour *(Laroscorbine, Vitascorbol)* ; on peut l'administrer par voie parentérale.

La vitamine PP ou Nicotinamide

Isolée du foie et de la levure, elle prévient la pellagre, maladie qui sévit de façon endémique en Afrique et en Asie (d'où son nom de vitamine antipellagreuse). Les besoins quotidiens sont d'environ 20 mg.
On l'utilise dans le traitement de la pellagre, dans les affections digestives telles que colites, spasmes, diarrhées, dans la maladie des rayons, et comme vasodilatateur artériocapillaire à des doses de 0,20 à 0,50 g *per os* et 0,10 à 0,20 g par voie injectable *(Nicobion).*

La vitamine H ou Biotine

On la trouve dans de nombreux aliments (foie, viande, œuf, fruits). Les besoins quotidiens sont de 200 à 300 µg. On l'utilise dans certaines dermatoses *(Biotine).*

La vitamine P

La vitamine P (appelée encore rutine ou rutoside) augmente la résistance des capillaires. On la trouve dans les citrons, les oranges, les marrons d'Inde, les raisins, etc. Mais plusieurs molécules ont une action vitaminique P. Comme *l'épicatéchine* extraite du cachou ; *le rutoside* ou *rutine* extraite de la rue. La *rutine* existe sous le nom de *Solurutine-papavérine retard* en comprimés et en ampoules injectables ; *l'esculoside* est extrait du marron d'Inde.
On administre le rutoside ou l'esculoside en association avec la vitamine C à des doses de à 0,05 et 0,10 g par voie buccale dans les purpuras ou des dermatoses variées.

AUTO-ÉVALUATION

1. Quelle différence y a-t-il entre une vitamine hydrosoluble et liposoluble ?
2. Donner 3 exemples de vitamines hydrosolubles et liposolubles.
3. Comment se fait le traitement de l'avitaminose D ?
4. Quels sont les effets de la vitamine C ?

12e partie

MÉDICAMENTS DE L'APPAREIL DIGESTIF

39

MÉDICAMENTS EN HÉPATO-GASTROENTÉROLOGIE

MÉDICAMENTS DE L'ESTOMAC

LES DIGESTIFS

▶ *Les digestifs salins* — Ils favorisent la digestion.

• **Le bicarbonate de sodium** ou **carbonate acide de sodium** est une poudre blanche, de saveur alcaline, employée à petites doses (0,50 à 2 g) comme stimulant de la sécrétion gastrique.
Il sert aussi au traitement des acidoses sous forme de soluté injectable à 14 p. mille (500 à 1 000 mL par voie intraveineuse).

• **L'association sulfate-phosphate et bicarbonate de sodium** se retrouve dans un certain nombre de spécialités (*Normogastryl).*

• **Les eaux minérales bicarbonatées** peuvent être également eupeptiques (eaux de Vichy, de Saint-Nectaire, de Royat...).

• On peut également avoir recours à des **médicaments citratés** : *Citrocholine...*

▶ *Les digestifs amers et aromatiques* — Ils augmentent la sécrétion gastrique et stimulent l'appétit. Ce sont les préparations à base de noix vomique (le principe actif en est la strychnine), de gentiane et de quinquina, pour les digestifs amers ; il en est de même pour diverses plantes aromatiques (fenouil, poivre, safran, romarin...).

LES ENZYMES

▶ *La pepsine* — Principale enzyme du suc gastrique, elle hydrolyse les protéines. On l'emploie en association avec l'amidon ou le lactose sous forme de poudre, cachets ou élixir aux doses de 1 à 3 g chez l'adulte.

▶ *La pancréatine* — Elle renferme trois enzymes du suc pancréatique qui hydrolysent les protéines (trypsine), les lipides (lipase) et les glucides (amylase). Elle est administrée à la dose de 1 à 3 g par jour.

▶ *La papaïne* — Enzyme obtenue à partir du latex issu de la papaye, elle hydrolyse les protéines. On l'utilise à des doses de 0,10 à 0,20 g plusieurs fois par jour en cachets ou en élixir. Elle sert à l'attendrissement des viandes (viandes attendries) en boucherie.

LES MÉDICAMENTS ANTI-ULCÉREUX ET LES PANSEMENTS GASTRIQUES

▶ *La cimétidine (Tagamet)* — Antihistaminique H_2 spécifique, elle inhibe l'hyperacidité gastrique et est utilisée dans les ulcères gastroduodénaux, les ulcères œsophagiens, le syndrome de Zollinger-Ellison aux doses quotidiennes de 1 g par voie orale. Les effets secondaires sont faits d'épisodes confusionnels, diarrhées, gynécomastie, tachycardie. Elle potentialise l'effet des antivitamines K, de la phénytoïne, des benzodiazépines et de la théophylline.

▶ *La ranitidine (Azantac, Raniplex)* — Ils permettent une cicatrisation des lésions d'œsophagites dans la moitié des cas, après 2 mois de traitement.

▶ *Les inhibiteurs de la pompe à protons (Mopral, Inexium)* — Ce sont les plus efficaces dans le reflux gastro-œsophagien (cicatrisation des 90 % des cas).

▶ *Les antibiotiques* — *Helicobacter pylori* est un germe présent dans l'estomac, sous la couche de mucus, qui sait se protéger de l'acidité gastrique. 100 % des ulcéreux duodénaux et 70 % des ulcéreux gastriques hébergent le germe sur leur muqueuse antrale. H. pylori est un facteur important de rechute des ulcères, et son rôle est possible dans le cancer gastrique. L'éradication passe par les antibiotiques avec une trithérapie constituée d'amoxicilline + clarithromycine *(Zeclar)* + un antisécrétoire gastrique pendant 2 semaines. Les récidives passent alors de 80 % à 5 %. Toutes les personnes infectées par le germe (30 % de la population) ont une gastrite mais toutes n'ont pas un ulcère.

▶ *Les anti-acides* — Ils neutralisent l'acidité gastrique *(Maalox, Supralox)*. Des associations d'anti-acides et de substances absorbantes sont également utilisées *(Gélusil)*.

▶ *Les pansements gastriques* — Ils réalisent un revêtement de la muqueuse gastro-intestinale de manière à la protéger.

• **Les sels d'aluminium et de magnésium.** Les sels d'aluminium sont utilisés comme pansement gastrique à une posologie quotidienne moyenne de 6 à 9 g *(Phosphalugel)*. Comme ils sont constipants, ils sont souvent associés à des sels de magnésium qui, étant laxatifs, évitent les effets sur le transit intestinal *(Actapulgite, Gastropulgite, Maalox, Mucipulgite, Polysilane, Smecta)*. La prise prolongée de sels d'aluminium, à l'exception du phosphate d'aluminium, entraîne des risques d'ostéoporose par carence en phosphates car ceux-ci sont insolubilisés et éliminés par les matières fécales.

• **Le sucralfate** *(Ulcar, Keal)*. C'est un mélange de saccharose et de sulfate d'aluminium pris avant les repas qui forme une barrière protectrice sur l'ulcère gastrique ou duodénal.

▶ *Le charbon (Carbophos, Carbosylane)* — Le charbon végétal est employé comme absorbant dans les fermentations anormales, le météorisme intestinal, les diarrhées fétides. On l'utilise en poudre ou en comprimés.

▶ *Le bismutho-citrate tripotassique* — Il a une activité intéressante, protectrice et bactériostatique sur *Helicobacter pylori*, germe présent dans l'estomac qui a une action favorisante sur la formation des ulcères. Les doses utilisées sont faibles et les durées d'administration courtes.

MÉDICAMENTS DE L'INTESTIN

LES PURGATIFS ET LES LAXATIFS

On considère comme constipé un sujet qui a moins de 3 selles par semaine. Laxatifs et purgatifs sont les médicaments de la constipation et leur choix dépend de l'étiologie de la constipation : médicaments spasmolytiques ou favorisant le péristaltisme intestinal.

La différence entre les deux groupes de médicaments est une différence d'intensité d'action. Les *purgatifs* provoquent l'accélération du transit intestinal et l'évacuation des selles. Lorsque les selles sont liquides, nombreuses et que leur évacuation s'accompagne de coliques, le purgatif est dit drastique. Les *laxatifs* sont des purgatifs légers. Tous les laxatifs et purgatifs sont irritants car leur prise régulière entraîne une irritation chronique de l'intestin, surtout avec la phénolphtaléine pouvant aboutir à une colopathie grave. Leur utilisation est rarement justifiée, pourtant leur vente est très importante.

Les laxatifs

Les laxatifs dits « mécaniques » augmentent le volume du bol fécal et favorisent ainsi l'évacuation. Ce sont des mucilages en général d'origine végétale (*Spagulax…*) qui doivent être ingérés avant les repas avec beaucoup d'eau pour éviter un syndrome obstructif ou, à la longue, une irritation intestinale. Ils sont non digestibles et agissent en augmentant le volume des selles.
D'autres laxatifs agissent en lubrifiant la paroi du tube digestif : huile de paraffine *(Nujol…)* ; huile de paraffine associée au malt *(Laxamalt)*.
Enfin, citons la possibilité pour les constipations basses, d'utiliser un médicament par voie rectale *(Microlax)*.

Les purgatifs

Ils entraînent une exonération brutale et souvent douloureuse du tube digestif. Ils peuvent conduire, si leur usage est fréquent, à une colopathie chronique. On distingue :

► *Les purgatifs salins* — Ce sont des sels peu résorbables qui provoquent un appel d'eau vers le tube digestif qui, en augmentant le volume du contenu intestinal, favorise le péristaltisme et l'élimination fécale. Les plus utilisés sont le sulfate de magnésium et le sulfate de sodium à des doses de 5 à 10 g en solution aqueuse comme laxatifs, et à des doses plus importantes (10 à 50 g) comme purgatifs.

► *Les purgatifs anthracéniques* — Ce sont des glucosides que l'on trouve dans diverses plantes dont l'action s'exerce sur le côlon *(Tamarine, Sénokot, Pursennide, Idéolaxyl)*.

► *L'huile de ricin* — Huile incolore, épaisse, à saveur nauséeuse, c'est un laxatif à petites doses (2 à 10 g) et un purgatif à des doses de l'ordre de 20 à 50 g. Elle entraîne une évacuation assez rapidement (6 à 12 heures).

► *La phénolphtaléïne et ses dérivés* — Ils sont présents dans de nombreuses spécialités *(Contalax, Dulcolax…)* et entraînent des lésions de la muqueuse intestinale en administration chronique.

LES ANTIDIARRHÉIQUES

La diarrhée est définie par l'émission quotidienne de selles très fréquentes et abondantes (plus de 300 g/j). Elle peut être grave et nécessite alors la compensation des pertes par la réhydratation, la correction de l'acidose métabolique et le traitement étiologique (parasitose, toxi-infection, allergie, ...). Elle peut être bénigne et l'utilisation des antidiarrhéiques est possible comme traitement symptomatique. Les antidiarrhéiques ralentissent le cheminement du contenu intestinal en diminuant le péristaltisme intestinal.

▶ *L'Imodium* — C'est un médicament très utilisé dans le traitement symptomatique des diarrhées aiguës et chroniques aux doses quotidiennes de 2 à 6 mg/j.

▶ *L'élixir parégorique ou teinture d'opium benzoïque* — On l'utilise comme antidiarrhéique à des doses de 10 à 50 g pour l'adulte et par doses fractionnées (10 g d'élixir renferme 5 mg de morphine). Il est inscrit sur la liste I. Le *Diarsed* agit de la même manière que l'élixir parégorique tout en présentant sur ce dernier l'avantage de ne pas entraîner de pharmaco-dépendance.

▶ *Les charbons* — Les charbons végétal et animal peuvent être utilisés dans les diarrhées, parfois associés à des alcalins, à de l'argent colloïdal, à des antiseptiques *(Formocarbine...).*

▶ *Les pansements intestinaux* — Le kaolin, l'oxyde de titane peuvent être antidiarrhéiques. On utilise également le salicylate basique d'aluminium à des doses quotidiennes de 1 à 5 g ainsi que le silicate d'aluminium et de magnésium *(Actapulgite, Mucipulgite).*

LES MÉDICAMENTS DE LA FLORE INTESTINALE

Lors de traitements antibiotiques, la flore intestinale est détruite ; pour la rétablir, on a recours à des agents de fermentation lactique *(Lactéol, Bactisubtil)* dont l'efficacité est controversée.

MÉDICAMENTS DU FOIE ET DES VOIES BILIAIRES

LES CHOLÉRÉTIQUES ET CHOLAGOGUES

▶ *Les médicaments cholérétiques* — Ils augmentent la sécrétion de la bile en agissant sur la cellule hépatique. Ils sont d'origine animale (sels biliaires, extrait de bile de bœuf, acide oléique), d'origine végétale (artichaut *(Chophytol)*, cucurma, romarin) ou produits par synthèse *(Sulfarlem, Hébucol).*

▶ *Les médicaments cholagogues* — Ils facilitent l'évacuation de la bile contenue dans la vésicule en provoquant la contraction de celle-ci, mais n'agissent pas, comme les cholérétiques, sur la sécrétion de la bile. **Le sulfate de magnésium** est utilisé à des doses de 5 à 10 g ; à doses plus fortes, il est purgatif.

L'ACIDE CHÉNODÉSOXYCHOLIQUE *(Chénodex)*

C'est un constituant normal de la bile utilisé pour *dissoudre les calculs biliaires de cholestérol* aux doses quotidiennes orales de 10 à 15 mg/kg pendant plusieurs mois. L'efficacité est importante sur les calculs de cholestérol de diamètre inférieur à 5 mm et beaucoup moins si le diamètre du calcul est élevé. Le produit est inefficace si la vésicule n'est pas fonctionnelle, si le calcul est calcifié ou s'il s'agit d'une lithiase pigmentaire.
Effets secondaires : diarrhée qui oblige à limiter les doses, augmentation des transaminases hépatiques.

L'acide ursodésoxycholique *(Ursolvan, Delursan)* est employé aux doses de 5 à 10 mg/kg. Il ne provoque ni diarrhée ni élévation des transaminases.

LES HÉPATO-PROTECTEURS

Ils sont chargés de protéger le foie en cas d'insuffisance hépatique. On emploie les vitamines B_6, B_{12} et surtout les facteurs lipotropes, qui empêchent la dégénérescence graisseuse du foie ou stéatose :

- **La méthionine** est un acide aminé essentiel à l'organisme administré *per os* aux doses de 1 à 8 g ou par voie parentérale (0,10 à 0,15 g) *(Lobamine-cystéine)*.
- **La choline** est utilisée *(Hépacholine)* aux doses de 2 à 10 g *per os*.

D'autres hépato-protecteurs sont également utilisés (la cystine, l'arginine, le facteur lipocaïque, l'acide orotique, l'inositol).

LES MÉDICAMENTS HYPOAMMONIÉMIANTS

L'ammoniaque sanguine dont le taux normal est inférieur à 1 mg par litre, est un composé toxique dont l'hyperproduction entraîne le coma. En cas d'encéphalopathie hyperammoniémique, on peut détruire par des antibiotiques (néomycine) la flore intestinale responsable de la production d'ammoniaque, ou administrer 20 à 60 mL de lactulose *(Duphalac)* par voie orale qui acidifie le contenu du côlon et diminue ainsi l'absorption intestinale d'ammoniaque, ou encore accélérer la transformation hépatique d'ammoniaque en urée *(Arginine, Ornicetil)*, ou enfin augmenter de l'élimination rénale d'ammoniaque (chlorhydrate d'arginine).

ANTIÉMÉTISANTS

Le vomissement est un rejet par la bouche de tout ou partie du contenu gastrique. Des vomissements répétés peuvent être à l'origine d'une déshydratation et d'une alcalose métabolique. Le centre du vomissement est situé dans le bulbe rachidien.
Les antiémétisants utilisés sont soit des antagonistes de la dopamine *(Primpéran, Vogalène)*, soit des antihistaminiques H_1 *(Dramamine, Nautamine)*, soit des antispasmodiques atropiniques en dispositif transdermique *(Scopoderm)*. Les vomissements ont des étiologies diverses qui conditionnent le choix d'un antivomitif. On utilise en effet divers médicaments, pris le plus souvent 15 minutes avant les repas :

– le métoclopramide *(Primpéran)* accélère la vidange gastrique vers le duodénum aux doses de 10-20 mg 3 fois par jour. On peut observer chez le sujet jeune surtout, des dyskinésies extrapyramidales précoces impressionnantes (opistothonos, spasme bucco-facial...) ; c'est le seul antiémétique utilisable chez la femme enceinte ;

– la métopimazine *(Vogalène)* s'utilise 3 fois par jour aux doses de 5 à 10 mg ;

– le sulpiride *(Dogmatil)*.

Ces divers médicaments ont des mécanismes d'action différents, soit une action centrale pure *(Nautamine, Vogalène, Largactil)*, soit une action centrale et périphérique *(Primpéran, Motilium)*, soit une action périphérique *(Prépulsid, Érythrocine)*.

► *Les indications des anti-émétisants*

• **La chimiothérapie antimitotique.** Elle est très émétisante. On utilise les sétrons *(Zophren* et *Kytril)*, médicaments spécifiquement réservés aux chimiothérapies anticancéreuses.

• **Le « mal des rayons ».** Les nausées s'observent surtout lorsque de grands champs sont irradiés dans le thorax ou l'abdomen. On emploie *Vogalène* ou *Primpéran*.

• **Les migraines** s'accompagnent souvent de vomissements (migraines dites « digestives »). Les meilleurs résultats sont observés avec *Dogmatil* (50 gouttes avant les trois repas), ou *Primpéran* (2 à 3 cuillères à café par jour).

• **Les nausées et vomissements des affections hépato-bilio-digestives** sont justiciables de *Buscopan* (en injection intramusculaire). Les antivomitifs utilisés seront ceux qui coupent les influx vagaux et sympathiques, d'origine périphérique, qui stimulent directement le centre du vomissement.

• **Les nausées et vomissements de la grossesse.** Ces troubles surviennent dans les trois ou quatre premiers mois de la grossesse *(Vogalène, Primpéran).*

• **Le mal des transports.** Préventivement, une demi-heure avant le départ, on peut utiliser différents produits antihistaminiques *(Nautamine, Dramamine, Marzine).*

PRODUITS DE CONTRASTE UTILISÉS EN RADIOLOGIE DIGESTIVE

La radiologie œsophagienne

• **Le sulfate de baryum.** Il est utilisé en radiologie œsophagienne sous forme de suspension très concentrée *(Micropaque).* Des accidents graves (asphyxie, collapsus) s'observent en cas de pénétration accidentelle dans les bronches, le médiastin ou le péritoine. Il est contre-indiqué en cas de fistule œsophagienne et de troubles de la déglutition.

• **Les produits iodés.** Ils ont l'avantage par rapport au produit précédent de ne pas être toxiques en cas d'introduction dans les voies respiratoires, le médiastin ou le péritoine. On utilise des produits iodés hydrosolubles *(Télébrix)* ou une suspension aqueuse d'un produit liposoluble.

La radiologie gastro-duodénale

On utilise *le sulfate de baryum et les produits iodés.* Il est parfois utile d'avoir recours à des médicaments spasmogènes (morphine, par exemple) dont l'administration au moment des passages pyloriques peut permettre de mieux mouler le produit de contraste dans le bulbe duodénal.

La radiographie hépato-spléno-biliaire

– En radiographie hépato-splénique on utilise les *dérivés iodés hydrosolubles*.
– En radiographie biliaire, on utilise *per os* des *produits iodés liposolubles* à élimination hépatique dont la durée d'action est d'environ 10 heures. Le jeûne absolu permet la fermeture du sphincter d'Oddi.

Les produits iodés hydrosolubles à élimination hépatique sont administrés par voie intraveineuse. Ils permettent une visualisation rapide de la voie biliaire principale (15 minutes) et de la vésicule biliaire (90 minutes).

La radiographie intestinale

– *Le sulfate de baryum en solution assez diluée* est utilisé *per os* pour l'opacification du grêle, ou par voie rectale pour l'opacification du côlon *(Micropaque, Microtrast)*.
– *Les produits iodés hydrosolubles* permettent l'accélération du transit et une fluidité importante.

AUTO-ÉVALUATION

1. Qu'est-ce qu'un pansement gastrique ? Exemples.
2. Pourquoi utilise-t-on des antibiotiques dans l'ulcère gastroduodénal ?
3. Qu'est-ce qu'un cholérétique ? Un cholagogue ?

Annexe
EXAMENS DE LABORATOIRE

PRÉLÈVEMENTS DES EXAMENS BIOLOGIQUES

La qualité d'un résultat d'examen biologique dépend en premier lieu de la qualité du prélèvement. En effet, pour que le résultat d'un examen soit fiable et donc interprétable, le prélèvement doit obéir à des règles essentielles à respecter. L'infirmière a donc ici un rôle fondamental.

Les conditions de prélèvements

• Le malade doit être **à jeun** afin d'opérer sur un sérum limpide et ainsi éviter toute erreur liée à l'apport alimentaire.
• Le prélèvement doit toujours être accompagné d'une **feuille d'examens** mentionnant la date, les nom et prénom du malade avec sa date de naissance, la nature de l'examen demandé, le service d'hospitalisation, le nom du prescripteur et le nom du préleveur, éventuellement des renseignements cliniques, les médicaments pris par le malade, et tout autre renseignement pertinent.
• Les **tubes ou flaconnages** destinés à contenir le prélèvement doivent obéir à des conditions d'asepsie qui sont facilitées par l'utilisation de tubes sous vide (vacutainer), et à usage unique. Ils doivent être :
– secs pour éviter toute trace d'hémolyse ;
– exempts de toute trace éventuelle de l'élément à doser (cations par exemple) ;
– stériles, lorsqu'il s'agit de prélèvements destinés à un examen bactériologique ;
• La **transmission du prélèvement** au laboratoire doit se faire le plus rapidement possible surtout pour les analyses de constituants qui s'altèrent vite comme les gaz du sang, l'acide lactique, l'acide pyruvique, l'amoniémie, etc. De plus, certains dosages nécessitent que le prélèvement de sang soit transporté au laboratoire dans de la glace, par exemple dosage d'ACTH, d'hormone parathyroïdienne, de rénine.

Les prélèvements sanguins

• **La prise de sang** est effectuée sur le sujet à jeun, par ponction veineuse au pli du coude dans les meilleures conditions possibles d'asepsie. Le garrot doit être utilisé un minimum de temps pour éviter la stase sanguine (due à la compression) pouvant être à l'origine de modifications dans la constitution physico-chimique du sang, et donc entraîner des erreurs d'interprétation.

Le sang obtenu est constitué par un liquide appelé plasma qui tient en suspension les éléments figurés du sang, c'est-à-dire les hématies (ou globules rouges), les leucocytes (ou globules blancs), et les plaquettes (ou thrombocytes).
La quantité de sang à prélever est évidemment très variable selon les dosages. En pratique courante, un prélèvement de 5 mL de sang permet de réaliser la plupart des dosages. Pour tout dosage non classique, il est préférable de s'informer auprès du laboratoire.

- Le **sang capillaire** obtenu après piqûre du doigt ou du talon à l'aide d'un vaccinostyle est intéressant en particulier en pédiatrie et chez les sujets dont il est difficile de percevoir la veine. Mais ce type de prélèvement ne peut être utilisé que pour des examens nécessitant un très faible prélèvement sanguin.
- **Pour obtenir du plasma**, on recueille le sang dans un tube contenant un anticoagulant (héparinate, EDTA, citrate...) dont le choix dépend du dosage à réaliser.
- **Pour obtenir du sérum**, le prélèvement de sang est recueilli sur un tube sec (c'est-à-dire sans anticoagulant) ; le sérum est la partie liquide qui surnage le caillot après coagulation du sang.

Pour la plupart des dosages, les différences, lorsqu'elles existent, entre concentrations plasmatiques et sériques sont minimes. La différence la plus importante est la concentration en protéines totales, plus élevée dans le plasma, car celui-ci contient une protéine, le fibrinogène, qui n'existe pas dans le sérum, puisque cette protéine sert à la formation du caillot de sang.

Les prélèvements urinaires

Le volume urinaire normal par 24 heures est de 1 000 à 1 500 mL. En schématisant, on peut dire que les reins sécrètent environ 1 mL d'urine par minute. Au cours de certaines maladies, ce volume urinaire varie :

– *Une polyurie* est l'augmentation du volume normal pouvant atteindre parfois 10 à 15 litres par 24 heures (diabètes, néphrite interstitielle...).
– *Une oligurie* est la diminution du volume normal (typhoïde, scarlatine, néphropathies aiguës).
– *Une anurie* est la suppression de la diurèse (choc opératoire, hémolyse...).
– *Une pollakiurie* correspond à un volume normal mais les mictions sont fréquentes durant la nuit.
– *Une opsiurie* est le retard de l'apparition de l'urine à la suite de l'absorption de liquide.

Les analyses d'urine se font selon le cas :

– soit sur des urines fraîches (pH, recherche d'acétone, des sels et pigments biliaires…) ;

– soit sur des urines de 24 heures : la première miction du matin est rejetée, puis toutes les urines de 24 heures sont recueillies dans un même bocal. Pour éviter la fermentation ammoniacale, les urines sont recueillies en présence d'un antiseptique comme le thymol. On n'ajoute bien entendu pas d'antiseptiques aux urines, lorsque le prélèvement est destiné à un examen bactériologique. L'envoi de la totalité des urines de 24 heures au laboratoire n'est souvent pas utile. **Un échantillon urinaire** de 100 à 200 mL, **prélevé après homogénéisation des urines de 24 h**, suffit en général. Mais la diurèse des 24 heures doit toujours être mentionnée, car les dosages réalisés dans l'urine sont rapportés non pas au litre mais au volume urinaire émis en 24 h.

– **Examens cytobactériologiques :** l'urine doit être recueillie aseptiquement, après lavage du gland et du méat chez l'homme, après pose d'un tampon et toilette aseptique chez la femme. Le premier jet d'urine est rejeté, afin d'éliminer la sécrétion urétrale normale.

Les prélèvements du liquide céphalorachidien

Le prélèvement se fait par ponction lombaire entre L IV et L V. Il peut être fait également par ponction sous-occipitale ou par ponction ventriculaire.

La ponction lombaire est formellement contre-indiquée en cas d'hypertension intracrânienne ou de tumeur intracrânienne.

Le LCR est normalement « limpide comme de l'eau de roche ». Quand il est rose ou rouge, il faut avoir soin de distinguer entre l'hémorragie méningée et la rupture accidentelle d'un vaisseau lors de la ponction. Pour les différencier, le LCR est recueilli dans trois tubes séparés :

– s'il s'agit d'une hémorragie méningée, les trois prélèvements sont sanglants ;

– s'il s'agit d'une blessure lors de la ponction, seul le premier tube est sanglant.

Le transport au laboratoire doit être le plus rapide possible du fait de la glycolyse et de la fragilité de certains germes.

Les prélèvements du liquide gastrique

L'examen du liquide gastrique est fait soit sur la sécrétion pure à jeun, soit sur un liquide de stase, soit sur un liquide de lavage.

Les prélèvements des matières fécales

Les selles sont recueillies en évitant la pollution par les urines.
Le malade ne doit pas absorber de charbon, kaolin, bismuth dans les jours qui précèdent l'examen.
Pour la recherche du sang dans les selles, le malade doit suivre, dans les quatre jours qui précèdent l'examen, un régime exempt de viandes, poissons, légumes verts qui positivent la réaction ; de même, tous les médicaments à base de fer ou d'hémoglobine doivent être évités.

Les prélèvements vaginaux

Le prélèvement pratiqué dans le tiers postérieur du vagin est effectué avec des écouvillons stériles en vue de l'ensemencement bactérologique.
Le prélèvement est également déposé sur une lame propre puis étalé, pour examen direct microscopique.

Les examens bactériologiques

Un certain nombre de règles sont fondamentales :
– le matériel à prélèvement doit être stérile ;
– le prélèvement doit se faire le plus aseptiquement possible ;
– la nature du prélèvement doit être indiquée au laboratoire (pus, prélèvement de gorge...) ; il est également utile de faire savoir au laboratire les présomptions cliniques éventuelles ;
– la transmission au laboratoire doit se faire très rapidement.

VALEURS USUELLES DES CONSTITUANTS BIOLOGIQUES SANGUINS ET URINAIRES

L'étudiant(e) en IFSI doit connaître — ou tout au moins savoir où trouver — les valeurs usuelles des principaux composants du sang et des urines. Nous avons donc pensé utile de donner par ordre alphabétique dans une série de tableaux, de façon presque exhaustive, l'ensemble des examens effectués sur le sang et les urines avec leurs valeurs usuelles. Bien que sortant du cadre de la pharmacologie, ils peuvent être utiles, du moins nous l'espérons, à l'étudiant(e) pendant ses stages hospitaliers, car la surveillance des traitements médicamenteux est souvent biologique.

Valeurs usuelles des constituants biologiques urinaires

La valeur en unités SI (système international) multipliée par le facteur de conversion donne la valeur en unités conventionnelles

Nature de l'examen	Unités SI[1]	Facteur de conversion	Unités conventionnelles
Acide urique	2-4 mmol/24 h	× 0,168	0,3-0,65 g/24 h
Amylase			50-400 U/L
Calcium	2,5-7,5 mmol/24 h	× 40,1	100-300 mg/24 h
Catécholamines :			
– adrénaline	< 55 nmol/24 h	× 0,183	< 10 µg/24 h
– noradrénaline	< 300 nmol/24 h	× 0,169	< 50 µg/24 h
Cuivre	< 1,9 µmol/24 h	× 63,5	< 120 µg/24 h
Coproporphyrines	< 300 nmol/24 h	× 0,654	< 195 µg/24 h
Créatinine	7-14 mmol/24 h	× 0,113	0,75-1,5 g/24 h
– clairance	1,5-2,35 mL/s	× 60	90-140 mL/min
5 HIAA	16-42 µmol/24 h	× 0,191	3-8 mg/24 h
Phosphore	20-40 mmol/24 h	× 0,031	0,6-1,2 g/24 h
Protéines			< 0,15 g/24 h
PSP (épreuve) :			
– élimination urinaire en 15′	> 0,25	× 100	> 25 %
– élimination urinaire en 70′	> 0,60		> 60 %
Stéroïdes :			
– 17-cétostéroïde ♂	30-52 µmol/24 h	× 0,288	9-15 mg/24 h
– 17-cétostéroïde ♀	20-35 µmol/24 h	× 0,288	6-10 mg/24 h
– 17-hydroxystéroïdes	10-18 µmol/24 h	× 0,362	3,5-6,5 mg/24 h
Urée	250-500 mmol/24 h	× 0,06	15-30 g/24 h
Urobilinogène	0,08-7 µmol/24 h	× 0,591	0,05-4 mg/24 h
VMA	5-35 µmol/24 h	× 0,198	1-7 mg/24 h

Valeurs usuelles des constituants biologiques sanguins

La valeur en unités SI (système international) multipliée par le facteur de conversion donne la valeur en unités conventionnelles

Nature de l'examen	Unités SI[1]	Facteur de conversion	Unités conventionnelles
Acide folique	9-41 nmol/L	× 0,441	4-18 ng/mL
Acides gras libres	0,18-0,70 mmol/L	× 0,284	0,05-0,20 g/L
Acide lactique	1-1,8 mmol/L	× 90,1	90-160 mg/L
Acide pyruvique	0,03-0,11 mmol/L	× 88,1	3-10 mg/L
Acide urique	180-400 μmmol/L	× 0,168	30-65 mg/L
Albumine	550-730 μmol/L	× 0,069	38-50 g/L
Ammoniaque	6-30 μmol/L	× 0,017	0,10-0,50 mg/L
Amylase			20-80 U/L
Bicarbonates	Voir CO_2 total		
Bilirubine :			
– totale	< 17 μmol/L	× 0,585	< 10 mg/L
– conjuguée	< 3,5 μmol/L	× 0,585	< 2 mg/L
Calcium	2,35-2,65 mmol/L	× 40,1	95-105 mg/L
Céruléoplasmine	1,8-2,5 μmol/L	× 0,16	0,28-0,40 g/L
Chlore	97-105 mmol/L	× 1	97-105 mEq/L
Cholestérol	3,8-6,5 mmol/L	× 0,387	1,50-2,50 g/L
– HDL	0,9-1,5 mmol/L	× 0,387	0,35-0,60 g/L
CO_2 total	25-29 mmol/L		25-29 mEq/L

Valeurs usuelles des constituants biologiques sanguins

La valeur en unités SI (système international) multipliée par le facteur de conversion donne la valeur en unités conventionnelles *(suite)*

Nature de l'examen	Unités SI[1]	Facteur de conversion	Unités conventionnelles
Cuivre	12-24 µmol/L	× 0,063	0,8-1,5 mg/L
Créatine kinase (CK)			15-170 U/L
Créatinine	62-125 µmol/L	× 0,113	7-14 mg/L
Fer	13-25 µmol/L	× 5,585	70-140 µg/100 mL
– coefficient de saturation	0,25-0,45	× 100	25-45 %
Fibrine			2-4 g/L
Glucose	4-5,5 mmol/L	× 0,18	0,70-1,00 g/L
Haptoglobine			1-3 g/L
LDH			30-470 U/L
Magnésium			4,5-7,5 g/L
5'-nucléotidase			3-17 U/L
Oxygène (saturation en)	0,95-0,98	× 100	95-98 %
pCO_2 sg artériel	5,0-5,6 Kla	× 7,502	37-42 mmHg
pH	7,36-7,42		7,36-7,42
pO_2 sg artériel	12-14 Kla	× 7,502	90-105 mmHg
Phosphatases acides totales			< 10 U/L
Phosphatases acides prostatiques			< 4 U/L
Phosphatases alcalines			< 30-140 U/L
Phospholipides	2-3,3 mmol/L	× 0,774	1,5-2,5 g/L
Phosphore	0,9-1,4 mmol/L	× 30,97	28-45 mg/L

Valeurs usuelles des constituants biologiques sanguins

La valeur en unités SI (système international) multipliée par le facteur de conversion donne la valeur en unités conventionnelles *(suite)*

Nature de l'examen	Unités SI[1]	Facteur de conversion	Unités conventionnelles
Potassium	*3,6-4,8 mmol/L*		*3,6-4,8 mEq/L*
Protides			65-80 g/L
Électrophorèse :			
– albumine	0,50-0,60	× 100	50-60 %
– α^1 globuline	0,03-0,05		3-5 %
– α^2 globuline	0,06-0,10		6-10 %
– β globuline	0,09-0,15		9-15 %
– γ globuline	0,12-0,20		12-20 %
Sodium	135-145 mmol/L		135-145 mEq/L
Thymol (test)			0-10 U. Vernes
Transaminases :			
– ASAT (= TGO)			5-40 U/L
– ALAT (= TGP)			5-35 U/L
Troponine	< 0,35 µg/L		< 0,35 µg/L
Triglycérides	0,45-1,50 mmol/L	× 0,875	0,40-1,30 g/L
Urée	2,5-7,0 mmol/L	× 0,06	0,15-0,42 g/L
Vitamine B_{12}	145-370 pmol/L	× 1,355	200-500 pg/mL
Vitesse de sédimentation	1 h : < 10 mm		

Valeurs usuelles des dosages hormonaux sanguins et urinaires

La valeur en unités SI (système international) multipliée par le facteur de conversion donne la valeur en unités conventionnelles

Nature de l'examen	Unités SI[1]	Facteur de conversion	Unités conventionnelles
Hormone de croissance (STH ou GH)	< 233 pmol/L	× 0,022	< 5 µg/L
Hormone parathyroïdienne (PTH)	< 0,8 µg/L		< 0,8 ng/mL
Hormones stéroïdiennes :			
aldostérone urinaire	14-42 nmol/24 h	× 0,36	5-15 µg/24 h
cortisol :			
8 h	140-690 nmol/L	× 0,036	5-25 µg/100 mL
16 h	55-500 nmol/L	× 0,036	2-18 µg/100 mL
estradiol :			
phase folliculaire	0,11-0,75 nmol/L	× 272,4	30-205 ng/L
phase lutéale	0,45-1,50 nmol/L		120-400 ng/L
pic ovulatoire	1,10-3,00 nmol/L		300-800 ng/L
prégnandiol urinaire :			
homme	1,5-3,1 µmol/24 h	× 0,32	0,5-1 mg/24 h
femme (phase folliculaire)	1,6-5,3 µmol/24 h		0,5-2 mg/24 h
femme (phase lutéale)	9,4-18,8 µmol/24 h		3-6 mg/24 h
progestérone :			
phase folliculaire	0,32-2,5 nmol/L	× 0,314	0,10-0,80 µg/L
phase lutéale	10-80 nmol/L		3-27 µg/L
testostérone :			
homme	10,5-35 nmol/L	× 28,8	300-1 000 ng/100 mL
femme	0,7-3,5 nmol/L		20-100 ng/100 mL

Valeurs usuelles des dosages hormonaux sanguins et urinaires

La valeur en unités SI (système international) multipliée par le facteur de conversion donne la valeur en unités conventionnelles *(suite)*

Nature de l'examen	Unités SI[1]	Facteur de conversion	Unités conventionnelles
Hormones thyroïdiennes :			
– TSH			0,2-4 mU/L
– thyroxine = T_4 libre	10-25 pmol/L	× 0,078	0,8-2 ng/100 mL
– triiodothyronine = T_3	1,5-2,8 nmol/L	× 0,651	1-1,8 µg/L
Insuline :			
– à jeun	43-187 pmol/L	× 0,139	6-26 µU/mL
– après glucose	< 1 078		< 150
Hormone lutéotrope LH :			
– homme			0,5-5 U/L
– femme (milieu cycle)			16-40 U/L
Activité rénine :			
– couché	0,10-0,30 pmol/L/s	× 4,69	0,5-1,5 ng/mL/h
– debout	0,50-0,70 pmol/L/s		2,3-3,3 ng/mL/h
FSH urinaire :			
– homme			2-12 U/24 h
– femme (phase folliculaire)			2-10 U/24 h
– femme (milieu cycle)			8-26 U/24 h

Valeurs usuelles des examens hématologiques

La valeur en unités SI (système international) multipliée par le facteur de conversion donne la valeur en unités conventionnelles

Nature de l'examen	Unités SI[1]	Facteur de conversion	Unités conventionnelles
Hématocrite : ♂	0,38-0,50	× 100	38-50 %
♀	0,32-0,48		32-48 %
Hémoglobine : ♂	8,1-10,6 mmol/L	× 1,612	13-17 g/100 mL
♀	7,4-9,6 mmol/L		12-16 g/100 mL
Globules rouges : ♂	4,2-5,7 × 10^{12}/L	× 10^{-6}	4,2-5,7 × 10^{6}/mm^3
♀	3,7-5 × 10^{12}/L		3,7-5 × 10^{6}/mm^3
Globules blancs :	4-9 × 10^{9}/L	× 10^{-6}	4 000-9 000/mm^3
VGM	82-95 fl		83-98 μ^3
TGMH	1,7-2 fmol	× 16,12	27-32 µg
CCMH	19,8-22,3 mmol/L	× 1,612	32-36 g/100 mL
Formule leucocytaire :			
– polynucléaires neutrophiles	0,52-0,68	× 100	52-68 %
– polynucléaires éosinophiles	0,01-0,03		1-3 %
– polynucléaires basophiles	< 0,01		< 1 %
– lymphocytes	0,25-0,40		25-40 %
– monocytes	0,03-0,08		3-8 %
COAGULATION			
« *Taux de prothrombine* » :			
– temps de Quick	12-14 s		12-14 s
– complexe prothrombinique	0,80-1,00		80-100 %
TCA (temps de céphaline-activé)	30-37 s		38-46 s
TC (temps partiel de coagulation)			6-12 min

Valeurs usuelles des examens hématologiques

La valeur en unités SI (système international) multipliée par le facteur de conversion donne la valeur en unités conventionnelles *(suite)*

Nature de l'examen	Unités SI[1]	Facteur de conversion	Unités conventionnelles
TS (temps de saignement)			1.30 - 4 min
Fibrinolyse :			
– temps de lyse des euglobulines			> 3 heures
– DDi			< 500 µg/L
Plaquettes	150-400 x 10^9/L	× 10^{-6}	150 000-400 000/mm^3
Hémoglobine : A_2	0,02-0,03		2,3 %
F (fœtale)	< 0,02		< 2 %
D-dimères	< 500 µg/L		< 500 µg/L

Examens du liquide céphalorachidien

Nature de l'examen	**Valeurs normales**
Bilirubine	0
Chlorures	120 à 135 mmol/L
Cytologie	< 3 éléments/mm^3
Électrophorèse des protides :	
– protides totaux	0,10-0,25 g/L
– pré-albumine	5 %
– albumine	55 %
– α_1 globulines	6 %
– α_2 globulines	10 %
– β globulines	15 %
– γ globulines	9 %
Glucose	2,8-3,9 mmol/L

[1] Abréviations utilisées dans ces tableaux :
g/L, mg/L = gramme par litre, milligramme par litre.
mL = millilitre.
µg = microgramme (10^{-6} grammes).
ng = nanogramme (10^{-9} grammes).
pg = picogramme (10^{-12} grammes).
mEq = milli-équivalent.
U = unité.
mU = milli-unité.
nmol, pmol, µmol, fmol = nanomoles, picomoles, micromoles, femtomoles.
fl = femtolitre (10^{-15} litres)

Glossaire

Absorption — Ensemble des mécanismes par lesquels une substance pénètre dans l'organisme, à travers un épithélium ou une muqueuse.
Acidose — Rupture de l'équilibre acido-basique du plasma dans le sens de l'acidité.
Adénopathie — Inflammation chronique d'un ganglion lymphatique.
Adiposité — Surcharge graisseuse.
ADN — Acide désoxyribonucléique.
Aérosol — Suspension dans l'air de très fines gouttelettes liquides.
Agranulocytose — Diminution importante du nombre des leucocytes polynucléaires (ou granulocytes).
Alcaloïde — Substance organique azotée d'origine végétale ou produite par synthèse, très active à faibles doses.
Alcalose — Rupture de l'équilibre acido-basique du plasma dans le sens de l'alcalinité.
Algie — Douleur.
Allergie — Propriété acquise par un organisme de réagir d'une manière différente à l'introduction d'une substance étrangère qui se comporte comme un antigène et qu'on appelle allergène.
Aménorrhée — Absence de règles.
AMM — Autorisation de mise sur le marché d'un médicament nouveau.
Analeptique — Qui augmente les forces.
Analgésique — Qui calme la douleur. Synonyme : antalgique.
Androgènes — Hormones sexuelles mâles.
Anévrisme — Dilatation circonscrite du cœur ou des vaisseaux.
Angor — Angine de poitrine (douleurs thoraciques liées à une ischémie myocardique).
Anorexie — Perte de l'appétit.
Anorexigène — Produit qui diminue l'appétit. Contraire : orexigène.
Anoxémie — Diminution de la quantité d'oxygène dans le sang.
Anoxie — Diminution de la quantité d'oxygène dans les tissus.
Antalgique — Qui diminue la douleur. Synonyme : analgésique.
Anthelminthique — Médicament qui lutte contre les vers ou helminthes.
Anti-émétique — Antivomitif.

Antibiogramme — Technique d'étude de l'action des antibiotiques sur les germes.
Anticonceptionnel — Qui prévient la grossesse.
Anticorps — Immunoglobulines présentes dans le sang.
Antidépresseur — Médicament qui améliore les psychoses dépressives.
Antidote — Produit pouvant neutraliser ou s'opposer aux effets d'un toxique.
Antigène — Substance capable de provoquer l'élaboration par l'organisme d'un anticorps.
Antimitotique — Qui entrave les mitoses cellulaires ; par extension signifie antinéoplasique.
Antinéoplasique — Anticancéreux.
Antipyrétique — Abaisse la température en cas de fièvre.
Antivitamine K — Classe d'anticoagulants.
Anurie — Tarissement de la sécrétion urinaire.
Anxiolytique — Médicament qui réduit l'anxiété.
Apyrexie — Absence de fièvre.
Argyrisme — Intoxication chronique par les sels d'argent.
ARN — Acide ribonucléique.
Artérite — Altération inflammatoire de la paroi artérielle.
Arthralgie — Douleur articulaire.
Arythmie — Irrégularité du rythme cardiaque.
Ascite — Épanchement liquidien intrapéritonéal ; les causes en sont multiples, l'une des plus fréquentes étant l'ascite au cours des cirrhoses du foie.
Aseptique — Exempt de tout germe.
ASO — Antistreptolysines O : anticorps élaborés par l'organisme infecté par certains types de streptocoques.
Asthénie — Affaiblissement, fatigue.
Athérome — Dépôt athéromateux au niveau des parois artérielles, fait de lipides et de calcaire.
Atome — La plus petite partie d'un élément susceptible de se combiner chimiquement.
Automédication — Utilisation par le public de spécialités prévues et conçues à cet effet.
Avitaminose — Insuffisance en une ou plusieurs vitamines.
Azotémie — Teneur du sang en urée.

Bactéricide — Qui tue les bactéries.
Bactériémie — Passage transitoire de bactéries dans le sang.
Bactériostatisque — Qui arrête la croissance des bactéries.

Barbituriques — Terme qui recouvre l'ensemble des médicaments dérivés de la malonylurée ou acide barbiturique.
Biermer (maladie de) — Gastrite atrophique responsable d'une anémie macrocytaire entraînant une carence en vitamine B_{12} et en acide chlorhydrique.
Biochimie — Science étudiant les réactions chimiques qui sont à la base de la vie.
Biodisponibilité — *Quantité* de principe actif d'un médicament qui atteint la circulation générale et la *vitesse* avec laquelle elle l'atteint.
Biopsie — Prélèvement *in vivo* d'un fragment de tissu ou d'organe.
BK — Bacille de Koch : bacille tuberculeux.
Bradycardie — Ralentissement de la fréquence auriculaire et/ou ventriculaire du cœur au-dessous de 60 contractions par minute.
BW — Réaction de Bordet-Wasserman qui permet le diagnostic de la syphilis.

Cancer — Prolifération tumorale maligne.
Candidose — Affection due à un champignon du groupe Candida.
Cannabisme — Intoxication par le chanvre indien ou haschich.
Cardiotonique — Qui renforce les contractions du cœur.
Catabolisme — Réactions permettant la dégradation des molécules dans l'organisme.
Catgut — Matériel de suture chirurgicale qui a la propriété d'être résorbé *in situ.*
Chimiothérapie — Traitement par des agents chimiques.
Choc — Syndrome clinique traduisant une insuffisance circulatoire aiguë, caractérisé par un état de torpeur avec pâleur extrême, sueurs froides, refroidissement, pouls rapide, chute de la pression artérielle.
Cholagogue — Substance qui facilite l'évacuation biliaire.
Cholérétique — Substance qui augmente la production de bile.
Cholestase ou Cholostase — Diminution ou arrêt de la sécrétion biliaire.
Chromosomes — Bâtonnets constitués d'ADN qui sont le support de l'hérédité.
Chronobiologie — Les diverses fonctions de l'organisme ne sont pas constantes tout au long des 24 h, d'un mois ou d'une année. La chronobiologie étudie ces variations.
Chronopharmacologie — Elle étudie l'heure idéale d'administration des médicaments afin d'optimiser les effets thérapeutiques et diminuer les effets secondaires.
CK — Créatine kinase (enzyme).

Clairance — Quantité de plasma épuré d'une substance donnée en une minute.
Coagulation — Processus permettant la formation du caillot de fibrine.
Collapsus vasculaire — Chute marquée de la pression artérielle (maxima inférieur à 8).
Collyre — Préparation destinée au traitement des affections oculaires.
Comitialité — Ensemble des troubles relatifs à l'épilepsie.
Cortisol — Hydrocortisone (hormone de la corticosurrénale).
17-CS — 17-cétostéroïdes.
Cyanose — Coloration bleutée des téguments due à une forte baisse de la teneur en oxygène du sang capillaire.
Cytologie — Étude de la cellule vivante.
Cytolyse — Destruction des cellules.

Diurèse — Volume de la sécrétion urinaire.
Dyspepsie — Sensation de digestion difficile ou anormalement prolongée.
Dyspnée — Gêne respiratoire.

ECG — Électrocardiogramme.
EEG — Électroencéphalogramme.
Électrophorèse — Méthode d'analyse permettant la séparation de substances en solution sous l'influence d'un champ électrique (protéines, lipides...).
Émétique — Vomitif.
Enzyme — Protéine permettant la catalyse des réactions chimiques.
Éosinopénie — Baisse du nombre des polynucléaires éosinophiles du sang circulant.
Épigastralgie — Douleur abdominale haute et médiane.
Épistaxis — Saignement de nez.
Érythème — Rougeur.
Érythropoïèse — Formation du globule rouge dans la moelle osseuse.
Étiologie — Causes des maladies.
Excipient — Substance inactive par elle-même qui facilite l'administration et la conservation du principe actif du médicament.
Expectorant — Qui facilite l'expectoration.

Fébricule — Fièvre discrète.
Fèces — Matières fécales.
Figlu (test) — Épreuve de charge orale en histidine ayant pour but de mettre en évidence une carence en acide folique.
FO — Fond d'œil.
Fonctionnel (trouble) — Désigne le plus souvent un trouble qui ne semble pas lié à une lésion d'un organe, mais à une perturbation du fonctionnement de cet organe.
Fongicide — Détruit les champignons.
Frottis urinaire — Étude des cellules se trouvant dans l'urine.
FSH — Hormone folliculostimulante.

Galactagogue — Qui stimule et augmente la sécrétion lactée.
Gamète — Cellule sexuée mâle ou femelle.
Générique — Copie conforme de médicaments mais de prix inférieur à la molécule originale.
Génotype — Ensemble du matériel génétique porté par un individu.
GH — Growth hormone ou hormone de croissance.
Glaucome — Augmentation de la pression intra-oculaire.
Globule blanc — Leucocyte.
Globule rouge — Hématie. Synonyme : érythrocyte.
Glucide — Sucre.
Glycémie — Concentration plasmatique en glucose (N = 0,8 g p. litre).
Glycorachie — Concentration en glucose du LCR (N = 0,60 p. litre).
Glycosurie — Présence de glucose dans l'urine.
Gonadotrophines — Hormones (LH et FSH) ayant une action stimulante sur la sécrétion hormonale des ovaires ou des testicules.
Gram (coloration) — Technique de coloration des bactéries qui sont ainsi divisées en bactéries colorables en violet (Gram positif ou +) ou colorables en rose (Gram négatif ou –).
Granulocytes — Leucocytes polynucléées.
Gravide — En état de grossesse.
Gynécomastie — Hypertrophie bénigne des seins chez l'homme.

Hallucinogène — Produit provoquant des hallucinations psychosensorielles.
Helminthiase — Maladie parasitaire.
Hématémèse — Vomissement de sang.
Hématie — Globule rouge. Synonyme : érythrocyte.
Hématurie — Présence de sang dans les urines.
Hémoconcentration — Diminution du volume plasmatique.
Hémodilution — Augmentation du volume plasmatique.

Hémolyse — Destruction des globules rouges.
Hémopathie — Maladie du sang.
Hémostatique — Produit favorisant la coagulation du sang.
Hépatomégalie — Augmentation du volume du foie.
Héréditaire — Transmis par les parents aux descendants, par l'intermédiaire des chromosomes.
Hétérosides — Encore appelé glucosides, ils sont constitués d'oses (sucres) et d'une fraction non sucrée (aglycone ou génine).
Homéopathie — Thérapeutique basée sur l'administration, à très faibles doses, de substances pouvant provoquer chez l'homme sain, des manifestations semblables à celles présentées par le malade.
HTA — Hypertension artérielle.
Hydrargyrisme — Intoxication par le mercure et ses sels.
Hydrolyse — Scission par l'eau d'une molécule en ses différents constituants.
Hypercorticisme — Sécrétion excessive d'une ou plusieurs hormones cortico-surrénaliennes.
Hypervolémie — Augmentation du volume sanguin total circulant.
Hypnotiques — Médicaments provoquant le sommeil.

Iatrogène (maladie) — Trouble dû à l'administration de médicaments.
Ictère — Jaunisse.
Idiopathique — Qualifie une maladie d'origine inconnue.
IMAO — Inhibiteur de la mono-amine-oxydase.
Implant — Pellet : comprimé destiné à être mis sous la peau.
In vitro — Phénomènes observés au laboratoire, en dehors de l'organisme.
In vivo — Phénomènes observés dans l'organisme vivant.
Ionogramme — Concentration des ions (anions et cations) dans le sang.
Ischémie — Diminution ou arrêt de la circulation artérielle dans un territoire.
Isotonique — Qui a la même pression osmotique.

K — Potassium.

Laxatif — Médicament provoquant l'évacuation du contenu du gros intestin à action plus douce que celle des purgatifs.
LCR — Liquide céphalorachidien.
LDH — Lactico-déshydrogénase (enzyme).
Létal — Qui entraîne la mort.

Leucocyte — Globule blanc.
Leucopénie — Diminution du nombre des globules blancs.
Liniment — Médicament liquide ou semi-liquide destiné à être appliqué sur la peau.
Lipémie — Teneur du sang en lipides totaux (N = 4 à 7 g p. litre).
Lipide — Corps gras insoluble dans l'eau dans la composition duquel entrent les acides gras. Synonyme : graisses.
Lipidogramme — Électrophorèse des lipides.
Liposoluble — Soluble dans les matières grasses et les solvants des matières grasses.
Liste I et II des médicaments — Médicaments délivrés exclusivement sur ordonnance.
Lithiase — Présence de calculs dans les voies excrétrices d'une glande ou d'un organe.
Lyse — Destruction.

Malabsorption — Trouble de l'absorption.
Malaria — Paludisme.
Manque (état de) — État de besoin.
Méat — Orifice d'un canal.
Méiose — Processus de division cellulaire en deux étapes.
Méléna — Évacuation de sang noir mélangé aux selles.
Méliturie — Élimination urinaire anormale d'un sucre.
Ménorragie — Règles abondantes et prolongées.
Métabolisme — Ensemble des réactions biochimiques catalysées par des enzymes et aboutissant à une synthèse (anabolisme) ou une dégradation (catabolisme) de molécules biologiques.
Métabolite — Substance intermédiaire du métabolisme cellulaire.
Méthémoglobine — Hémoglobine anormale inapte au transport de l'oxygène.
Micron — Millième de millimètre.
Miction — Émission d'urines.
Morbidité — État de maladie.
Muguet — Candidose buccale.
Mutation — Modification soudaine et transmissible, spontanée ou provoquée, du patrimoine héréditaire.
Myalgie — Douleur musculaire.
Mydriase — Dilatation pupillaire.
Myorelaxant — Décontracturant musculaire.
Myopathie — Maladie du muscle.
Myosis — Rétrécissement de la pupille.

Na — Sodium.
Natriurie — Élimination quotidienne de sodium dans l'urine.
Néphropathie — Maladie des reins.
Neuroleptiques — Médicaments des psychoses.
Neutropénie — Baisse du nombre des granulocytes neutrophiles circulants.
NFS — Numération et formule sanguines.
Normolipémiant — Médicament diminuant les lipides sériques.

OAP — Œdème aigu du poumon.
Observance — Adhésion du patient à son traitement et régularité avec laquelle il le suit.
Oligurie — Diminution de la diurèse des 24 heures.
OMS — Organisation mondiale de la Santé : organisation internationale dont le siège est à Genève.
Opacifiant — Produit de contraste.
Opium — Latex recueilli après incision des capsules encore vertes du pavot.
Opsiurie — Retard de la diurèse après ingestion d'eau.
Orexigène — Produit qui augmente l'appétit. Contraire : anorexigène.
Orthostatique — Station debout.
Ose — Sucre.

Parentéral — Qui n'emprunte pas la voie digestive.
Pathogène — Qui peut provoquer une maladie.
Pathognomonique — Caractéristique d'une maladie.
Pellet — Implant : comprimé destiné à être mis sous la peau.
Péremption — Date limite d'utilisation des médicaments portée sur l'emballage.
Per os — Par voie orale.
Pharmacocinétique — Mesure des taux sanguins, identification des métabolites, recherche des modalités d'élimination.
Pharmacodépendance — Appétence anormale manifestée par certains sujets pour des substances toxiques entraînant un effet euphoristique. Synonyme : toxicomanie.
Pharmacodynamie — Effets du médicament.
Pharmacologie — Science des médicaments.
Pharmacopée — Formulaire officiel où sont définis les médicaments.
Pharmacovigilance — Enregistrement systématique des effets indésirables des médicaments.
Physiopathologie — Étude des modifications des grandes fonctions au cours des maladies.

Placebo — Substance présentée au malade comme un médicament (alors que ce n'en est pas un) et qui améliore les symptômes de ce malade ce qui montre le rôle de la participation psychologique dans certaines maladies.
Plasma — Liquide incolore où les cellules sanguines se trouvent en suspension.
Pollakiurie — Volume urinaire des 24 h normal mais mictions très fréquentes et peu abondantes.
Polyurie — Augmentation du volume urinaire des 24 heures.
Posologie — Doses thérapeutiques des médicaments.
Potentialisation — Action simultanée de deux médicaments se traduisant par une augmentation de leurs effets.
Prémédication — Ensemble des médicaments administrés avant une anesthésie.
Produit de contraste — Opacifiant.
Pronostic — Prévision de l'évolution d'une maladie.
Protéinorachie — Teneur en protéines du LCR (N = 0,20 g p. 1 000).
Protéinurie — Présence de protéines dans l'urine.
Protide — Protéine.
Protidogramme — Électrophorèse des protides (ou protéines).
Prurit — Démangeaison.
Pyurie — Pus dans l'urine.
Psychoanaleptiques — Médicaments stimulant l'activité mentale.
Psychodysleptiques — Médicaments qui perturbent l'activité mentale et qui sont générateurs d'hallucinations.
Psycholeptiques — Médicaments qui diminuent l'activité mentale.

RAA — Rhumatisme articulaire aigu.
Radioactivité — Réaction nucléaire spontanée qui s'accompagne d'une émission de rayons X et γ ou d'une émission de rayons α et β, ou des deux types d'émission à la fois.
Rash — Éruption fugitive.
Rayons — Synonyme courant de rayonnement.
Rejet — Élimination d'un greffon par le receveur.

Salidiurétique — Substance capable d'augmenter l'élimination urinaire de sodium et d'eau.
SAMU — Service d'Aide médicale d'Urgence.
Saturnisme — Intoxication au plomb.
Scolex — Tête de ténia.
Septique — Souillé par des germes pathogènes.
Sérum sanguin — Plasma débarrassé de la fibrine.

SGOT — Transaminase (enzyme). Synonyme : ASAT.
SGPT — Transaminase (enzyme). Synonyme : ALAT.
SIALAGOGUE — Substance qui provoque l'hypersécrétion salivaire.
SIDÉRATION — Suspension brutale et complète des fonctions d'un organe.
SIDÉRÉMIE — Teneur en fer du sang (N = 120 µg p. 100 mL).
SINAPISME — Cataplasme.
SPLÉNOMÉGALIE — Augmentation du volume de la rate.
STÉATORRHÉE — Augmentation de la quantité de graisses dans les matières fécales.
STH — Hormone de croissance (appelée encore GH).
STUPÉFIANT — Produit entraînant une pharmacodépendance (exemple : cocaïne, morphine, héroïne, LSD, chanvre indien, etc.). Soumis à des règles très strictes de prescription.
SYMPTÔME — Signe pathologique en rapport avec une maladie.
SYNDROME — Ensemble des symptômes.
SYNERGIE — Action simultanée de deux médicaments se traduisant par une augmentation de leurs effets.

TC — Temps de coagulation.
TÉRATOGENÈSE — Production d'anomalies du développement.
THÉRAPEUTIQUE — Science qui étudie les moyens propres à guérir ou à soulager les malades.
THROMBOPÉNIE — Diminution du nombre des plaquettes (ou thrombocytes) circulants.
TICKET MODÉRATEUR — Pourcentage du prix du médicament directement pris en charge par les mutuelles.
TOXICOMANIE — Voir pharmacodépendance.
TRANQUILLISANTS — Anxiolytiques.
TS — Temps de saignement.

VASOCONSTRICTEUR — Substance provoquant une diminution du calibre artériolocapillaire.
VASODILATATEUR — Substance entraînant une augmentation du flux sanguin par augmentation du calibre des vaisseaux.
VMA — Acide vanylmandélique.
VS — Vitesse de sédimentation globulaire.

Index

A

A 313 334
Abacavir 193
Abboticine 164
Aberel 334
Accoutumance 58
Acétate d'hydrocortisone 239
Acétate de cortisone 239
Acétazolamide 263
Acétylcholine 142
Acétylsalicylate de lysine 231
Acide
— acétylsalicylique 95
— ascorbique 341
— chénodésoxycholique 350
— folique 341
— méfénamique 231
— nalidixique 165, 174
— niflumique 231
— tiaprofénique 231
— ursodésoxycholique 350
Acide picrique 173
Actapulgite 347, 349
ACTH 319
Actilyse 293
Action
— bactéricide 150
— bactériostatique 150
Adalate 255, 258
Adiazine 172
Adrénaline 136
Advil 231
Aérosols 44
Agenerase 194
Agents tensio-actifs 174
Agonistes dopaminergiques 108
AINS 229
Akineton 109
Albumine 275
Alcaloïdes 4
Alcool 173
Aldactazine 263
Aldactone 263
Aldomet 259
Aldostérone 322
Alepsal 103
Alfatil 157
Alkéran 206, 212
Allaitement 78
Allergie 57
Allochrysine 233
Allopathie 5
Allopurinol 244
Alminoprofène 231
Alphabloquants 140
Alphachymotrypsine 299
Altéplase 293
Alupent 300
Amétycine 208
Amiklin 161
Aminogluréthimide 209
Aminosides 160, 161
Amiodarone 253
Amitriptyline 125, 126
Amlor 258
AMM 13
Amodiaquine 186
Amœbicides 182
Amoxapine 125
Amoxicilline 157
Amphétamines 128
Ampicilline 156
Anafranil 125
Analgésiques 90
Anatoxines 188
Androgènes 323
Androtardyl 208, 322
Anesthésiques généraux 81
Anexate 71
Anophèle 183
Ansatipine 179
Antagonisme 60, 61
Antagosan 293
Antalgiques 90
Antéhypophyse 318
Anthelminthiques 181
Anti-agrégants plaquettaires 291
Antialdostérones 263
Anti-amibiens 182
Antiarythmiques 253
Antibiogramme 149

Antibiosynalar 165
Antibiotiques 149
Anticholinergiques 109
Antidiarrhéiques 348
Antidotes 71
Antiémétisants 351
Antifibrinolytiques 293
Antifongiques 164
Antihistaminiques 246
Anti-inflammatoires 229
Anti-inflammatoires stéroïdiens 234
Antilépreux 179
Antimétabolites 206
Antinéoplasiques 201
Antipaludiques 183
Antiparasitaires 181
Antiparkinsoniens 106
Antiprotéases 194
Antipsychotiques 113
Antirétroviraux 193
Antiseptiques 173
Antithyroïdiens 321
Antituberculeux 176
Anti-ulcéreux 346
Antivitamines K 285
Anxiolytiques 116
Apokinon 109
Apomorphine 70, 109
Apranax 231
Apyrogènes 42
Aracytine 207
Arginine 351
Argyrol 173
Aricept 143
Arovit 334
Artane 109
Arthrocine 232
Asparaginase 208
Aspégic 97, 230, 231
Asphyxie 297
Aspirine 230, 231
Aspirine 95
Aspro 96
Asthme 300
Atropine 144
Automédication 7
Auxergyl D3 335
Avafortan 97
Avibon 334
Avlocardyl 257
Azantac 346
Azantec 247
AZT 193

B

Bacicoline 165
Bacitracine 165
Bactériostatiques 170
Bactisubtil 349
Bactrim 172
BAL 71
Barbituriques 83
Barnetil 116
Basdène 321
β-bloquants 257
Bécilan 340
Bécozyme 340
Befizal 269
Béflavine 340
Bénerva 337
Benzodiazépines 100, 116, 121
Benzylpénicilline 155
Bépanthène 340
Bétabloquants 140
Betnesol 241
Bévitine 337
Bicarbonate de sodium 345
Biocidan 174
Biodisponibilité 59
Biotine 342
Bi-Profénid 231
Bléomycine 207
Bleu de toluidine 294
Bricanyl 300
Bristamox 157
Bristopen 156
Brufen 231, 233
Buprénorphine 23, 94
Butazolidine 230, 232
Butazolidine 243

C

Cachets 38
Cancer 199
Capsules 38
Captopril 258
Carbamazépine 104
Carbasalate calcique 231
Carbogène 298
Carbonate acide de sodium 345
Carbophos 347
Carbosylane 347
Carbutamide 314
Cardiotoniques 251
Catapressan 139, 259
Catguts 45
CCPPRB 14
CD4 192

Cébutid 231, 233
Célébrax 233
Célestène 241
Célocurine 86
Céphalosporines 157
Céporexine 157
Cérubidine 208
Cétavlon 174
Charbon 347, 349
Chlorambucil 206
Chloraminophène 206
Chloramphénicol 161
Chlorhydate d'isoprénaline 254
Chlorméthine 205
Chloroquine 186
Chloroquinorésistance 185
Chlorpromazine 114
Cholagogues 350
Cholécalciférol 334
Cholérétiques 349
Cholestyramine 270
Choline 350
Chronobiologie 58
Chrono-Indocid 232, 233
Chylomicrons 267
Ciclosporine 211
Ciflox 165
Cimétidine 247, 346
5-FU 207
Cisapride 143
Cisplatine 206
Cisplatyl 206
Citrocholine 345
Clairance 50
Clamoxyl 157
Clivarine 285
Clofazimine 180
Clomipramine 125
Clonidine 139, 259
Cloxacilline 156
CMB 150
CMI 149
Cocaïne 88
Codéine 298
Codéthyline 298
Cognex 143
Colchicine 242
Colchimax 242
Colimycine 165
Colistine 165
Collargol 173
Collutoires 44
Collyres 43
Combantrin 182
Combivir 194
Compralgyl 96
Comprimés 37
— vaginaux 44
Conservation 6
Contalax 348
Contraceptifs 326
Cordarone 253
Cortancyl 240
Corticoïdes 239
Corticothérapie 237
Corticotrophine 319
Cotons 45
Coumadine 286
Cox-2 233
Coxibs 233
Crixivan 194
CSB 276
Curares 85
Curarisants 85
Curiethérapie 223
Cyanocobalamine 340
Cyclophosphamide 206
Cyproheptadine 247
Cytarabine 207

D

D4T 193
Dafalgan 95
Daktarin 164
Daonil 315
ddC 193
Débridat 145
Décadron 240
Décapeptyl 318
Dectancyl 240
Dédrogyl 335
Défanyl 125
Delursan 350
Demi-vie 51
Dépakine 100
Dépakote 129
Dépamide 129
Dépendance 57, 73
Déprényl 109
Deroxat 126
Desféral 71
Désipramine 125
Désuric 244
Dexaméthasone 240
Dextrans 276
Dextropropoxyphène 93
Diabète 306
Diamicron 314
Diamox 263
Diarsed 349
Diastabol 315

Diazépam 120
Diclofénac 232
Didanosine 193
Digestifs 345
Digitaline 251
Digitaliques 251
Digitoxine 251
Digoxine 251
Dihydroergotamine 140
Dihydroergotamine 140
Dihydroergotoxine 140
Dilantin 103
Dilatrane 300
Dinacode 40
Dionine 298
Diprivan 84
Dissolution 39
Distribution 47
Disulone 180
Diurétiques 261
DOCA 322
Dodecavit 341
Dogmatil 116, 351
Doliprane 95
Dolobis 231
Dopamine 138
Dragées 37
Dramamine 351
Droit de substitution 17
Droleptan 116
Dulcolax 348
Duphalac 351
Duphaston 325
Dysenterie amibienne 182

E

Eau
— bidistillée 39
— de Javel 39
— distillée 39
— oxygénée 173
Effets indésirables 67
Élavil 126
Eldisine 205
Élimination 55
Elisor 270
Élixir parégorique 40, 349
Énalapril 258
Endorphines 92
Endoxan 206
Enképhalines 92
Enzymes 345
Éphédrine 138
Éphynal 335
Épilepsie 99
Épivir 193
Épuration rénale 71
Ergot de seigle 140
Ergotamine 140
Erythrocine 164
Érythromycine 164
Ésérine 143
Esidrex 262
Essais cliniques 12
Essences 39
Estomac 345
Estradiol 324
Estroprogestatifs 327
État nutritionnel 57
Éthambutol 178
Éthosuximide 104
Ethrane 85
Étodolac 232
Étomidate 84
Eubine 23
Eucalyptol 299
Euglucan 315
Eusaprim 172
Euthyral 321
Exacyl 293
Excipient 11
Excrétion tubulaire 262
Exelon 143
Exoseptoplix 172
Extencilline 156
Extranase 299

F

Facteurs de croissance 201
Fansidar 186
Fasigyne 183
Feldène 232
Fibrates 269
Fibrinogène 276
Fibrinolyse 292
Fibrinolytiques 292
Fils 45
Filtration glomérulaire 261
Fixation des médicaments 49
Flagentyl 183
Flagyl 183
Flavoquine 186
Floxifral 126
Fluanxol 115
Fluimucil 71
Fluoroquinolones 165
Fluothane 85
Flurbiprofène 231
Foie 349

Fongéryl 174
Formocarbine 349
Formol 174
Fortal 23, 93
Fortovase 194
Fragmine 285
Framycétine 161
Fraxiparine 285
Frazoline 139
FSH 319
Furadantine 174
Furosémide 263
Fuseau mitotique 205

G

GABA 84
Gamma OH 84
Gardénal 103
Gargarismes 44
Gastropulgite 347
Gazes 45
G-CSF 201
Gélatine dénaturée 276
Gélules 38
Gène médicament 5
Gentalline 161
Gentamicine 161
GH 319
Glibenclamide 315
Glibénèse 315
Glibornuride 314
Gliclazide 314
Glipizide 315
Glucidoral 314
Glucocorticoïdes 234, 323
Glucor 315
Glutril 314
Gonadostimulines 319
Goutte 242
Granules 38
Griséfuline 164
Griséofulvine 164
Grossesse 56, 75
Guanyl-hydrazone 209
Guethural 299
Gynergène 140
Gyno-Pévaryl 164

H

Halcion 24
Haldol 116
Halfan 186
Hallucinogènes 130
Halofantrine 186
Halopéridol 116
Halothane 85
HDL 267
Helicobacter 346
Hématosarcomes 202
Hémisuccinate d'hydrocortisone 240
Hémostatiques 294
Hépacholine 350
Héparine 284
Héparines de bas poids moléculaire 285
Hépatite B 188
Hépato-protecteurs 350
Hétérosides 4
Hextril 164
Hiconcil 157
Histamine 246
Hivid 193
Hormone 305
Hormone de croissance 319
Huiles 40
— camphrée 41
— d'olive 41
— de foie de morue 41
— de ricin 348
— de vaseline 41
Humoryl 127
Hydergine 140
Hydrea 209
Hydrochlorothiazide 262
Hydrocortancyl 240
Hydroxyurée 209
Hypnomidate 84
Hypoammoniémiants 350
Hyposulfène 70
Hypothalamus 318

I

Ibuprofène 231
Idéolaxyl 348
Idiosyncrasie 57
IEC 257
IMAO 109, 126, 254
Imipramine 125
Immuno-globulines 275
Immunosuppresseurs 210
Imodium 349
Implants 38, 42
Indocid 232, 233, 243
Indométacine 232, 233, 243
Inducteurs enzymatiques 54, 62
Inexium 346
Inhibiteurs
— calciques 258

— de l'enzyme de conversion 257
— de la transcriptase inverse 193
— de protéases 194
Inipompe 145
Insuline 305
Interleukine III 201
Intestin 347
Intetrix 183
Intoxication aiguë 70
Intoxications 69
Invirase 194
Isoniazide 177
Isoprénaline 139
Isoptine 255, 258
Isopto-pilocarpine 143
Isotonique 42
Isuprel 139, 254

K

Kapanol 91
Keal 347
Kéforal 157
Kenacort 240, 241
Kétalar 84
Kétamine 84
Kétoprofène 231
Kidrolase 208
Kytril 351

L

Lactation 75
Lactéol 349
Lactoflavine 337
Lait 55
Lamaline 95
Lamprène 180
Lanzor 145
Largactil 114
Lariam 186
Larmes 55
Laroscorbine 341
Laroxyl 125, 126
Lasilix 263
Laudanum de Sydenham 40
Laxamalt 348
Laxatifs 348
LDL 267
L-Dopa 106
Lénitral 254
Leponex 116
Lèpre 179
Lepticur 109
Leucémies 202
Levothyrox 321
Lexomil 117
Léxomil 117
LH 319
LH-RH 208, 318
Lidocaïne 89, 253
Liniments 45
Lipanor 269
Lipanthyl 269
Lipides sanguins 267
Lipoprotéines 267
Liqueur de Labarraque 173
Liquide
— céphalorachidien 50
— de Dakin 173
Listes I et II 17
Lithium Oligosol 128
Lobamine-cystéine 350
Lodine 232
Lomudal 247
Lopressor 257
Lopril 258
Lotions 45
Lovenox 285
LSD 25 130
Lucrin 318
Ludiomil 125
Lyocs 37
Lysine-vasopressine 320

M

Maalox 347
Maladie de Barlow 341
Malaria 183
Malocide 186
Maprotiline 125
Marcaïne 89
Marsilid 127, 254
Maxicaïne 89
Maxilase 299
Médication pré-anesthésique 81
Médrol 241
Méfloquine 186
Melleril 115
Melphalan 206
Menthol 299
Mercryl Laurylé 174
Mescaline 130
Méthadone 94
Méthionine 350
Méthotrexate 206
Méthyldopa 259
Méthylergométrine 140
Métoclopramide 351
Métopimazine 351

Metronidazole 183
Microlax 348
Micropaque 353
Microtrast 353
Microval 327
Mifégyne 23
Mifépristone 23
Migraines 352
Milligynon 327
Minalfène 231
Minipress 141
Moclamine 127
Modafinil 23
Modafinil (Modiodal) 128
Modamide 264
Modiodal 23
Moditen 115
Modopar 106
Mopral 145, 346
Morphine 91
Moscontin 22, 91
Moutardes à l'azote 205
Mucipulgite 347, 349
Mucofluid 299
Mucolytiques 299
Mucomyst 299
Mucothiol 299
Mycodécyl 164
Mycostatine 164
Mynocine 162
Mysoline 103

N

N-acétylcystéine 71
Nalgésic 231
Nalone 92
Naloxone 71
Naphtazoline 139
Naprosyne 231, 233
Natispray 254
Natulan 209
Nautamine 351
Navelbine 205
Nebcine 161
Négram 165, 174, 175
Némathelminthes 182
Néo-codion 298
Néocodion 40
Néomercazole 321
Néomycine 161
Néomycine 161
Néoral 211
Néostigmine 143
Néosynéphrine 139
Neuroleptiques 113
Neurolithium 128
Nibiol 174
Niclosamide 182
Nicobion 342
Nicotinamide 342
Nifluril 231
Nitrate d'argent 173
Nitrofurantoïne 174
Nitroxoline 174
Nivaquine 186
Noradrénaline 136
Noramidopyrine 97
Normogastryl 345
Normolipémiants 266
Noroxine 165
Norvir 194
Novalgine 97
Novésine 89
Nozinan 115
Nujol 348
Nurofen 231
Nystatine 164

O

Observance 56
Ocytocine 320
Oflocet 165
Oncovin 205
Opium 91
Opothérapie 4
Optalidon 97
Oracilline 156
Orap 116
Orbénine 156
Ordonnance 16
Ordonnances sécurisées 22
Orelox 157
Orgamétril 327
Orgaran 285
Orimétène 209
Ornicetil 351
Oroken 157
Ospen 156
Oxacilline 156
Oxygène 297
Ozothine 299

P

Padéryl 145
Paludisme 183
Paludrine 186
Pamoate de pyrantel 182
Pancréatine 346

Pansements gastriques 347
Pantestone 322
Papaïne 346
Papavérine 145
Paracétamol 95
Parkinson 106
Parlodel 320
Pavulon 86
Peau 55
Pectosan 40
Péflacine 165
Pellets 38
Pénicillinase 156
Pénicilline
— G 155
— retard 156
— V 156
Pentazocine 93
Pepsine 345
Per os 157
Péremption 7
Périactine 247
Permanganate de potassium 173
Peroxyde de zinc 173
Pertofran 125
Pévaryl 164
Phanères 55
Pharmacocinétique 3, 11
Pharmacodépendance 72
Pharmacodynamie 3
Pharmacologie 3
Pharmacovigilance 68
Phénergan 247
Phénolphtaléïne 348
Phénols 173
Phénylbutazone 230, 232, 243
Phényléphrine 139
Phénytoïne 103
Phosphalugel 347
Phytothérapie 4
Pic 51
Pilocarpine 143
Pilules 38
Pindione 286
Piportil 115
Pirilène 178
Piroxicam 232
Placebo 13
Plasma 271
Plasma humain citraté desséché 273
Plasma humain frais congelé 274
Plasmion 276
Plasmodium 183
Plathelminthes 181
Platine 206
Poids 56
Polaramine 247
Polygynax 165
Polymyxine 165
Polysilane 347
Pompes 42
Ponstyl 231
Post hypophyse 318
Potentialisation 60
Potions 40
Povanyl 182
PPSB 276
Prazosine 141
Prednisolone 240
Prednisone 240
Prémarin 324
Prémédication 81
Préparations injectables 42
Prépulsid 143
Previscan Apegmone 286
Primalan 247
Primidone 103
Primpéran 351
Primyxine 162, 163
Probanthine 145
Procaïne 88
Prodrogues 53
Produits de contraste 352
Profénid 231, 233
Progestatifs purs 327
Progestogel 325
Progestosol 325
Prograf 211
Proguanil 186
Prolactine 320
Prométhazine 247
Propafénone 253
Propofol 84
Prostigmine 143
Protargol 173
Prothiaden 125
Protoxyde d'azote 85
Prozac 126
Psychoanaleptiques 112
Psychodysleptiques 112
Psychodysrégulateurs 130
Psycholeptiques 111
Psychotoniques 127
Psychotropes 111
Psylocybine 130
Pulmofluide 299
Purgatifs 348
Purinéthol 207
Pursennide 348
PVP 276
Pyrazinamide 178
Pyridoxol 340

Pyriméthamine 186
Pyrvinium 182

Q

Questran 270
Quinidine 253
Quinimax 185
Quinine 185

R

Radiographie intestinale 353
Radio-iode 224
Radiologie gastro-duodénale 352
Radiophosphore 224
Radiothérapie 223
Raniplex 247, 346
Ranitidine 346
Réabsorption tubulaire 261
Récepteurs 59
Renitec 258
Réserpine 258
Résorcinol 173
Respilène 299
Rétinoïdes 334
Rétinol 333
Rétrovir 193
Rhinatiol 299
Riboflavine 337
Ridauran 233
Rifadine 177
Rifampicine 177
Rifampicine (Rifadine, Rimactan) 180
Rifater 177
Rifinah 177, 178
Rimactan 177
Risperdal 116
Risque
— cancérigène 67
— mutagène 67
— tératogène 67
Ritaline 22
Rivotril 100
RMO 9
Roaccutane 334
Rocaltrol 335
Rocéphine 157
Rovamycine 164
Rufol 172, 174
Rythmes biologiques 58
Rythmol 253

S

Sabril 104
Salazopyrine 172
Salbutamol 139
Salgydal 97
Salidiurétiques 262
Salive 55
Sandimmun 211
Sang conservé 272
Scopoderm 351
Scopolamine 144
Scorbut 341
Sectral 257
Séglor 140
Sels
— d'aluminium 347
— d'or 233
Sénokot 348
Sérécor 253
Séresta 117
Seropram 126
Sérum antilymphocytaire 211
Sétrons 351
Sevrage 73
Sida 192
Silomat 299
Sinemet 106
Sintrom 286
Sirops 39
6-mercapto-purine 207
Skenan 22, 91
Smecta 347
Soframycine 161
Solian 116
Solupred 240
Solupsan 231
Solutés huileux injectables 43
Solutions 39
— d'adrénaline au millième 39
— de digitaline au millième 39
Solutricine 165
Spagulax 348
Spasfon 145
Spasmodex 145, 299
Spéciafoldine 341
Spiramycine 164
Spirolactones 263
Spironolactones 263
Statines 270
Sterdex 163
Stérogyl 15 335
Stimu-TSH 318
Streptase 293
Streptokinase 293
Streptomycine 160

Substances vénéneuses 16
Subutex 22, 94
Sucralfate 347
Sulfadiazine 172
Sulfadoxine 186
Sulfaméthizol 172
Sulfamides 170
Sulfanilamide 172
Sulfate
— de baryum 352
— de zinc 173
Sulfones 180
Sulpiride 351
Suppositoires 34
Supréfact 318
Surface corporelle 56
Surgam 231, 233
Surmontil 125
Suspensions injectables 43
Sustiva 193
Sympathomimétiques 135
Synacthène 319
Synalar 241
Syncope 83
Synergie 60
Système
— nerveux autonome 133
— parasympathique 134
— sympathique 133

T

Tachyphylaxie 57
Tacrine 143
Tacrolimus 211
Tagamet 247
Tamarine 348
Taxol 205
Taxotère 205
Tédralan 300
Tégrétol 104, 129
Teintures 40
— benzoïque 40
— d'opium 40
— safranée 40
Témesta 117, 120
Temgésic 23, 94
Ténormine 257
Tensionorme 258
Téralithe 128
Terpone 299
Testostérone 323
Tétracyclines 162
Théophylline 300
Théralène 40, 247, 299
Thésaurismose 51
Thiamine 337
Thiophénicol 162
Thrombolytiques 292
Thymorégulateurs 112, 128
Thyréostimuline 319
Thyroïde 318
Ticlid 291
Ticlopidine 291
Tilcotil 232
Tildiem 255, 258
Tobramycine 161
Tocophérol 335
Tofranil 125
Tolérance 57, 73
Toplexil 299
Toprec 231, 233
Totapen 156
Toxicité 11, 67
Toxicomanie 57, 72
Toxicomanogènes 130
Traitements adjuvants 293
Tranquillisants 116
Transformations 53
Tranxène 117
Trasicor 257
Trasydol 293
Trédémine 182
Trentadil 300
TRH 318
Triamcinolone 240
Trimipramine 125
Trinitrine 254
Trizivir 194
Trobicine 161
3TC 193
Tronothane 89
TSH 319
Tuberculose 176
Tumeurs 202
Tyrothricine 165

U

Ulcar 347
Un-alfa 335
Urbanyl 100
Urico-éliminateurs 244
Uricosuriques 244
Uricozyme 244
Ursolvan 350
Utrogestan 325

V

Vaccins 188
Valium 100, 117, 120
Valproate de sodium 100
Vasopressine 320
Vastarel 255
Vasten 270
Véganine 95, 96
Velbé 205
Ventoline 139, 300
Vers 181
Vesanoïd 334
Vibramycine 162
Videx 193
VIH 192
Vinblastine 205
Vincristine 205
Vindésine 205
Vinorelbine 205
Vioxx 233
Viracept 194
Viramune 193
Visken 257
Vitamines 332
— A 333
— B 337
— B1 337
— B2 337
— B5 340
— B6 340
— B12 340
— C 341
— D 334
— E 335
— H 342
— K 294, 335
— liposolubles 333
— P 342
— PP 342
Vitascorbol 341
VLDL 267
Vogalène 351
Voie
— biliaires 349
— buccale 29
— épidurale 33
— injectable 31
— intramusculaire 32
— intrarachidienne 33
— intraveineuse 31
— nasale 34
— oculaire 35
— orale 29
— parentérale 31
— percutanée 35
— perlinguale 33
— pulmonaire 35
— rectale 34
— sous-cutanée 33
— transmuqueuse 33
— vaginale 34
Voldal 232
Voltarène 232

X/Y/Z

Xanax 117
Xanthomatose 269
Xylocaïne 89, 253
Yohimbine 140
Yohimbine 140
Zarontin 104
Zeclar 346
Zerit 193
Ziagen 193
Zidovudine 193
Zocor 270
Zoloft 126
Zophren 351
Zyloric 244
Zyprexa 129

Achevé d'imprimer en septembre 2003
par Normandie Roto Impression s.a.s.
à Lonrai, (France) - N° d'impression : 03-2273

Photocomposition : Nord Compo
59650 Villeneuve d'Ascq

400517-(I)-(4,5)-OSB-N-80°-NCOMP

MASSON Éditeur
21, rue Camille Desmoulins
92789 Issy les Moulineaux cedex 9
Dépôt légal : octobre 2003